现代肿瘤疾病
诊疗与病理诊断

褚丽莎 等 主编

吉林科学技术出版社

图书在版编目（CIP）数据

现代肿瘤疾病诊疗与病理诊断 / 褚丽莎等主编 . --
长春：吉林科学技术出版社，2023.9
ISBN 978-7-5744-0881-4

Ⅰ.①现 ... Ⅱ.①褚 ... Ⅲ.①肿瘤—诊疗②肿瘤—病
理学 Ⅳ.① R73

中国国家版本馆 CIP 数据核字 (2023) 第 179676 号

现代肿瘤疾病诊疗与病理诊断

主　　编　褚丽莎等
出 版 人　宛　霞
责任编辑　董萍萍
封面设计　刘　雨
制　　版　刘　雨
幅面尺寸　185mm×260mm
开　　本　16
字　　数　313 千字
印　　张　14.5
印　　数　1-1500 册
版　　次　2023年9月第1版
印　　次　2024年2月第1次印刷

出　　版　吉林科学技术出版社
发　　行　吉林科学技术出版社
地　　址　长春市福祉大路5788号
邮　　编　130118
发行部电话/传真　0431-81629529 81629530 81629531
　　　　　　　　　　81629532 81629533 81629534
储运部电话　0431-86059116
编辑部电话　0431-81629518
印　　刷　三河市嵩川印刷有限公司

书　　号　ISBN 978-7-5744-0881-4
定　　价　85.00元

前　言

　　临床病理与所有手术科室和大部分非手术科室的关系密切，正确的病理检查结果能准确反映病变性质、严重程度及发展趋势，为临床治疗和判断预后提供最直接、可靠的依据，其重要作用是任何其他方法都不能取代的。由于临床病理诊断涉及的理论知识和应用技术广泛而复杂，以往的这类参考书大多为数百万字甚至以上的巨著。从笔者自身的工作和学习中，特别是在与身边中、初级及基层病理医生和其他相关学科医生的接触中了解到，希望能有一本既经济、携带方便，又易于查阅的临床病理诊断参考书。本书介绍常见疾病的临床病理学，重点论述各种病变的基本概念、分类、一般病理形态表现、各种病理因素对预后的影响及病理学细胞学检查等实用病理学问题。部分章节也提及有关发病机制及某些当前正在讨论的理论问题。

　　在编写过程中，笔者尽量收集近年国内外有关文献资料。材料力争充分、全面、有数字依据；编写立足简明、条理清晰；内容尽求实用、适用，着重论述临床所面临的基本病理学问题。尽管本书的编者皆为具有多年临床病理诊断经验的专家、教授，但是因时间紧迫、水平和经验所限，有不当或不足之处，敬请读者在使用过程中提出意见和建议，以便再版时修改完善。

目 录

第一章 病理学技术

第一节 病理标本的检查、取材和固定

一、大体观察和取材

病理标本的检查常规应包括大体检查和显微镜下观察。标本的观察和取材至关重要，是做出正确病理诊断的前提和基础。一些从事病理诊断的医生只重视显微镜下改变，忽视大体形态，认为镜下形态是诊断的主要依据，殊不知许多标本，特别是手术切除标本的大体形态和取材部位可直接影响诊断的正确性。例如：手术切除的甲状腺只重视大结节，忽视了小的白色硬结，可导致隐匿癌的漏诊；大的卵巢肿瘤应进行多个大切面的观察，应在不同色泽和质地的部位取材检查，因卵巢肿瘤经常有混合型，只取少数瘤组织块不能代表肿瘤的全部成分。总之，标本的大体观察非常重要，要全面、仔细地观察和描述病变。临床送检的标本不管大小均应详细检查，如果一例标本有多件，则每一件均要取材做切片观察。根治术标本在未固定前应仔细寻找淋巴结，因为淋巴结中癌的转移率直接影响患者的治疗及预后。肿瘤标本除了取不同部位的肿瘤外，还应取肿瘤与正常组织的交界处。

一般医院的病理科都没有很富裕的空间来存放大体标本，因此在大体检查之后，对一些病变典型、特殊或罕见的标本最好尽量照相留档，这样除少数可制成陈列标本外，日常大量已检查并取材的大小标本，在病理报告发出后一段时间（一般为 1～2 个月）就可弃除。如果检查当时没有详细记录，可对照照片进行补充描述。照相前应将病变充分暴露，剔除多余的脂肪和结缔组织。标本的切面一般来说均有一定的特征性。照相的清晰度和反差等取决于设备及摄影技术。目前，一些大医院采用连接电脑的数码相机，照相设备不仅效果好，亦容易掌握。一张好的彩色图像不仅是存档的重要资料，也是总结和书写论文必不可少的材料。储存在电脑中的大体彩色图像还可制成光盘供教学和会议交流使用。

国外许多医院病理科还备有照大标本的 X 线设备，对检查有钙化的病灶及骨组织很有用。

二、固定

常用的固定液有 10％的中性甲醛溶液，其他有 Zenker、Bouin 和 Carnoy 等固定液。

固定液的体积应为所固定标本体积的 10 倍，10％甲醛的组织渗透能力为 1 mm/h，所以一般标本均需固定数小时，大标本切开后应固定过夜。大标本应在新鲜时就切成厚度为 0.5～1.0 cm 的片状进行充分固定，待固定后再取材，取材组织块厚度不能超过 3 mm。腔状器官如胃肠道，应将标本剪开后用大头针固定在薄的木板上（黏膜面向上），在大的容器内固定，表面覆以浸有固定液的湿纱布或棉花。需要立埋的标本应用大头针或染料标明需要包埋的面。标本不能冻存，特别是已含固定液的标本，因冰冻后水分在组织内形成针状结晶，破坏组织和细胞的结构，从而影响诊断。

三、外科病理学大体标本检查室

外科病理学大体标本检查室的大小和特点取决于标本的数量、病理医生和住院医生的人数及机构的类型。房间要足够大，容许参与大体标本检查的所有病理医生同时工作。

（一）每一个"大体取材区域"均应设置在合适的通风橱下，并且具备以下设备

（1）取材板 1 块，置于金属箱内，设计时要考虑能让所有液体直接流入洗涤池。

（2）放置标本容器的架子。

（3）通向洗涤池的热水和冷水。

（4）可以直接使用的甲醛。

（5）摄影装置。

（6）计算机终端。

（7）器械盒：内有大剪刀、小剪刀、不同大小的无齿或带齿的镊子、一个可弯曲的探针、一把解剖刀柄、一次性刀片、一把长刀、一把尺子，以及将标本固定于软木表面的大头针、包埋盒和标签。

（二）条件好的标本检查室还应具备以下设备

（1）一个大的甲醛容器：一种非常方便的安置方式是从天花板上悬吊一个大的容器，甲醛经机械泵泵入其中，然后经管道系统输送到各个取材区域，用自来水龙头控制。

（2）盛装其他固定液的容器，并且有一个说明，指出在使用时如何将溶液混合。

（3）专用的 X 线装置。

（4）冰箱。

（5）条锯，放在一个完全封闭并适当通风的地方。

（6）一种适用于多数标本的大天平和一种称量小标本的精细小天平，如称量甲状旁腺组织。

（7）电动切肉器，能使关键标本获得可供展示和照相的良好切面。

（8）立体显微镜。

（9）带有洗涤池的用于解剖大标本（如截肢标本）的大工作台。

（10）多种用途的中心工作台（如用于放置准备送至组织学实验室的包埋盒的容器，用于向参观者展示标本，用于大体标本的讨论会）。

（11）组织采集/组织库设备，如带罩的取材板及冷冻标本的设备等。

第二节　小活检和细胞学技术

一、小活检

随着医学的发展，病理医生收到的标本越来越小，现在医院病理科除手术切除的标本和手术切除活检外，大多是各种内镜活检、粗针穿刺活检和细针吸取细胞学检查（FNAC）的标本。越来越小的标本就要求病理医生要仔细检查，病理技术人员要有高水平的制片技术。小的标本如内镜活检标本，应用纱布、滤纸或袋装茶叶纸或其他东西将其包裹起来固定、脱水和浸蜡，否则浸蜡后小标本和蜡混在一起不易辨认。这种小活检的标本要求技术人员用快刀切，并在载玻片上捞数个至数十个蜡片。病理医生看片时，对每一张切片上的组织片均应仔细观察，有时常常在某几个组织片中找出具有诊断意义的病变。

二、细胞学技术

细胞学越来越广泛应用于诊断。近年来开展的液基薄层涂片技术和电脑辅助细胞扫描分析系统（TCCT），以及液基薄层涂片技术加上DNA自动扫描仪，均可明显提高宫颈癌的检出率，以上技术和仪器亦可用于胸腔积液、腹水、尿、脑脊液和痰的细胞学检查。除各种脱落细胞学检查外，FNAC已在全世界广泛开展。细针是指针的外径为0.6～0.9 mm，由于针细、损伤小，吸出的细胞是存活的，所以制成涂片后较脱落细胞学（细胞常退化）更易诊断。目前FNAC几乎已能用于穿刺全身所有部位的肿瘤，它的阳性率高，假阳性很少，所以很受临床及病理医生欢迎。FNAC的成功取决于：①穿刺医生能穿取到病变。②制成一张薄而均匀的涂片。③病理医生对诊断细胞学的经验丰富。三者中缺一即可影响诊断。

三、组织的细胞印片

组织的细胞印片，特别是怀疑有肿瘤的淋巴结切面的印片，对诊断很有参考价值，因为一张好的印片能比冷冻切片和石蜡切片更真实地反映细胞的形态或结构，并可用于免疫组织化学，因此除了纤维组织较多的组织和肿瘤外，一般细胞丰富的组织和肿瘤，在新鲜标本切开后最好都做印片观察。

第三节　HE 切片

石蜡包埋的组织块便于长期保存，因此石蜡切片是目前最常用的一种方法。

一、切片前的准备

固定后的标本经脱水、透明、浸蜡和包埋后制成蜡块。注意，要用处理过的清洁载玻片。

二、切片制作的过程

先将石蜡放进冰箱中冷却，切片使用轮转切片机，左手执毛笔，右手旋转切片机轮转，切组织时由下向上，然后捞片，在空气中干燥后烤片，一般在 60℃烤箱中烤 30 分钟即可。一张好的 HE 切片是保证正确病理诊断的关键。

三、病理切片质量

病理切片质量的好坏除取决于病理制片室的设备和病理技术人员的技术与经验外，部分还取决于病理医生取材是否合乎要求。如大标本未经适当固定就取材，这样的组织块在固定、脱水和浸蜡过程中会扭曲变形，影响包埋和制片；另外，组织块太厚，中心脱水透明及浸蜡不好，亦影响制片质量；组织固定不牢时，切片上会常显横皱纹；HE 切片容易造成组织内抗原性的丧失，在用于免疫组化染色时影响结果的准确性。一张质量上乘的 HE 切片（除疑难病变外）对病理医生来说一般不会造成诊断困难，但质量很差的 HE 切片（切片后刀痕多、组织细胞挤压、组织裂开及染色透明差等）总会造成诊断上的困难，特别是淋巴结。大多数淋巴结的疑难病理是由制片质量差造成的。

四、HE 切片的重要性

目前，虽然已有许多辅助手段和工具，如电镜及免疫组织化学等，但在做这些辅助检查之前，首先要对该病例有一个初步的病理诊断意见，然后才能考虑用什么手段或工具来进一步证实或否定该诊断。所以，对于一天要处理大量病理标本和诊断的病理医生来说，质量好的 HE 切片是完成工作的保证。

第四节 聚合酶链反应

聚合酶链反应（PCR）是分子生物学技术的一大革新。通过PCR，可以将新鲜组织、固定组织、石蜡包埋组织或切片，甚至是从脱落细胞中提取出的微量脱氧核糖核酸（DNA）进行大量扩增，扩增出特异性的DNA片段，用于各种DNA分析，如检测癌基因或抑癌基因的点突变、杂合性丢失（LOH）、微卫星不稳定性（MSI）及DNA序列分析等。反转录PCR（RT-PCR）可将核糖核酸（RNA）反转录成互补DNA（cDNA）并扩增以进行有关分析。近年发展的定量PCR（qPCR）和实时定量PCR（real-time qPCR）在细胞数量非常有限的情况下可有效地分析基因表达和对PCR产物积累过程进行实时监测。PCR的用途极广，几乎所有的分子生物学和分子遗传学技术中都需要应用PCR技术。

第五节 冰冻切片

冰冻切片多用于新鲜组织，手术中快速冰冻切片诊断等同于术中会诊。患者在手术台上做冰冻切片诊断主要是为了决定下一步治疗的方案，如乳腺肿块的良恶性，决定是否需做根治术，又如肢体肿块的性质，决定是否要截肢等。对病理医生来说，冰冻切片诊断要求快、准确、可靠，所以遇到不能做出明确诊断的情况时，应请临床医生再取有代表性的组织，或请临床医生等石蜡切片（更清楚）的结果，切勿勉强诊断，以造成误诊或事故。

第六节 流式细胞术

流式细胞术是通过恒定的探测装置检测流过一束光的细胞悬液的各种参数。该技术每秒可分析5 000～10 000个细胞，可以估计细胞大小、胞质粒度、细胞活性、细胞周期、DNA含量、表面标志物表型和酶含量。临床已广泛用于白血病和淋巴瘤的诊断，以及其他实体瘤的诊断和估计预后等。

第七节　杂交技术

点杂交、检测 DNA 印迹（Southern blot）、检测 RNA 印迹（Northern blot）、检测蛋白质的免疫印迹（Western blot）及原位杂交等，这些技术可用于鉴定和分析基因重排、基因扩增、基因缺失和点突变。原位杂交对检测感染细胞内的病毒，如人乳头状瘤病毒（HPV）、EB 病毒（EBV）和人类免疫缺陷病毒（HIV）等特别有用，也能用于区别组织内的曲霉菌。对于一些含肽类激素的细胞和肿瘤，原位杂交可测出相应的信使核糖核酸（mRNA），说明这些细胞和肿瘤具有分泌肽类激素的功能。

第八节　生物芯片

目前应用的芯片有 DNA 芯片、蛋白质芯片和组织芯片。对病理诊断有用的主要是组织芯片。DNA 显微芯片技术用一个简单的步骤可以同时分析几万个基因，主要应用于基因表达分析、基因型点突变、单核苷酸多态性和基因分型等。

第九节　显微切割

肿瘤组织含实质和间质，要对肿瘤进行分子生物学或分子遗传学分析和研究，最好是取得纯的肿瘤实质组织（如乳腺癌的癌细胞团或癌性腺管），才能取得具有代表性的癌细胞 DNA。有条件的单位可购置激光显微切割机，没有条件的单位可在显微镜下手工将所需的组织细胞（如癌组织或细胞）切割出来，再提取 DNA。

第十节　细胞培养基本技术

（1）取材时应在无菌操作下进行，防止污染。

（2）取材时要尽量避免对材料的损伤。

（3）应该确切取得所需要的组织，特别是在内脏或肿瘤组织取材时。

（4）如无特定的要求，尽量选用比较容易培养生长的组织材料进行培养，以提高成功率。

（5）取得培养的组织后应尽快培养，对组织的来源做好记录。

（6）常用的培养液：MEM、DMEM、RPMI-1640、Ham′s F12 等。

（7）底物的选择：胶原铺底，细胞外基质处理，滋养层细胞。

第十一节　组织培养

组织培养用于诊断人类肿瘤的基本原理是基于对肿瘤细胞在体外能表达出，而在体内不表现和察觉不到的分化特征的观察。

经典的且常常被引述的例子是神经母细胞瘤，将其放入适当的培养基中，24 小时内即可见到轴突生长。

组织培养的细胞也可以应用任何现代方法，如免疫组化、电子显微镜、超微结构免疫组化、细胞遗传学及分子生物学技术等进行研究。

第十二节　电子显微镜

在诊断病理学中，电子显微镜（简称"电镜"）主要用于肾和肿瘤病理学领域。应用电镜检查最好的时机是，病理医生已在光镜水平将肿瘤的鉴别诊断确定在 2 或 3 种肿瘤，然后对组织进行超微结构检查，以寻找每种疾病的特异性标志物。

要想充分利用电镜技术，操作者必须具有解剖病理学经验，亲自研究过这个病例的光镜标本，懂得电镜检查的指征和理由，亲自检查厚切片，并能坐在电镜下选出适当的照相视野。只有当超微结构特征与光镜特征紧密联系时，诊断性的电镜观察才能提供完整的信息，正如光镜表现与大体病理和临床特征相结合时才具有完整的意义一样。

一、电镜检查能够发挥最大诊断潜能的情形

（1）通过发现所谓的神经分泌型致密核心颗粒，证明肿瘤的（神经）内分泌性质。

（2）评估具有颗粒状胞质（嗜酸性粒细胞、颗粒细胞、内分泌细胞）的肿瘤细胞的性质。

（3）确定不同类型肿瘤中的上皮分化（包括腺体和鳞状分化）。

（4）通过检测黑色素小体证明肿瘤的黑素细胞性质。

（5）通过检测伯贝克颗粒，结果证明病变属于朗格汉斯细胞组织细胞增生症的范畴。

（6）大量的滑面内质网和具有管泡状嵴的线粒体，证明肿瘤由来自肾上腺皮质和性腺的产生类固醇的细胞组成。

（7）通过检测怀布尔－帕拉德小体，证明肿瘤的血管内皮细胞性质。

（8）通过检测各个系统的细胞质微丝，确认骨骼肌和平滑肌细胞。

（9）通过检测中轴突和其他特征，确认神经鞘细胞。

（10）通过检测特征性的有界膜的晶体，证明腺泡状软组织肉瘤。

（11）确认胃肠道间质瘤（GIST）家族肿瘤中平滑肌、神经或其他类型的分化。

二、电镜提供诊断性信息的主要诊断情形

（1）癌、黑色素瘤和肉瘤的鉴别诊断。

（2）腺癌和间皮瘤的鉴别诊断。

（3）前纵隔肿瘤中胸腺瘤、胸腺类癌、恶性淋巴瘤和精原细胞瘤之间的鉴别诊断。

（4）婴儿小圆细胞肿瘤的鉴别诊断。

（5）软组织梭形细胞肿瘤的鉴别诊断。

（6）内分泌和非内分泌肿瘤之间的鉴别诊断。

第十三节　分子基因生物学技术

细胞遗传学是分析中期分裂期的染色体，观察染色体的移位、缺失、增多、倒置等染色体异常。而分裂期只占整个细胞周期的几十分之一至几分之一，要获得中期染色体需要经细胞的培养和相应的处理，而且人体的许多细胞，包括良性肿瘤细胞，甚至部分恶性肿瘤细胞，都很难通过细胞培养获得中期染色体分裂象。

一、荧光原位杂交（FISH）

FISH 技术为人体遗传病及肿瘤的研究带来了极大的方便，它不仅能用于基因定位、染色体数目与结构异常的检测，特别是能用间期细胞检测染色体的各种异常，避免了通过细胞培养获得染色体分裂象这一烦琐的步骤。FISH 具有敏感性高、信号强、背景低、快速和多色等优点，可用于肿瘤诊断（如脂肪肉瘤、滑膜肉瘤）、提示治疗 HER2 基因扩增、提示患者适合曲妥珠单抗（赫赛汀）治疗。肺的非小细胞癌 EGFR 基因扩增，适

合用吉非替尼（易瑞沙）治疗等，以及提示预后（如基因缺失的前列腺癌预后差）等。

二、比较基因组杂交（CGH）

CGH 是 FISH 技术的一个大延伸和重大飞跃，它突破了原先对 FISH 探针为一个点（或一个区）的理解，将其技术覆盖面扩大到整个基因组。可通过不同颜色标记的肿瘤组织和正常组织 DNA 荧光强度比值的测量，在全基因组范围内分析肿瘤染色体不平衡，发现癌基因和抑癌基因的所在区域。

三、全基因组关联研究（GWAS）

GWAS 在遗传流行病学上是检测特定物种中不同个体间的全部或大部分基因，从而了解不同个体间基因变化有多大的一种方法。不同的变化带来不同的性状，如各种疾病的不同。在人类中，这种技术发现了特定基因与疾病的关联，数百或数千人通常用单个 DNA 突变［单核苷酸多态性（SNP）］进行测试，约 600 人通过 GWAS 来检查 150 种疾病和相关性状，发现 800 个 SNP 具有关联性。它们在发现疾病的分子途径时非常有用。

第十四节 RNA 干扰技术

RNA 干扰（RNAi）是基因转录后的一个调控系统，有助于控制活体细胞基因表达的活跃度。RNA 干扰技术主要涉及两种类型的小 RNA 分子：微 RNA（miRNA）和干扰小 RNA（siRNA）。从本质上说二者并不相同，但在所有的生物现象中，这两种 RNA 分子进行 RNA 干扰的基本路径却相同。1998 年，安德鲁·法尔（Andrew Fire）和克雷格·C. 梅洛（Craig C. Mello）在线虫的研究中第一次报道了 RNA 干扰现象，二人因此获得了 2006 年的诺贝尔生理学或医学奖。RNA 干扰在真核细胞生物学中发挥重要作用，和一般意义上的基因表达一样，RNA 干扰素帮助细胞免受如病毒、转座子在内的寄生基因的侵扰，引导细胞分化和生长。RNA 干扰在阻遏同类基因表达中具有高选择性和稳定性，尤其在生物技术和医学发展中，是探索基因功能和学习细胞生物学的革命性工具。

一、RNA 干扰的机制

有两种类型的 RNA 分子负责 RNA 干扰的起始：长双链 RNA 常来源于外界，通过病毒感染或实验室制作得来；而 pri-miRNA 由自身基因转录得来。一种称为 Dicer 的酶（RNAase Ⅲ家族成员中的核糖核酸内切酶）能将这两种 RNA 分子在细胞质中切割成 20 个核苷酸左右的小片段。长的双链 RNA 被切割为短 RNA 片段，称为 siRNA；由 pri-miRNA 派生的短 RNA 片段被称为成熟 miRNA。双链 RNA 片段中有一条称为引导链，能够被整合进 RNA 诱导沉默复合物（RISC）中。整合成为 RISC 后，siRNA 和一些 miRNA 可以以碱基配对的形式结合到同源的 mRNA 链上，诱导目标 mRNA 断裂，防止它被用来作为翻译模板。在动物体内，大多数免疫核糖核酸（iRNA）都有不完全碱基配对的靶点，这些靶点可抑制各种不同的 mRNA 中类似碱基序列的翻译。

二、miRNA 和 siRNA 介导 RNA 干扰的区别

尽管 miRNA 和 siRNA 都介导 RNA 干扰，并且有 RNA 干扰共同的基本路径和结果，但它们在生物学进程和功能上仍有一些比较明显的差别。

（一）来源

siRNA 多为外源性，如病毒感染或人工合成，具体的有人造双链 RNA（dsRNA）和核小 RNA（snRNA）质粒；miRNA 则是通过自身小 RNA 基因转录形成的，小 RNA 基因通常在基因区间或无法检测的区间发现，它们通常包含自身的 miRNA 基因启动序列和调节序列。

（二）效应过程

相比那些普通的 siRNA 在胞质中的效应过程，外源性的 dsRNA 需被 Dicer 酶切割为短的 siRNA 片段；而成熟 miRNA 的产生是一个相当复杂的过程，除了胞质内的加工过程外，还需多种基本步骤，包括核基因的产生、pri-miRNA 转录、细胞核内 pri-miRNA 的修饰和从细胞核内导出。

（三）生物学功能

通常 siRNA 直接介导 mRNA 的降解，所以其在基因调控和抗病毒功效中作用明显；而 miRNA 在动物中主要是通过识别存在于三个主要非编码区的相似序列靶向调节基因表达，因而在发育调控中起重要作用。

（四）效应区域

由于 siRNA 可有效抑制被选择的 mRNA，所以 siRNA 技术已成为揭开基因功能的一个强大工具，并将快速成为一种治疗方法，其依靠的技术基础是人造 RNA 双链配对或带菌体介导 snRNA；miRNA 基础技术并不主要用于基因的调控研究，它们广泛应用于基础细胞生物学和特殊疾病发病机制的研究。

三、siRNA 基础技术的应用和挑战

由于拥有阻断任意感兴趣基因活性的能力，以 siRNA 为基础的 RNA 干扰技术引起了人们广泛的兴趣，其被大量运用在基础和应用型生物医学研究中。两种 siRNA 技术目前已得到良好的发展。一种方案是通过生物学方法合成 dsRNA，尽管这种方法简单并可直接被移入细胞质中，但其转染效果短暂。另一种方案是通过设计的小发夹 RNA 结构质

粒，这种质粒可以转染细胞，可以在细胞核中被 RNA 转录酶Ⅲ所转录，并被 Drosha 酶解链处理，然后进入胞质，通过 Dicer 酶作用形成 siRNA。接下来 snRNA 载体利用 U6或 H1 启动子指导 siRNA 表达和传递给子代细胞，用这种方法使失活目的基因得到稳定遗传和持续表达，并且可以用于建立稳定的细胞系和动物模型。除了基因失活方面的应用，siRNA 基础技术的应用还包括功能基因组的研究、医学治疗方法和生物技术的发展。尽管 siRNA 技术有独特的价值和应用前途，但仍面临几个方面的挑战：RNA 干扰可能会与其他一些路径相交叉，偶尔试验引入了 siRNA 会产生非特异性效应（靶向以外效应）。另一个值得注意的是，使用合成 siRNA 或 snRNA 可激活非特异性反应，这主要是由于它们无论是在体内还是体外，均可引起干扰素和炎症因子反应。在活体动物，尤其在人体通过 siRNA 实施 RNA 干扰，在有效的靶向和避免副反应方面仍面临很多挑战，仍需努力去全面理解这个有前途的技术。

第十五节　外科病理学的特殊染色、酶组织化学和免疫组织化学技术

一、特殊染色

（一）PAS 染色

PAS 染色这是一项极其有用而又赏心悦目的技术，其原理是含有乙二醇基或其氨基或碱基氨基酸衍生物被过碘酸氧化形成双醛，双醛与希夫试剂结合形成一种不溶性的洋红色复合物。这种染色可以显示糖原（当应用淀粉酶消化作为对照时，能得到特异性显示）和中性黏液物质，勾画出基底膜，并能使得大多数真菌和寄生虫变得明显。它还可以用于显示腺泡状软组织肉瘤胞质内的结晶。

（二）微生物染色

微生物染色是用于革兰氏阳性菌和革兰氏阴性菌、分枝杆菌、真菌和寄生虫的染色技术。革兰氏染色可以将细菌区分为保留结晶紫－碘复合物的革兰氏阳性菌和经过乙醇或丙酮处理脱色并被番红或品红色复染的革兰氏阴性菌。常应用的微生物染色技术是改良 Brown 和 Brenn 革兰氏法细菌染色、齐－内染色（用于抗酸微生物）、六亚甲基四胺银染色法（用于真菌和肺囊虫）、PAS 染色（用于真菌、阿米巴和滴虫），以及 Dieterle或其改良方法之一（用于螺杆菌、军团菌及梅毒和莱姆病的微生物）。

（三）亲银和嗜银染色

银染色主要用来辨认神经内分泌细胞及其肿瘤，但是也可以用于显示网状纤维、黑色素和钙。

（四）淀粉样物染色

染色后在标准光和偏振光显微镜下检查（偏光下显著的苹果绿色，双折光）被认为是检测淀粉样物最可靠和最实用的技术。

（五）网状纤维染色

网状纤维染色显示网状纤维和基底膜物质。习惯上，在肿瘤病理学中以银为基础的网状纤维染色（如 Gomori 染色、Wilder 染色，以及 Gordon-Sweets 染色）主要用于：①上皮性肿瘤和非上皮性肿瘤的鉴别。②各种间叶性肿瘤之间的鉴别。③原位癌和浸润性癌的鉴别。总的来说，局灶癌中，网状纤维围绕在癌巢周围而不是在癌细胞之间，而在大多数肉瘤和大细胞淋巴瘤中，网状纤维则分散于细胞之间。在血管内皮细胞肿瘤中，识别血管壁的网状纤维存在于肿瘤细胞团之外，而在血管周细胞或血管平滑肌细胞肿瘤中，网状纤维的分布形式恰恰相反。在典型的平滑肌肉瘤病例中，单个肿瘤细胞被网状纤维完全包绕，而在典型的恶性神经鞘瘤中，网状纤维则与梭形肿瘤细胞平行排列，不包绕细胞两端。

（六）三色染色

在三色染色方法中，有诸如由马森（Masson）、万吉森（VanGieson）和马洛里（Mallory）发明的磷钨酸和磷钼酸与几种阴离子染料的联合应用。由三种染料成分所显示的三种组织结构是细胞核、细胞质和细胞外胶原。在具有某种特异性程度的所有三色染色中，唯一特异的成分是着染胶原纤维的磷钨酸和磷钼酸。

（七）中性脂肪染色

油红 O 是一种最常应用的中性脂肪染色剂。脂肪染色的局限性在于不能用于石蜡包埋的材料，因为用于制片过程的二甲苯和其他透明剂具有溶解脂肪的特性。在肿瘤病理学中，脂肪染色的用途很少，主要局限于鉴别卵巢纤维瘤和卵泡膜细胞瘤，支持肾细胞癌和皮脂腺肿瘤的诊断，以及确认不同器官中富于脂质的癌。

（八）黏液染色

联合应用阿尔辛蓝和 PAS 可能是最好的"广谱黏液"，因为它可以显示中性、弱酸性和强酸性黏液物质。专门显示强酸性黏液的染色方法有几种，包括 pH1.0 条件下的阿尔辛蓝染色，胶体铁、高铁双胺染色及经典的 Mayer 蓝染色。尽管 Mayer 黏液卡红方法古老，需要借助于经验，但仍然是人们喜欢应用的技术。通过黏液染色可以推测有时出现在癌中的异常黏液分泌。

（九）吉姆萨染色

吉姆萨染色的最大用途是显示各种血液淋巴成分（包括肥大细胞）和微生物。

（十）弹性纤维染色

Weigert 型染色是特异性的弹性纤维染色方法，然而 Verhoeff-Van Gieson（VVG）染色的应用更为广泛，因为它能够迅速将弹性纤维勾画为深黑色。

二、酶组织化学

目前，最常用于诊断目的的酶组织化学方法有骨骼肌相关酶（用于研究肌病）、乙酰胆碱酯酶（用于诊断先天性巨结肠）和氯乙酸酯酶（用于辨别骨髓细胞和肥大细胞）染色方法。氯乙酸酯酶染色的优点是氯乙酸酯酶是少数几个能够耐受甲醛固定和石蜡包埋的酶之一。

还有一种具有诊断意义的酶组织化学技术是用于黑素细胞系列的多巴反应。它取决于酪氨酸酶的存在，并且要求应用新鲜组织。改良的多巴染色方法可以显示石蜡包埋组织中的沉淀产物。多聚甲醛固定后的塑料包埋技术既可以保存各种酶，又能很好地保留形态学细节。

需要注意的是，酶具有蛋白质特性，因而也具有免疫原性，在甲醛固定、石蜡包埋的组织中，即使其不再具有酶的活性，也可以应用免疫组织化学技术得到显示。

三、免疫组织化学

免疫组织化学是免疫学原理与技术在细胞和组织研究中的应用。目前最常应用的两种方法是过氧化物酶－抗过氧化物酶免疫复合物方法和生物素－抗生物素蛋白免疫酶技术。在后一种方法中，抗生物素蛋白对生物素的高亲和性被用来连接过氧化物酶标记的第一抗体。

现已设计出用来提高敏感性的多种方法，目的是把在其他情况下可能无法暴露（"遮蔽"）的抗原部位（抗原表位）暴露出来，因而一般将它们命名为"抗原暴露"或"抗原修复"技术，包括用各种蛋白水解酶消化、用微波处理，以及用压力锅产生的热和压力的联合作用暴露抗原。

免疫组化的优点非常明显：高敏感性和特异性，能够用于常规处理的材料（即使储存了很长时间），适合传统形态学指标的精确观察。它能与目前所用的多种固定液相容，甚至也适用于脱钙组织或曾经染色的显微切片。即使对完全坏死的组织，有时也呈阳性反应。它还可用于细胞学标本和电子显微镜检查。在同一张切片上，免疫组化能与常规技术（如银染色）结合应用，已取代并淘汰了许多普通的特殊染色，而且在某种程度上也代替了电镜在诊断中的多种应用。通过严格操作、定期检查抗体活性及恰当应用阳性和阴性对照，可以避免多种潜在的陷阱。应用免疫组化技术在组织切片中已经检测到大量的抗原，而且仍然保持平稳增长的趋势。

从理论上讲，任何具有抗原性的物质，只要在组织切片中至少保持部分抗原性，就能通过免疫组化技术检测出来。随着单克隆抗体技术的问世，已经有大量的抗体用来检测那些化学检查很难确定的抗原，或者在有些情况下完全是未知的抗原。

近来，转录因子成为一个非常重要的领域，转录因子是某些基因转录所必需的核蛋白，其中某些具有组织特异性。转录因子优于传统的细胞质、细胞膜或细胞外间隔的标志物，它们通常具有较高的特异性，而且基本上不弥散。另外，因为转录因子这种标志物位于细胞核，所以这种染色可以和另外一种针对细胞质或细胞膜标志物的不同色原的染色联合应用。

第十六节　外科病理学诊断中的常用抗原

一、肌动蛋白

肌动蛋白存在多种同工型，包括对平滑肌和横纹肌特异的肌动蛋白。对横纹肌特异的肌动蛋白抗体被用作横纹肌肉瘤的标志物。

二、碱性磷酸酶

碱性磷酸酶由广泛分布于人体组织中的膜结合糖蛋白组成。胎盘碱性磷酸酶反应性可见于性腺和性腺外所有类型的生殖细胞肿瘤（包括小管内生殖细胞肿瘤）。

三、甲胎蛋白

甲胎蛋白主要来源于肝和卵黄囊的内脏内胚层，是一种主要的癌胚抗原。甲胎蛋白普遍存在于卵黄囊瘤（内胚窦）中，在其他生殖细胞肿瘤中也占很高的比例。它也存在于肝细胞肿瘤和肝样肿瘤、具有腺泡细胞分化的胰腺肿瘤，以及具有生殖细胞样特征的多种癌中。

四、基底膜

基底膜细胞外结构可以由上皮细胞、平滑肌细胞、横纹肌细胞、血管外皮细胞、内皮细胞、神经鞘细胞及黑素细胞产生。

五、CA125

CA125初在黏液性卵巢上皮性肿瘤中发现，也能出现在包括宫颈、子宫内膜、胃肠道、甲状腺和乳腺在内的其他部位的腺癌中。

六、钙黏着蛋白

细胞黏附分子的钙黏着蛋白家族是位于桥粒的一组跨膜糖蛋白。研究比较深入的两种钙黏着蛋白是上皮型和神经型钙黏着蛋白，它们与联蛋白形成复合物。乳腺小叶癌缺乏钙黏着蛋白，而乳腺导管癌存在钙黏着蛋白。

七、癌胚抗原

癌胚抗原主要在胎儿组织和恶性肿瘤中表达。

八、CD34

CD34 这种标志物在正常和肿瘤性内皮细胞及各种软组织肿瘤中染色阳性，包括隆突性皮肤纤维肉瘤、孤立性纤维性肿瘤、胃肠道间质瘤、许多良性息肉中的梭形细胞成分及各种外周神经鞘肿瘤，主要用于良、恶性血管源性肿瘤的诊断和鉴别诊断。

九、CD99

CD99 主要用来诊断尤文肉瘤 / 原始神经外胚叶肿瘤，但也存在于许多其他肿瘤中，包括淋巴母细胞性淋巴瘤、一些横纹肌肉瘤、视网膜母细胞瘤、一些纤维组织增生性小细胞肿瘤、室管膜瘤、孤立性纤维性肿瘤、滑膜肉瘤、神经内分泌肿瘤、卵巢颗粒细胞瘤等。

十、CD117

CD117 正常表达在卡哈尔间质细胞、黑素细胞、肥大细胞和生殖细胞。在肿瘤中，CD117 在肥大细胞增生症、黑色素瘤、生殖细胞肿瘤及 GIST 肿瘤家族有表达。

十一、上皮膜抗原

对于多数正常和肿瘤性上皮，上皮膜抗原都是非常好的标志物。上皮膜抗原在间皮瘤、脑膜瘤、各种间叶性肿瘤，甚至在某些恶性淋巴瘤也有表达。

十二、Ⅷ因子相关抗原

Ⅷ因子相关抗原被广泛地用作内皮细胞分化的一个标志物。

十三、HER2/neu（C-erbB-2）

HER2/neu（C-erbB-2）表达于乳腺癌、肺腺癌、结肠直肠癌、肺鳞状细胞癌和胃腺癌，其过表达对乳腺癌的治疗和估计预后有重要意义。

十四、HMB-45

HMB-45 可见于恶性黑色素瘤、神经嵴起源的肿瘤、肾和其他部位的血管平滑肌脂肪瘤。

十五、人绒毛膜促性腺激素

人绒毛膜促性腺激素激素正常情况下由胎盘合体滋养层分泌。

十六、胎盘催乳素

胎盘催乳素用来确认生殖细胞肿瘤和妊娠肿瘤的滋养层分化，尤其是那些由过渡型滋养细胞组成的肿瘤（胎盘部位滋养细胞肿瘤）。

十七、白细胞介素（白介素）

白细胞介素由巨噬细胞、内皮细胞、T淋巴细胞和其他组织（包括上皮）产生，构成了一个糖蛋白家族，在宿主对感染的反应中起着重要作用。它们参与调节免疫反应、造血及急性期反应。

十八、角蛋白

角蛋白或细胞角蛋白是存在于几乎所有上皮的一个水溶性、细胞内纤维性蛋白家族。角蛋白是显示上皮性分化的一种极好的标志物。

十九、Ki-67 核抗原

Ki-67 是相当于细胞核非组蛋白的一种抗原，处于增生周期 G1、G2、M 和 S 期的细胞均有表达。Ki-67 染色和核分裂象计数之间通常具有良好的相关性。

二十、神经上皮干细胞蛋白（nestin）

nestin 是一种中间丝，在神经上皮干细胞中特别丰富。在原始神经外胚层肿瘤和胶质瘤中也检测到 nestin。

二十一、骨钙蛋白

这种成骨细胞相关性前胶原肽可用来辨认骨肉瘤和其他形成骨样组织的病变。它比骨粘连蛋白更加特异。

二十二、p53

p53 阳性提示肿瘤抑制基因突变，是人类肿瘤中最常见的基因改变。

二十三、p63

p63 一致性地表达于复层上皮的基底 / 干细胞、乳腺和唾液腺的肌上皮细胞。

二十四、前列腺特异性抗原

前列腺特异性抗原（PSA）对正常、增生和肿瘤性前列腺组织的特异性比前列腺酸性磷酸酶强。因此，选择应用免疫组化方法证实 PSA，已经成为确认前列腺腺癌的一种方法。

二十五、甲状腺球蛋白

甲状腺球蛋白是甲状腺分化的特异性标志物，广泛用于甲状腺肿瘤的评估。

二十六、甲状腺转录因子-1

甲状腺转录因子-1表达于所有类型的甲状腺癌（包括髓样癌）。它也存在于多数肺癌病例中（包括小细胞内分泌癌），已经成为肺癌与其他癌或间皮瘤鉴别诊断的一个最有用的标志物。

二十七、波形蛋白

波形蛋白是间叶细胞的特征，如内皮细胞、成纤维细胞和血管平滑肌细胞。

二十八、WT-1

WT-1是从肾分离出的转录因子，表达于肾母细胞瘤。间皮瘤和穆勒上皮肿瘤（尤其是卵巢浆液性癌）也表达。在小圆细胞肿瘤中，横纹肌肉瘤有一致的胞质阳性染色。

第十七节　肿瘤的个体化靶向治疗技术

分子靶向治疗的理念正随着细胞及分子生物学研究的进展而深入人心。肿瘤科医生已经能够靶向针对肿瘤独特的细胞学特性进行策略性治疗，特异性抑制融合蛋白BCR-ABL激酶活性，从而阻断细胞恶变的关键步骤。

一、分子靶向治疗的意义

分子靶向治疗是针对肿瘤细胞的恶性表型分子，作用于促进肿瘤生长和存活的特异性细胞受体、信号传导等通道、新生血管形成和细胞周期的调节等环节，实现抑制肿瘤细胞生长或促进凋亡的抗肿瘤作用。

二、分子靶向治疗的特点

（1）特异性强，毒性小。

（2）可以与放化疗协同作用。

（3）可能对化疗及放疗失败的患者有效。

（4）具有细胞调节和稳定的作用。

（5）不同靶点的新药合用可产生抗癌协同作用。

第二章　常见病病理学改变

第一节　皮肤病基础病理改变

皮肤的病理改变与其他器官所发生的变化基本相似，可以有炎症、充血、萎缩、肥厚、坏死与变性，也可以增生或发生肿瘤。但皮肤的结构特殊，因此有其独特的病理改变。

一、表皮的基本组织病理变化

（一）角化过度

角化过度是指角质层异常增厚。角化过度可由完全角化的细胞组成，即正角化过度或角化亢进；也可同时合并角化不全。角化过度通常呈致密型或板层型，少数呈网篮状。角化过度常见于寻常性鱼鳞病、寻常疣和脂溢性角化病等。

（二）角化不全

角化不全是由角化过程不完全所致，在角化过度的角质层内残留有固缩的细胞核。这种变化通常与表皮下部及真皮上部炎症水肿有关。角化不全常见于银屑病、毛发红糠疹等。

（三）角化不良

角化不良是指表皮内个别细胞角化异常的现象，个别细胞提前角化，胞质红染，核固缩深染。角化不良通常分为两种。

1. 棘层松解型

发生于某些棘层松解性疾病，如毛囊角化病可见"圆体"和"谷粒"。

2. 肿瘤型

发生于某些皮肤肿瘤，如鲍温病、鳞状细胞癌，可见均质、嗜伊红性小体，偶见残留细胞核。

（四）颗粒层增厚

颗粒层增厚是指颗粒层的厚度增加，胞数量增加。其常见于有角化过度的疾病，如扁平苔藓、寻常疣等。

（五）颗粒层减少

颗粒层减少是指颗粒层细胞减少，常见于寻常性银屑病。

（六）棘层肥厚

棘层肥厚是指表皮棘细胞层增厚，通常是细胞数量增多所致，如银屑病、神经性皮炎等。

（七）表皮萎缩

表皮萎缩是指棘细胞层细胞数量减少或棘细胞层萎缩，表皮变薄，表皮突变平，常见于老年皮肤、硬化萎缩性苔藓等。

（八）表皮水肿

表皮水肿可分为表皮细胞内水肿和表皮细胞间水肿。表皮细胞内水肿是指棘细胞内发生水肿，细胞体积增大，胞质变淡，水肿严重时呈网状变性，常见于湿疹性皮炎。表皮细胞间水肿是指棘细胞间液体增加，细胞间的间隙增宽，细胞间桥拉长，清晰可见，表皮结构类似海绵，严重的海绵水肿可导致表皮内水疱形成，常见于湿疹性皮炎。

（九）基底细胞液化变性

基底细胞液化变性是指基底细胞内水肿，轻者表现为基底细胞空泡化或破碎，基底细胞的栅栏状排列紊乱；重者基底层消失，形成表皮下疱。基底细胞液化变性常见于扁平苔藓、红斑狼疮等。

（十）水疱或大疱

水疱和大疱是指皮肤内出现含有疱液的空腔，疱的位置可在角质层下、表皮内及表皮下。角质层下大疱可见于早期脓疱疮及角层下脓疱病；表皮内疱可见于天疱疮、湿疹性皮炎、水痘等；表皮下疱可见于大疱性类天疱疮、线状 IgA 皮肤病等。

（十一）脓疱

脓疱是指疱内有大量中性粒细胞存在，可以是水疱继发感染形成，也可以是原发即脓疱，原发脓疱可见于角层下脓疱病、掌跖脓疱病等。

（十二）Munro 微脓肿

Munro 微脓肿是指在颗粒层、角质层或棘层的中性粒细胞聚集，常见于银屑病。

（十三）Pautrier 微脓肿

Pautrier 微脓肿是指在棘层、表皮下部、表皮真皮交界处的淋巴样细胞聚集，常见于蕈样肉芽肿。

（十四）棘层松解

棘层松解是指表皮细胞间桥变性，细胞间连接断裂呈松解状态，形成表皮内的裂隙、水疱或大疱。棘层松解主要见于天疱疮、毛囊角化病、家族性良性慢性天疱疮。

（十五）色素增多

色素增多是指表皮基底层及上部黑素颗粒增多，常见于黑变病、黄褐斑、炎症后黑变病等。

（十六）色素减少

色素减少是指表皮基底细胞层黑色素减少或消失，常见于白癜风、炎症后色素脱失等。

（十七）色素失禁

色素失禁是指基底细胞及黑素细胞损伤后，黑素颗粒从细胞中脱落到真皮上部被吞噬细胞吞噬，或游离在组织间隙中。色素失禁常见于色素失调症、扁平苔藓、红斑狼疮等。

（十八）间变或异型性

间变或异型性是指肿瘤细胞转变到未分化的形态，细胞核大、深染，形态不规则，核仁明显，可见不典型有丝核分裂。

（十九）角化珠

角化珠是指鳞状细胞呈同心圆排列，接近中心时出现角化或不全角化，常见于高分化鳞状细胞癌。

二、真皮的基本组织病理变化

（一）血管扩张及充血

血管扩张时血管壁变薄，管腔扩大，管腔中红细胞往往同时增加，即所谓的充血。常见于炎症性皮肤病，也可见于血管瘤。

（二）出血

出血是指红细胞溢出血管腔进入组织。陈旧性出血病变看不到红细胞，仅见含铁血黄素颗粒。出血常见于血管炎性疾病，如过敏性紫癜、变应性血管炎等，其他原因引起的紫癜、多形红斑等其他疾病也可见到出血。

（三）真皮水肿

真皮水肿表现为真皮乳头层乃至网状层结缔组织纤维间隙液体潴留淡染，纤维肿胀淡染。其常见于炎症反应性疾病，荨麻疹病变中真皮水肿明显。

（四）真皮变性

真皮有多种变性，如玻璃样变或透明变性、淀粉样变性、纤维蛋白样变性、黏液样变性等。

（五）坏死

真皮可见到两种特殊坏死：干酪样坏死和渐进性坏死。

1. 干酪样坏死

坏死局部所有结构完全被破坏，形成无定形颗粒状物，HE 染色切片内呈嗜伊红色。干酪样坏死多见于结核和晚期梅毒及结核样型麻风的神经损害。

2. 渐进性坏死

真皮结缔组织中的纤维、纤维细胞、脂肪细胞及血管失去正常的着色能力，可见正常结构的轮廓，坏死病变中无明显炎症，坏死边缘可见组织细胞、成纤维细胞或上皮样细胞呈栅栏状排列，是一种不完全坏死。渐进性坏死常见于环状肉芽肿、类脂质渐进性坏死等。

（六）肉芽肿

肉芽肿是指以组织细胞浸润为主的炎症过程，常呈慢性经过。组织细胞具有吞噬功能，吞噬了黑素颗粒的组织细胞称为噬黑素细胞；吞噬了脂质的组织细胞称为泡沫状组织细胞，具有苍白的空泡状的胞质。肉芽肿常见于结核、麻风、环状肉芽肿等疾病。

（七）血管炎

血管炎是指血管的炎症变化，可见到血管壁增厚、内膜肿胀、炎症细胞浸润到管壁内，管壁纤维蛋白样变，红细胞、嗜酸性粒细胞及中性粒细胞外渗，严重者可见到核碎裂现象。血管炎常见于过敏性紫癜、变应性血管炎、持久性隆起性红斑等血管炎性疾病。

三、皮下组织的基本组织病理变化

脂膜炎是指由炎症反应引起的皮下脂肪组织不同程度的炎症浸润、水肿液化或变性坏死。临床分为间隔性脂膜炎和小叶性脂膜炎。

第二节 神经系统肿瘤

一、中枢神经系统肿瘤

中枢神经系统的肿瘤包括原发于脑、脊髓或者脑膜的肿瘤，也包括来自其他部位的转移性肿瘤。中枢神经系统原发性肿瘤与其他部位的肿瘤不同，由于中枢神经系统易遭受外来压迫，所以即使是原发的良性肿瘤也有可能导致个体死亡，同时原发的恶性肿瘤很少转移到身体其他组织、器官。这里主要介绍一些常见的中枢神经系统肿瘤，包括神经胶质瘤（星形细胞瘤、少突胶质细胞瘤、室管膜瘤）、神经源性肿瘤和脑膜瘤。

（一）原发性神经胶质瘤

1. 星形细胞瘤

星形细胞瘤是中枢神经系统原发性肿瘤中最常见的一种类型。它可分为许多类型，包括从生长缓慢、局限的病变，如毛细胞型星形细胞瘤，到高度恶性的浸润性肿瘤，如多形性胶质母细胞瘤。为了便于区分，星形细胞瘤被划分为纤维型星形细胞瘤、毛细胞型星形细胞瘤和一些较少见的类型。

与其他肿瘤一样，胶质细胞瘤也是根据分化的程度确定肿瘤组织学分级，组织学分级是评估肿瘤生物学行为很重要的指标。其中最常用的是 WHO 分级法的三分法评估系统，将肿瘤划分为三个等级：①分化良好，称为星形细胞瘤。②中等分化，称为间变性星形细胞瘤。③侵袭性高，称为多形性胶质母细胞瘤。

（1）纤维型星形细胞瘤：在任何年龄段均可发病，但在成年人中最为常见。这种类型的肿瘤好发于大脑半球，在中枢神经系统其他部位也可见。

细胞瘤的分化程度有降低的趋势，分化较好的肿瘤可能转变为恶性程度较高的间变性星形细胞瘤或多形性胶质母细胞瘤。还有一种情况是原发肿瘤即多形性胶质母细胞瘤，缺乏之前分化良好的阶段。抑癌基因在一些星形细胞瘤的演变过程中发挥着重要作用。

①大体：分化良好的星形细胞瘤与正常组织不易区分，病灶呈浸润性向脑实质生长，导致灰质和白质间界线不清。

②光镜：分化良好的肿瘤表现为增多的星形胶质细胞不规则分布，这些细胞对正常细胞如神经元具有侵袭性。星形细胞瘤的细胞核略呈不规则状，为保持星形胶质细胞的分化，胶质细胞瘤的细胞具有明显的纤维化生长趋势，最终可能与细胞外液，如小包囊相通（见图 2-1）。低分化的星形细胞瘤和反应性的神经胶质增生在某些情况下很难区分。

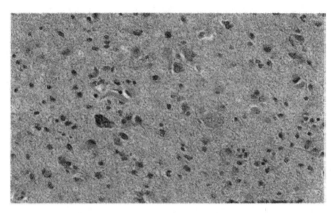

图 2-1　星形胶质细胞瘤

（2）毛细胞型星形细胞瘤：虽可发生于任何年龄段，但在儿童中较为常见，好发部位包括小脑、第三脑室和视神经。和纤维型星形细胞瘤一样，毛细胞型星形细胞瘤在中枢神经系统各部位均可发生。一般来说，根据毛细胞型星形细胞瘤松散的结构和无痛的症状表现，容易将其与纤维型星形细胞瘤区分开来。

①大体：属于分化相对良好的病灶，边界清楚，通常呈囊性，并形成结节向囊内突出。

②光镜：毛细胞型星形细胞瘤因其瘤细胞呈细梭形或毛发状而得名（见图 2-2）。囊性结构通常存在有嗜酸性高的罗森塔尔纤维和富含蛋白的嗜酸性微囊（透明颗粒小体）。尽管同样存在细胞异型性和小血管增生，毛细胞型星形细胞瘤的侵袭性较间变性星形细胞瘤弱，恶性进展的也很少，纯恶性的极少见到。

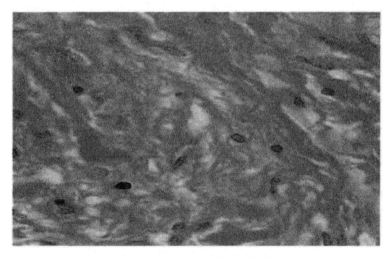

图 2-2　毛细胞型星形细胞瘤

毛细胞型星形细胞瘤患者的预后主要受病灶部位的影响。如肿瘤位于小脑半球，可通过外科切除病灶，通常预后较好。但如果肿瘤生长在下丘脑和脑干等不易探查的部位，即使在形态学上不表现为恶性，也会导致患者死亡。

（3）间变性星形细胞瘤：在形态上与分化较好的病变难以区别，但影像学上的造影剂增强成像技术可为肿瘤的界定提供依据，该方法的主要原理是造影剂会从通透性异常的肿瘤血管中渗漏出来。

光镜下，间变性星形细胞瘤与分化良好的病灶主要通过细胞密度及最重要的活跃分裂象相区别。

（4）多形性胶质母细胞瘤：在影像学上表现为形态不规则、造影后增强的单个病灶，通常周围脑组织存在明显的水肿带。

①大体：多形性胶质母细胞瘤内常有不规则的出血、坏死和囊性变。

②光镜：与间变性星形细胞瘤的区别在于多形性胶质母细胞瘤常伴随有微血管增生和坏死现象，其中坏死灶被一层致密的肿瘤细胞包绕，又称为栅栏状坏死。

2. 少突胶质细胞瘤

少突胶质细胞瘤多发生于成年阶段，好发于两侧大脑半球。细胞遗传异常在少突胶质细胞瘤中多见，包括杂合性丢失 19 号染色体的长臂或 1 号染色体的短臂。与浸润性肿瘤不同，p53 基因变异在少突胶质细胞瘤中少见。

（1）大体：少突胶质细胞瘤通常是呈半透明胶样的肿块，质地软，一般比浸润性星形细胞瘤局限。钙化现象较为常见，这为疾病的诊断提供了重要的影像学依据。

（2）光镜：典型的少突胶质细胞瘤可见浸润性细胞中有圆形、大小一致的细胞核，核周胞质透亮，呈核周空晕。肿瘤细胞常环绕着正常神经元，这种现象又称为卫星现象。在某种情况下，肿瘤沿着蛛网膜下腔播散，也可发生间变性改变，出现核多形性增加、有丝分裂活性增强和瘤组织坏死。

少突胶质细胞瘤患者的预后较浸润性星形细胞瘤难预测，预后的判断在某种程度上依赖于病灶的组织分级。患者的年龄、肿瘤的部位、有无影像学上对比增强表现、增殖的活跃程度和细胞遗传特征都对疾病预后产生影响。

3. 室管膜细胞瘤

室管膜细胞瘤在任何年龄都可发生，多数起源于某一脑室或脊髓中央管，一般来说，颅内的室管膜细胞瘤多在 20 岁前发病，脊髓内的室管膜细胞瘤则多在成年发病。颅内的室管膜细胞瘤多发生在第四脑室内，容易阻塞脑脊液循环，引起脑水肿和高颅内压。

（1）大体：室管膜细胞瘤起源于脑室壁或椎管内的中央管残留部分，与周围脑组织界线较清。颅内病灶为实质性肿块，向脑室内突出生长，有时形成乳头状结构。

（2）光镜：尽管变化很多，但肿瘤细胞大多呈梭形，围绕着血管呈放射样排列（血管周假菊形团）或围绕空腔排列（室管膜菊形团），周围是正常的室管膜结构。

另外一种类型为黏液乳头状型室管膜瘤，常发生在脊髓的马尾、终丝。大多数室管膜细胞瘤分化较好，但也存在一定的恶变性可能。

神经胶质肿瘤相关免疫组化标记有神经胶质细胞原纤维酸性蛋白（GFAP）、S-100 和 Ki-67/MIB-1。

（二）髓母细胞瘤

髓母细胞瘤是最常见的原始神经上皮细胞肿瘤，其属于小脑肿瘤，好发于 20 岁以前。小脑蚓部是儿童髓母细胞瘤的起源部位，小脑半球则是青年人髓母细胞瘤的起源部位。病变破坏正常的小脑结构，可向脑室内生长，成为一种假性室管膜细胞瘤。和室管膜细胞瘤相似，髓母细胞瘤也可通过脑脊液播散。

光镜下，髓母细胞瘤由体积小、胞质少的原始细胞组成，小儿患者还可见其他蓝染的小细胞瘤。肿瘤细胞有时围绕中央纤维中心形成小的菊形团，又称作 H-W 菊形团。髓母细胞瘤可向神经元和胶质细胞进行双向分化，向神经元转化时，肿瘤细胞表达神经元分化标志物 —— 突触素，免疫组化 GFAP 阳性提示肿瘤向胶质细胞分化。

髓母细胞瘤相关免疫组化标记有 syn、IF、NGF 和 Ki-67/MIB-1。

（三）神经元肿瘤

除了在原始神经上皮肿瘤中介绍的神经元病变，神经元肿瘤也是中枢神经系统肿瘤的重要组成部分。神经元肿瘤最常见的为神经节细胞瘤、胚胎发育不良性神经上皮肿瘤和中枢神经细胞瘤。

1. 神经节细胞瘤

神经节细胞瘤在神经元肿瘤中最为常见，由分化成熟但发育不良的神经节细胞和数量不等的胶质细胞组成。其好发于儿童和青年人，多起源于颞叶，是临床癫痫发作的重要原因。尽管大多数神经节细胞瘤属于良性病变，但也偶有复发和浸润性生长的报道，这就要求对这类患者加强随访。

光镜下，肿瘤如由成熟的神经元和神经胶质细胞混合而成，则称为神经节神经胶质瘤，而神经节细胞瘤则完全是由神经节细胞组成的。

2. 胚胎发育不良性神经上皮肿瘤

和神经节细胞瘤一样，胚胎发育不良性神经上皮肿瘤好发于儿童和青年人，20 岁之前属于疾病的高发年龄段。通常患者既往有较长的复杂部分性发作的癫痫病史，通过外科手术切除，这类疾病的预后较好。

光镜下，胚胎发育不良性神经上皮肿瘤内含有成熟神经元、少突胶质细胞瘤样结构和星形细胞。这使得它与少突胶质细胞瘤或其他浸润性神经胶质瘤区别开来。

3. 中枢神经细胞瘤

中枢神经细胞瘤是局限于脑室内的实质性肿瘤，主要发生在年轻人，一般发生于侧脑室旁、胼胝体或透明隔。多数情况呈无痛性生长，也有极少数肿瘤呈侵袭性生长的报道。

光镜下，这类肿瘤通常伴有钙化，肿瘤细胞的细胞核大小均一，呈圆形，有类似少突胶质细胞瘤的核周晕。

神经元肿瘤相关免疫组化标记有神经丝蛋白（NFP）、syn、GFAP，神经元特异性烯醇化酶（NSE）和 Ki-67/MIB-1。

（四）脑膜瘤

脑膜瘤是一类来源于蛛网膜表面脑膜细胞的肿瘤，好发于成年人，男女比例约为1：2。脑膜瘤可发生于颅内或脊髓，占颅内肿瘤的 15%～25%。

肿瘤常位于上矢状窦、蝶骨嵴、嗅沟和小脑脑桥角附近。脑膜瘤生长缓慢，在颅内压增高前，肿瘤体积已经增大。

1. 大体

典型的脑膜瘤多为实性的分叶状或球形的宽基肿瘤，其基底部固定于硬脑膜上。从切面上看，大多数脑膜瘤呈灰褐色，质软，而已发生胶质化的肿瘤质地较硬，切面上呈螺旋状或小梁状。

2. 光镜

肿瘤细胞呈同心圆状包绕紧密，胞质反折成苍白的核内"假包涵体"，可见称为砂粒体的层状钙化小球。脑膜瘤主要的组织学类型包括上皮样合体细胞型和成纤维细胞型，同时含有上述两种类型的肿瘤被称为过渡型肿瘤。脑膜瘤偶可发生恶变，转移到中枢系统以外，如肺脏等部位。脑膜瘤相关免疫组化标记有上皮膜抗原（EMA）、波形蛋白（vimentin）、S-100 和 Ki-67/MIB-1。

二、转移性肿瘤

大脑是转移性肿瘤的好发部位。转移性肿瘤常见于老年人，伴随年龄增加，与实质性内脏肿瘤发病率增高一致。血液系统肿瘤，如淋巴瘤、白血病等也可转移至中枢系统。肿瘤不仅可转移至脑实质，也可转移至脑膜。除白血病和淋巴瘤外，最容易发生脑转移的原发肿瘤是肺癌、乳腺癌和恶性黑色素瘤。神经系统症状可能是其他器官恶性肿瘤，特别是肺癌患者的首发症状。

（一）大体

癌及黑色素瘤的脑转移灶容易辨认，与周围组织有明确边界，通常呈单个或多个的球形占位。病变周围可出现转移灶引起的较大范围的脑水肿，参与占位效应的形成。

（二）光镜

转移性癌和原发病灶的形态类似。有时，转移癌侵犯软脑膜，患者的脑脊液中可查到恶性肿瘤细胞，同时也可以伴有脑实质的侵犯。转移癌侵犯硬脑膜也可以发生，特别是原发为前列腺癌、乳腺癌和肺癌的患者。

三、周围神经肿瘤

周围神经肿瘤来源于包括施万细胞、神经束膜细胞及成纤维细胞在内的周围神经细胞。这些肿瘤在硬脑膜或硬脊膜内发生，可造成周围脑组织或脊髓的病变。其中两个最常见的原发于周围神经鞘膜的肿瘤是施万细胞瘤和神经纤维瘤。在大型神经纤维瘤病的患者中，这两种肿瘤的发病率显著上升，并可在幼年起病。

（一）施万细胞瘤

施万细胞瘤属于良性肿瘤，起源于胚胎期神经脊分化的施万细胞，与 2 型神经纤维瘤病的发生相关。局部相关神经受累或压迫周围结构（如脑干、脊髓）引起相应的临床表现。散发的施万细胞瘤通常伴有 22 号染色体上 NF2 基因变异，通常表现为该基因的缺失。

1. 大体

界线清楚，包膜完整，易于从附着的神经上分离。肿瘤一般呈灰白色，质地较硬，部分区域呈灰黄色和囊性变。

2. 光镜

一般可见两种生长方式。在束状型（Antoni A）生长方式中，肿瘤细胞呈梭形，细胞间界线不清，细胞核相互紧密平行排列成栅栏状，形成 Verocay 小体：在网状型（Antoni B）生长方式中，细胞稀少，排列呈稀疏的网状，细胞间有较多黏液变性，常有小囊形成。细胞学上两种形式的细胞类似，细胞呈梭形，细胞核呈规则的卵圆形。

（二）神经纤维瘤

根据肿瘤组织学或生物学上的差异，可将神经纤维瘤分为截然不同的两种病变。第一种类型是最常发生在皮肤或周围神经的单发神经纤维瘤，呈散在性发病。皮肤病变呈瘤状，时有色素沉着，肿瘤体积可长大且带有蒂。此类肿瘤的恶变率很低，主要造成外观的改变。第二种类型是丛状神经纤维瘤，多发生于大型神经纤维瘤病患者。这种类型有较大的潜在恶变可能。在临床治疗中，如果肿瘤侵犯了主要神经干，就很难通过手术完整地将其切除。

1. 大体

神经纤维瘤不像施万细胞瘤，它没有包膜，在局部或呈缓慢膨胀性生长。

2. 光镜

神经纤维瘤由施万细胞和成纤维细胞交织构成，可见典型"波浪"样核的梭形细胞束。

第三节　神经系统退行性疾病

神经系统退行性疾病是以脑和脊髓特定区域内进行性神经元退行性变性为特征的疾病总称。退行性疾病可散发，也可呈家族性发作，它们在神经病理方面的差异很大，其中一些在细胞内出现特殊的结构，如路易小体和神经原纤维缠结，另一些则仅表现为神经元受累。神经系统退行性疾病主要病变在大脑皮质，如阿尔茨海默病；也有些局限于皮层下区域受累，表现为震颤和运动失调等运动障碍。近年来，由于分子学和基因学的发展，人们逐渐认识到了它们之间的共同特征。本节主要介绍两种最常见的退行性疾病：阿尔茨海默病和帕金森病。

一、阿尔茨海默病

阿尔茨海默病（AD）是最常见的器质性痴呆疾病。作为一个老年性疾病，女性的发病率高于男性。该病好发年龄多大于 50 岁，随着年龄的增长，患病率逐渐提高。65 岁以上的患病率为 10％，85 岁以上为 40％。阿尔茨海默病在世界范围内发病，可分为散发性阿尔茨海默病和家族遗传的常染色体显性遗传性阿尔茨海默病。

阿尔茨海默病病因迄今不明。衰老、家族性发病、唐氏综合征、血中高水平的载脂蛋白 E4（Apo E4）和同型半胱氨酸、颅脑外伤均是危险因素。环境因素中，铝、锌和硅等重金属也有报道与疾病发病有关，但都不十分确定。

遗传因素是阿尔茨海默病的重要病因。21 号染色体上的淀粉样前体蛋白（APP）基因、14 号染色体上的早老素 1 基因和 1 号染色体上早老素 2 基因的突变都与早发型常染色遗传性阿尔茨海默病有关。19 号染色体上的 Apo E4 基因也是疾病的易感基因，与迟发的散发性和家族性阿尔茨海默病相关。该基因的携带者是疾病的高发人群，在患者中检出率为 45％～60％。

（一）大体

脑体积缩小，脑重量范围在 1 000～1 250 g，甚至更轻。脑沟变宽，脑回变窄。以额叶和颞叶为主的全脑萎缩。切面观察，脑皮质变薄，尤其以额叶、海马最为明显，脑白质广泛减少，侧脑室扩大（脑积水）。

（二）光镜

AD 的组织学改变很多，但具有诊断意义的改变是神经炎性斑块（老年斑）和神经原纤维缠结。

1. 老年斑

老年斑为细胞外圆形或类球形的嗜银团，直径为150～200 μm，散在分布于神经毡之间。在苏木精－伊红（HE）染色中呈嗜伊红无细胞结构的团块或纤维缠结。中心核团在刚果红染色下显影，在偏振光条件下呈淀粉样蛋白特征性马耳他十字的形状。用免疫组化方法可检测到β淀粉样蛋白的存在。

2. 神经原纤维缠结

锥体细胞质中嗜银性的物质呈火焰状或球状，在HE染色中呈淡蓝色纤维结构。在电子显微镜下，神经原纤维缠结基本结构是双螺旋缠绕的神经原纤维或直的神经原纤维，主要由微管相关蛋白质－异常磷酸化的τ蛋白组成。脑皮层中退行性变的神经元最终死亡，仅留下缠结部分（鬼影神经元）（见图2-3）。

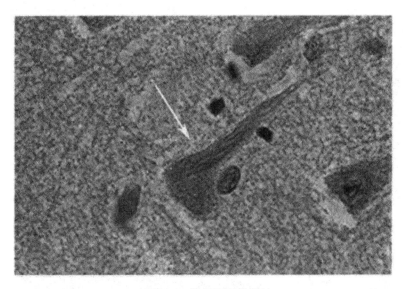

图2-3　神经原纤维缠结

虽然目前的检验方法有助于提高临床诊断的准确性，但仍不能明确诊断大于70岁和既往有痴呆病史的患者。

二、帕金森病

帕金森病（PD）临床表现为静止性震颤、运动迟缓、肌张力增高，通常好发于45～60岁的成年人，60岁以上患病率为1%左右。脑血管病后或吩噻嗪类药物治疗时也会出现类似的临床症状。本病病因和发病机制尚不清楚。MPTP毒素本身（1-甲基-4-苯基-1，2，3，6-四氢吡啶）和MPTP的毒性作用引起B型单胺氧化酶反应可能是急性帕金森病的症状和黑质神经元被破坏的原因。杀虫剂也可增加患PD的风险，而咖啡因和尼古丁却起保护作用。帕金森病的研究随着基因编码的α突触核蛋白的确认有了长足的进展，该蛋白作为路易小体的主要组成部分，是常染色体显性遗传性PD的发病基础。

帕金森病中有一些特征性的基因突变（A53T、A30P和E46K），而α突触核蛋白却很少发生突变。简而言之，帕金森病患者黑质投射到纹状体的多巴胺能神经元发生退行性改变，造成纹状体多巴胺量减少，运动神经症状的严重性与多巴胺的减少量呈正相关。

（一）大体

典型的肉眼改变是黑质和蓝斑处的神经色素脱色（见图2-4）。

（二）光镜

黑质和蓝斑的色素沉着减少，这些部位的儿茶酚胺能神经元常伴有神经胶质增生。一些残留的神经元内可见嗜酸性的路易小体，在细胞质内独立或聚集存在。路易小体的超微结构是由纤维细丝构成的，中心细丝致密，四周较松散。纤维丝由α突触核蛋白组成，该蛋白的编码基因与家族性帕金森病有关。路易小体中还含有神经微丝抗原、二乙嗪和泛素成分路易小体也可在迈纳特基底核的胆碱能细胞和其他脑干神经核中找到。

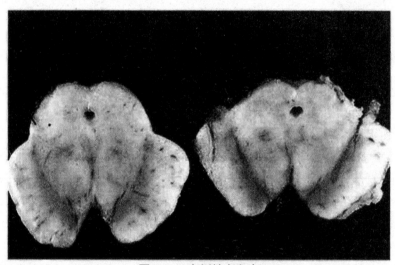

图2-4　左侧帕金森病
左：帕金森病患者中脑；右：正常人中脑

帕金森病的另一个特点，也是疾病诊断的重要线索，是应用左旋多巴治疗后，患者的症状和体征得到明显的改善。左旋多巴的治疗通常是十分有效的，但并不能从根本上影响疾病的进展。

然而，左旋多巴随病程发展逐渐失效，用药数年后出现药效波动。因此，还需要探索替代治疗能够改善疾病的进展。通过神经干细胞移植方法改变帕金森病生化缺陷是值得尝试的方法。

第四节　甲状腺疾病

一、正常甲状腺

（一）大体

正常甲状腺呈"H"形，棕红色，分左右两个侧叶，中间以峡部相连，位于环状软骨下方。其表面光滑，有薄的纤维包膜，切面呈浅褐色、半透明。

正常成人的甲状腺重量一般为 15 ～ 25 g。甲状腺结构的正常变异包括峡部上面椎体叶的出现。

（二）光镜

甲状腺由滤泡组成，滤泡内充满胶质。甲状腺形态和功能之间的关系密切，组织形态上的表现能反映出它的功能状态。

滤泡上皮变低或扁平、滤泡变大、胶质量多且边缘整齐，说明处于不活动状态；滤泡上皮变高、滤泡变小、胶质含量少，是功能活跃的表现；上皮呈高柱状并向腔内呈乳头状增生，胶质边缘有吸收空泡，说明处于高度活动状态。正常甲状腺滤泡处于不同的周期性活动状态，互相交替变化。

二、甲状腺功能亢进症

甲状腺毒症是一种由血液循环中游离 T3 和 T4 水平增高所导致的一种高代谢状态。通常是由甲状腺功能增强引起，又称为甲状腺功能亢进症。

然而，在某些条件下，甲状腺功能亢进症也可由供给过量引起，如促甲状腺激素的释放过量（如甲状腺炎）或来源于一种甲状腺外的激素，而不是由甲状腺腺体的功能亢进引起。因此，严格说来，甲状腺功能亢进只是导致甲状腺毒症的一个因素（也是最常见的病因）。

初级和中级甲状腺功能亢进这些术语有时被用来指一种甲状腺本身或甲状腺外因素异常引起的疾病，如垂体促甲状腺激素（TSH）腺瘤（本书将采用甲状腺毒症和甲状腺功能亢进症这两个名词互换使用的惯例）。甲状腺毒症的三种最常见的病因也伴随着腺体的功能亢进，包括以下几种疾病：毒性弥漫性甲状腺肿（占病例中的85％）；多结节性高功能甲状腺肿；甲状腺自主高功能腺瘤。

甲状腺功能亢进症的临床表现呈现多样性，主要症状是由甲状腺激素过量分泌引起的高代谢状态，与交感神经系统过度兴奋和促甲状腺激素增加有关（见图2-5），甲状腺毒症的其他原因与促甲状腺激素的减少有关（表现为β-肾上腺素的增加）。

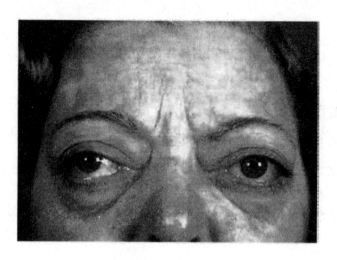

图 2-5　甲状腺功能亢进症的患者

由于交感神经系统过度兴奋引起眼睛突出，瞬目减少，是甲状腺功能亢进症的特征性表现之一。毒性弥漫性甲状腺肿是甲状腺功能亢进症的一个重要原因，其中眼球后部累积的疏松结缔组织也加重了眼球突出的程度。

（一）单纯性甲状腺肿

1. 大体

①增生期：甲状腺弥漫性肿大，表面光滑。②胶质贮积期：切面呈浅褐色、半透明的胶质状。③结节期：甲状腺肿大，有多个大小形态不一的结节。结节边界清楚，无包膜或包膜不完整。切面常有出血、坏死及囊性变。甲状腺体积增大，呈大小不等的结节状，被纤维间隔分隔。结节无明显包膜，结节内可见棕黄色半透明胶冻样物质，可见出血和囊性变。

2. 光镜

①增生期：滤泡小，胶质少，上皮细胞高柱状。②胶质贮积期：滤泡较正常稍大，胶质多，上皮细胞扁平。另有少数小滤泡，缺少胶质，上皮细胞增生、肥大。③结节期：除胶质贮积期的变化外，还可见纤维组织增生、出血、坏死，少数滤泡有乳头形成。结节内外的组织结构相似。正常的甲状腺结构破坏，代之以大小不等，圆形、椭圆形或不规则结节，结节间的纤维间隔宽窄不一，结节内滤泡大小不等，充满粉染的胶质，滤泡上皮受压变扁平或低立方状。有时可见出血、钙化等改变。

（二）毒性甲状腺肿

1. 大体

甲状腺对称性肿大，表面光滑，质较软。切面胶质少，棕红色，状似牛肉。甲状腺体积增大，质韧，切面紫红色，如"牛肉状"。

2. 光镜

滤泡大小不等，小滤泡缺少胶质，上皮细胞呈立方形。较大滤泡上皮呈高柱状，常有乳头状增生，胶质稀薄，近上皮处有大小不等的吸收空泡。间质血管丰富、充血，淋巴组织增生，可形成淋巴滤泡。甲状腺滤泡弥漫性增生。滤泡上皮呈矮柱状，有的滤泡上皮增生形成乳头状突向滤泡腔内，腔内胶样物质增多。部分滤泡较小，滤泡上皮呈立方形，上皮细胞边缘见大小不一的吸收空泡。甲状腺间质有充血和淋巴细胞浸润。

三、甲状腺功能减退症

甲状腺功能减退症是由甲状腺细胞排列及功能紊乱所导致的甲状腺激素分泌不足引起的，是由下丘脑－垂体－甲状腺轴上任意一点缺陷导致的。与甲状腺功能亢进症一样，根据甲状腺本身的异常和垂体疾病，将甲状腺功能减退症分为原发性甲状腺功能减退症和继发性甲状腺功能减退症。在少数情况下，下丘脑疾病也是甲状腺功能减退症的一个病因。原发性甲状腺功能减退症占甲状腺功能减退症病例的绝大多数，其可能是由甲状腺功能萎缩（甲状腺实质的缺失）或者甲状腺肿（在促甲状腺激素的调节下引起的甲状腺肿大）引起的。

伴随甲状腺肿大的甲状腺功能减退症（甲状腺肿大性甲状腺功能减退症）、桥本甲状腺炎和去甲状腺术后甲状腺功能减退占了甲状腺功能减退症病例中的大部分。

（一）克汀病或呆小病

呆小病是指甲状腺功能减退症发生于婴儿期和儿童早期。克汀病这个术语来自法语，意思是基督教徒，也用于指那些被认为智商低下以至于没有犯罪能力的不幸者。以往由于某些地区饮食中碘的缺乏，此种疾病相当常见，比如沿喜马拉雅山脉区域、中国内陆、非洲和其他山区都是疾病的高发区。近年来，由于食盐的统一销售，这种疾病的发病率逐渐下降。在个别情况下，某些先天性代谢性疾病，如酶缺陷，可干扰正常水平甲状腺激素的生物合成，都可导致克汀病的发生。

（二）黏液水肿

黏液水肿用于指甲状腺功能减退症发生于儿童晚期和成人。1873 年，在威廉爵士的一篇关于追踪呆小病患者成年后的病情发展的论文中，黏液水肿或者是加耳氏病被首次与呆小病的成人阶段联系起来。黏液水肿的临床表现随发病年龄的不同而有所不同，年龄稍大的儿童表现的症状和体征介于呆小病和成人甲状腺功能减退症之间；在成年人身上，黏液水肿的表现看起来不严重，可能需要数年来达到临床疑似病例的水平。

四、甲状腺炎

甲状腺炎或发炎的甲状腺，是指包含一组表现多样、具有一些甲状腺特征性的炎症性疾病，包括一些能导致甲状腺剧烈疼痛的疾病（如化脓性甲状腺炎、肉芽肿性甲状腺炎）

和一些炎症相对较轻的疾病。这些疾病最初通常以甲状腺炎症的形式表现出来，如亚急性淋巴细胞性甲状腺炎和纤维性甲状腺炎。

（一）慢性淋巴细胞性甲状腺炎或桥本甲状腺炎

慢性淋巴细胞性甲状腺炎亦称桥本甲状腺炎或自身免疫性甲状腺炎，是在碘供应充足地区最常见的甲状腺功能减退症的原因。它的特征性表现是随着甲状腺自身免疫性破坏而引起甲状腺功能逐渐丧失。桥本甲状腺炎的名字源自 1912 年桥本策的一篇关于患者的报告，报告描述了甲状腺肿和重度淋巴细胞浸润性甲状腺炎（桥本甲状腺炎）。这种疾病在 45 ～ 65 岁人群中最多发，并且女性发病率明显高于男性，其比例为 10：1 或 20：1。尽管它最初是一种原发于老年女性的疾病，但同时也可以在儿童身上发生，并且是儿童地方性甲状腺肿的一个主要原因。

1. 临床特征

慢性淋巴细胞性甲状腺炎其发展缓慢，病程较长，早期可无症状，当出现甲状腺肿时，病程平均已达 2 ～ 4 年。常见症状为全身乏力，10% ～ 20% 的患者有局部压迫感或甲状腺区的隐痛，偶尔有轻压痛。甲状腺多为双侧对称性、弥漫性肿大，峡部及锥状叶常同时增大，也可单侧性肿大。甲状腺往往随病程发展而逐渐增大，但很少压迫颈部出现呼吸和吞咽困难。触诊时，甲状腺质地坚韧，表面可光滑或细沙粒状，也可呈大小不等的结节状，一般与周围组织无粘连，吞咽运动时可上下移动。

2. 大体

桥本甲状腺炎的甲状腺常常呈弥漫性增大，在有些情况下甲状腺病变呈局部增大，腺体包膜完整，病变腺体与相近组织分界明显，腺体表面色灰白或灰黄，质地坚硬，可出现结节。

3. 光镜

甲状腺实质有明显的单个核细胞（如小淋巴细胞、浆细胞浸润，伴有成熟的生发中心）。随着甲状腺滤泡的萎缩，上皮细胞质内可见嗜酸性颗粒，称为许特莱细胞，是随着上皮细胞损伤后出现的一种明显的化生性反应。穿刺活检可见许特莱细胞与异质的淋巴细胞，为桥本甲状腺炎的典型特征，"经典"桥本甲状腺炎可见间质结缔组织广泛增生；纤维化亚型的特征是甲状腺滤泡严重萎缩，病变呈结节状，大量纤维组织增生、玻璃样变包绕残存的甲状腺组织。甲状腺实质中可见具有生发中心的淋巴细胞浸润，残存的淋巴滤泡中可见嗜酸性的许特莱细胞。

（二）亚急性甲状腺炎或肉芽肿性甲状腺炎

亚急性甲状腺炎又称肉芽肿性甲状腺炎和巨细胞性甲状腺炎等，其发病率远远低于慢性淋巴细胞性甲状腺炎（桥本病）。本病高发于 30 ～ 50 岁的中青年，跟其他类型的甲状腺炎一样，其发病女性多于男性（3：1 ～ 5：1）。

1.临床特征

亚急性甲状腺炎的发生可呈突发性或渐进性，发病特征是颈部疼痛，可辐射至上颈部、下颌、喉和耳部，吞咽动作时疼痛明显，伴随有发热、疲劳、无力、食欲减退、肌痛及甲状腺功能亢进。甲状腺炎、甲状腺功能亢进症状持续短暂，即使患者没有接受任何治疗，通常也在2～6周开始减轻。有时候在2～8周也会出现甲状腺功能减退症状，但是很快恢复正常。

2.大体

腺体可呈单侧或双侧性增大，质实，包膜完整，与周围组织有轻度粘连。切面病变呈灰白或淡黄色，橡皮样，与正常棕色的甲状腺组织分界明显。

3.光镜

病变呈灶性分布，范围大小不一，发展不一致。在炎症的早期阶段，部分甲状腺滤泡可被完全破坏，被中性粒细胞取代，形成微小脓肿，进而特异性的淋巴细胞、巨噬细胞、浆细胞聚集，破坏崩解甲状腺滤泡。病变伴有多核巨细胞反应，因此称为肉芽肿性甲状腺炎。愈复后期，巨噬细胞消失，滤泡上皮细胞再生，间质纤维化，瘢痕形成。另外，在病变的不同阶段发现相同的病变组织，这说明在同一时期疾病的演变具有渐进性。

五、格雷夫斯病

1835年，格雷夫斯（Graves）发表了以"女性严重和长期持续性心悸"为特征的与甲状腺肿大疾病有关的一类疾病的文章。格雷夫斯病是导致内源性甲状腺功能亢进最常见的原因，其三大临床特点如下：甲状腺功能亢进导致的甲亢，弥漫性甲状腺肿大；浸润性眼病导致的眼球突出；局部浸润性皮肤病，有时称为胫前黏液水肿，存在于少数患者。

（一）临床特征

格雷夫斯病的临床研究包括甲状腺毒症及那些与格雷夫斯病相关的特征性表现，如甲状腺弥漫性增生、眼病和胫前黏液水肿。甲状腺毒症的程度因人而异，并且有时较格雷夫斯病的其他临床表现更缺乏特异性。所有的格雷夫斯病都有弥漫性甲状腺肿大，甲状腺肿大是由腺体功能亢进并伴有血流增加所致，往往产生杂音。交感神经活性增强可导致眼裂增宽、瞬目减少，眼球下转时上睑不能相应下垂。格雷夫斯病眼病导致眼球的异常突出（眼球突出），眼外肌萎缩，尽管甲状腺毒症可以得到有效治疗，但是眼球突出症状仍可能持续存在或者恶化，有时导致角膜损伤。浸润性皮肤病或者胫前黏液水肿最常见于胫骨处皮肤，表现为皮肤的水肿样增厚及硬化，然而目前仅存在于少数患者。皮肤病变可表现为轻微色素丘疹或结节，常可表现为橘皮样改变。

（二）大体

甲状腺滤泡上皮细胞的弥漫性增生肥大，导致甲状腺对称性肿大，重量常常超过

80 g。通常腺体光滑柔软，腺囊完整，腺体切面实质柔软，有类似正常肌肉样外观。

（三）光镜

主要特征是可见大量滤泡上皮细胞。在未经治疗的病例中，滤泡上皮细胞大而拥挤，拥挤的滤泡上皮细胞往往导致小乳头的形成，小乳头体进入滤泡腔侵占胶体，有时填充滤泡。相比乳头状癌，这种乳头体缺乏纤维脉管束，滤泡腔内的胶体色暗，有不规则的边缘。淋巴细胞浸润贯穿滤泡间质，主要由大量 T 淋巴细胞、少量 B 细胞和成熟的浆细胞组成，生发中心普遍存在。

囊壁上排列着高大的柱状上皮，拥挤、增大的上皮细胞填充滤泡腔，这些细胞主动吞噬滤泡中心的胶质，从而导致胶质边缘出现齿形外观。术前治疗可改变格雷夫斯病甲状腺的形态，术前碘剂准备可通过阻断甲状腺球蛋白的分泌引起上皮退化和胶体堆积。抗甲状腺药物丙硫氧嘧啶通过促进 TSH 分泌，促使甲状腺上皮细胞肥大增生。因此，在经过抗甲状腺药物治疗的患者中，手术标本的病理组织学检查并不能评估腺体的功能状况。

甲状腺外部组织变化包括广义的淋巴样增生，心脏可能肥大并且可能出现心肌缺血性改变，尤其是在冠状动脉疾病的患者中。眼病患者中，亲水性糖胺聚糖的存在导致眼眶周围组织水肿，此外还有淋巴细胞浸润和纤维化。疾病初期，眼眶肌肉是水肿的，但是在病程后期可能发生纤维化。胫前黏液水肿以糖胺聚糖沉积和淋巴细胞浸润而导致的真皮增厚为特点。

六、弥漫性多结节性甲状腺肿

甲状腺结节性肿大或单纯性甲状腺肿大是甲状腺疾病最常见的临床表现。弥漫性多结节性甲状腺肿反映了甲状腺激素合成受损，常由食物中碘缺乏引起，甲状腺激素合成障碍导致 TSH 水平上升，从而导致甲状腺滤泡肥大增生，最终引起整个甲状腺的肿大。甲状腺功能代偿性增加能够克服激素缺乏，保证绝大多数人处于甲状腺功能正常的代谢状态，如果这种潜在性疾病相当严重（如一个先天性合成缺陷或地方性碘缺乏），代偿反应可能不足以克服激素合成障碍，从而导致甲状腺肿性甲状腺功能减退症。甲状腺肿大的程度与甲状腺激素缺乏的水平和持续时间成正比。

（一）非毒性弥漫性（单纯性）甲状腺肿

非毒性弥漫性（单纯性）甲状腺肿是甲状腺肿的一种，整个甲状腺弥漫性肿大，但并不产生结节，由胶质填充滤泡腔，所谓的胶体甲状腺也属于这种情况。此种疾病的发生呈地方性和不规则分布。

1. 临床特征

临床上绝大多数单纯性甲状腺肿患者的甲状腺功能是正常的，因此单纯性甲状腺肿患者的临床表现主要与甲状腺的肿大程度有关。正如在少数甲状腺功能正常的个体中所预料的，尽管血清 T3 和 T4 水平正常，然而 TSH 水平通常高于正常或在正常范围以上。儿童由先天性生物合成缺陷所致的激素生成不良，甲状腺肿也可导致呆小病。

2. 大体和光镜

单纯性甲状腺肿的演进可分为两个阶段：增生阶段和胶质填充阶段。在增生阶段，甲状腺弥漫性对称性增大，通常甲状腺适度增大，增大的腺体很少超过 150 g。滤泡上皮呈柱状，似格雷夫斯病中见到的上皮堆积并形成突起。整个腺体胶质堆积的程度是不一致的，一些滤泡肿胀得很大，而有些滤泡则依然很小。如果饮食碘随之增加或对甲状腺激素的需求减少时，受刺激的甲状腺滤泡上皮恢复形成一个肿大的、胶质丰富的腺体（胶样甲状腺肿），在这些情况下，甲状腺的切面往往是棕色的，呈微透明状。在组织学上，滤泡上皮细胞呈扁平、立方体状，退化阶段胶质丰富。

（二）多结节性甲状腺肿

随着时间的推移，反复出现的增生和变性导致甲状腺的不规则肿大，称为多结节性甲状腺肿。实际上，所有长期的单纯性甲状腺肿最终都会转化为多结节性甲状腺肿，可能无毒性，也可能引起甲状腺毒症（毒性多结节性甲状腺肿）。多结节性甲状腺肿会导致最大限度的甲状腺肿大，并且比其他甲状腺疾病更常被误认为是肿瘤受累。由于起源于单纯性甲状腺肿，多结节性甲状腺肿可以散发或地方聚集性发病，男女比例均等。与单纯性甲状腺肿相比，多结节性甲状腺肿虽然与之有着相同的起源，但由于其出现于病程晚期，因而在年长者中较多见。

1. 临床特征

甲状腺肿主要的临床特点是由腺体扩张引起的。除了表现为明显的颈部肿块，甲状腺肿可引起呼吸道梗阻、吞咽困难，以及颈部、胸部上方血管受压。大部分患者甲状腺功能正常，但在极少一部分患者中，甲状腺肿长期存在导致结节功能亢进，称为甲状腺功能亢进。这种情况叫作普卢默甲亢，但不伴有格雷夫斯眼病的症状。如前所述，在特定的临床表现中，甲状腺肿可能与甲状腺功能减退的临床证据有关。放射性碘的吸收不等，反映甲状腺内不同部位的活动水平不一，功能亢进的结节可浓缩放射性碘而表现为"热结节"。甲状腺肿因其能够掩盖或模拟甲状腺出现的肿瘤而具备一定的临床意义。

2. 大体

多结节性甲状腺肿是多分叶的、不对称的多发腺体扩张的肿块，重量可以达到2 000 g 以上。腺体扩张的形式不可预测，可以延及某一特定的甲状腺叶而对中线结构如气管、食管产生侧向压力。另外，甲状腺可以出现在胸骨或锁骨后面而被称为胸内或胸骨后甲状腺。偶尔，大部分甲状腺结节都隐藏在气管、食管后面；但在某些情况下，个别结节会明显突出于体表而表现为一个孤立的结节。切面上，这些不规则的结节中含有不定量的棕色糊状胶质。结节病灶内退行性变频繁出现，尤其是在一些旧的病灶，常会出现病灶内出血、纤维化、钙化及囊性变。

3. 光镜

胶质丰富的滤泡沿着不活跃的扁平上皮整齐排列，滤泡上皮细胞肥大增生，与先前出现的退行性变同时存在。

七、甲状腺肿瘤

孤立的甲状腺结节在正常甲状腺表面是很容易触及的孤立性结节，尽管地方性甲状腺肿具有区域高发性的特点，但可触及的孤立甲状腺结节在美国成人中发生率在1%～10%。单结节的发生率女性是男性的4倍。甲状腺结节的发病率随年龄的增长而增加。

（一）腺瘤

甲状腺腺瘤通常为单发孤立的团块，除极少数情况外，均来自滤泡上皮细胞，所以被称作滤泡腺瘤。基于滤泡形成的程度和滤泡中所含胶质提出了各种各样的说法用于腺瘤分类。单纯的胶质腺瘤（大滤泡腺瘤）是一个常见的形式，与正常甲状腺组织类似；其他主要是甲状腺正常胚胎形成时期的形态（胎儿或微滤泡、胚胎或小梁）。这些分类的实用性有限，因为大多数腺瘤是混合型的，并且多数良性肿瘤是非功能性的。在临床上，滤泡腺瘤很难与滤泡增生所突起的结节和缺乏典型特征的滤泡癌相区分。大量临床研究证实，除了少数罕见病例外，腺瘤并不是癌前病变。尽管绝大多数腺瘤是非功能性的，但一小部分可产生甲状腺激素导致甲状腺毒症的临床症状。在自主性腺瘤中，激素的分泌并不依赖TSH的刺激作用，这是甲状腺自主性的一个例子，毒性多结节性甲状腺肿可与此类比。

1. 临床特征

多数甲状腺腺瘤为单侧无痛性肿块，常在体检时发现，较大的肿块可以产生局部症状，如吞咽困难。

2. 大体

典型的甲状腺腺瘤是一种孤立、球形的病变，有包膜包被，与周围的甲状腺组织分界清楚。平均直径约为3 cm，腺瘤体积可较小，有些也可较大，直径达10 cm。在活体切除标本中，腺瘤可从切口表面凸起并压迫邻近的甲状腺组织，色灰白或为红褐色，腺体的颜色取决于细胞丰富程度及其胶质物。瘤体有完整的包膜，与邻近的实质分界清楚。甲状腺腺瘤与多结节性甲状腺肿存在一些特征性的区别，如后者的切面可见多个结节（临床上可能只见一个明显的结节），对周围的甲状腺组织压迫更少，其无完整的包膜。与多结节性甲状腺肿相似，滤泡腺瘤可并发局部出血、纤维化、钙化和囊性变，尤其在大的病变中更为突出。

3. 光镜

细胞常组成含胶质的、形态均匀的滤泡，腺瘤中滤泡的生长方式与邻近正常甲状腺滤泡的生长方式截然不同，这是区别于多结节性甲状腺肿的一个特点。上皮细胞组成的滤泡腺瘤，其细胞及细胞核在形态学上变化不大，核分裂象少见。与其相似，乳头状变化也不是其典型特征，如果乳头状变化广泛存在，则应高度怀疑是包裹性乳头癌。偶尔，肿瘤细胞可有明亮的嗜酸性颗粒状胞质。含有嗜酸性颗粒的滤泡腺瘤和一般的滤泡腺瘤在临床特征上并无明显差别。滤泡腺瘤的其他变化包括透明细胞滤泡腺瘤和印戒细胞滤泡腺瘤，在解剖结构上类似于内分泌肿瘤，甚至有时候良性的滤泡腺瘤也可显现出细胞核的多形性和异型性及明显的核仁，但这本身并不是恶性肿瘤的特征性表现。通常，腺瘤细胞可表现出细胞的多形性，更多地表现在细胞的大小和细胞核的形态，甚至核分裂象上。如果肿瘤包膜完整，又排除包膜及（或）血管浸润的现象，这些腺瘤一直被称为非典型滤泡腺瘤。所有良性滤泡腺瘤的特征性标志是包膜完整，借此用以区分滤泡癌和滤泡腺瘤，包膜是否完整证明是否存在包膜或血管浸润。

根据组织学形态，甲状腺腺瘤可分为以下类型。①胚胎型：瘤细胞小，排列成条索状或巢状，偶见不完整的小滤泡。②胎儿型：由小滤泡形成，似胎儿甲状腺组织。③单纯型：滤泡结构与正常甲状腺相似。④胶样型：肿瘤由充满胶质的大滤泡构成。⑤嗜酸细胞型：瘤细胞排列成索状或巢状，很少见滤泡形成。瘤细胞大，多角形，核小，胞质丰富，含嗜酸性颗粒。⑥非典型腺瘤：瘤细胞丰富，生长活跃，有轻度异型性，可见核分裂象。瘤细胞排列成索状或巢状，很少见滤泡形成。间质少，无包膜和血管浸润。

（二）癌

甲状腺癌约占全身恶性肿瘤的 1.5%。大多数甲状腺癌发病于成年人群，但有些类型，特别是乳头状癌，可以出现在儿童时期。在青年和中年的甲状腺癌患者当中，女性多见，可能与肿瘤性的上皮细胞表达雌激素受体有关。相反，在童年和成年晚期发现的甲状腺癌，则在男女之间占有均等比例。大多数甲状腺癌分化良好，甲状腺癌的主要类型及其相关的比率如下：乳头状癌（占 75%～85%）；滤泡癌（占 10%～20%）；髓样癌（约占 5%）；未分化癌（小于 5%）。

1. 乳头状癌

乳头状癌是最常见的甲状腺癌，可以发生在任何年龄段，但大多数发生在 20～40 岁，而且绝大多数患者发病与先前暴露于电离辐射有关。

（1）临床特征：大多数乳头状癌表现为无症状的甲状腺结节，但首发症状可能表现为颈部淋巴结团块。有趣的是，孤立的颈部淋巴结转移似乎并没有明显影响这种病变预后良好的一般情况。这种癌通常是单个结节，可随吞咽动作自由移动，不容易与良性结节区分。声嘶、吞咽困难、咳嗽、呼吸疾病提示病变在进展。少数患者在诊断时已发生血行转移，最常转移至肺部。

（2）大体：乳头状癌是单个或多发病灶。某些肿瘤可能界线清晰，甚至被周围组织包裹，亦可侵入邻近组织而边界不清。病灶可能包括局部组织的纤维化和钙化，往往呈囊状。从切面上看，表现为颗粒状或可明显辨别的乳头状突起。只有进行显微形态检查后才能最终确诊乳头状癌。

（3）光镜：乳头为复杂分支状乳头，表面被以单层柱状上皮，半数以上的乳头上皮核呈毛玻璃样，有核沟、核内假包涵体和核相互重叠。40%～50%的乳头状癌中有砂粒体，此外还可见到不等量的滤泡和小梁结构，以及许特莱细胞、鳞状细胞、梭形细胞和巨细胞。

2. 滤泡癌

滤泡癌是第二种较为常见的类型，占全部甲状腺癌总数的10%～20%。它通常发生于女性患者，发病年龄比乳头状癌晚，其中40～50岁女性发病率最高。在碘缺乏的地区滤泡癌的发病率增高，这提示结节性甲状腺肿在某些情况下可促进肿瘤的发展。滤泡腺瘤和滤泡癌中高频率的突变表明二者之间有着某种关联。

（1）临床特征：滤泡癌的临床症状以无痛性并逐渐增大的结节为特点。通常它们由冷结节组成，但在少数情况下，高度分化的癌组织可以有效地摄取放射性碘。滤泡癌很少侵犯淋巴组织，因此侵犯周围淋巴结较为少见，但常见血管侵犯，通过血道转移至骨、肺、肝及其他部位，预后取决于侵袭的程度和播散的距离。广泛侵袭性的滤泡癌转移并不少见，存活期往往低于10年。低度恶性与微小浸润性滤泡癌形成鲜明对比，预后10年生存率超过90%。对大多数滤泡癌需要实施甲状腺全切术，随后给予放射性碘治疗。随着癌组织的转移，可携带放射性元素到全身各处，用以识别和消融病灶。此外，残余滤泡癌可能会对患者的甲状腺产生刺激，手术治疗后的患者通常给予甲状腺激素治疗来抑制内源性TSH。

（2）大体：滤泡癌是单一的结节，可能较局限或广泛坏死。低倍镜下所见病灶很难与滤泡腺瘤相鉴别。大一点儿的病灶侵入并突破甲状腺被膜转移至邻近颈部。从切面上看，病灶呈灰白色、棕粉色；或有大的胶质滤泡时呈半透明状。有时，病灶中会出现中央纤维化和局部钙化等退行性改变。

（3）光镜：与正常甲状腺相比，大多数滤泡癌的滤泡是由形态完全一致的细胞构成的，其内含有胶质，很像正常的甲状腺。在有些情况下，滤泡癌分化可能不太明显，而且存在无胶体的有巢细胞，有时肿瘤细胞由丰富的具有嗜酸性胞质的细胞所取代，细胞核缺乏典型的乳头状癌的特征，并且缺乏特征性的颗粒状物质。还有很重要的一点是，一些乳头状癌可能完全由滤泡组成。具有典型乳头状癌核形态特点的滤泡病变应按照乳头状癌处理。虽然细胞核的特征对区分滤泡癌和乳头状癌很有帮助，但是对区分滤泡癌微小浸润和滤泡癌没有帮助，需要对肿瘤－包膜－甲状腺交界处广泛取材，以利于鉴别。适用于有血管浸润的标准，只适用于包膜的血管或包膜外的血管腔隙，存在包膜的血管内肿瘤，肿瘤内的血管内瘤栓预后意义很小。与乳头状癌不同，滤泡癌的淋巴扩散不常见。

　　与微小浸润性滤泡癌相比，对甲状腺实质及周围组织具有高度侵袭性的滤泡癌诊断更容易，在组织学上，这些癌组织常常拥有大量的实性或小梁状的增长，缺乏滤泡分化的特点。

　　3. 髓样癌

　　（1）临床特征：零星的髓样癌病例通常以发现颈部肿物而引起临床注意，有时可伴随局部症状，如吞咽困难或声音嘶哑；有时最初的表现是多种副肿瘤综合征，为其分泌的肽类激素所致。值得注意的是，尽管降钙素水平提高，但低钙血症并不是主要特征。从亲属中筛选有较高降钙素水平和突变的情况，可早期发现家族性肿瘤的病例。对所有的多发性内分泌肿瘤 2 型（MEN-2）亲族携带 MT 突变的情况，要给予预防性甲状腺切除，防止其向髓样癌方向发展。这些主要的危险因素可在高危家族中提示预后不良。

　　（2）大体：髓样癌可以是甲状腺内一个孤立的结节，也可表现为多发性病灶。孤立的肿瘤结节往往来源于甲状腺一叶，与其相比，双侧对称的多结节病灶较为常见。较大的病变常常出现坏死和出血，穿透甲状腺包膜，癌组织质硬，呈灰褐色，具有侵袭性，在大的病变中可导致局灶性出血、坏死等。

　　（3）光镜：瘤细胞呈圆形或多角、梭形，呈实体片巢状或乳头状，甚至形成滤泡等多种形式。一些肿瘤组织可能以未分化细胞形态为主。在多数情况下，间质内常有淀粉样物质沉着，可能与降钙素分泌有关。

　　（4）免疫组化：肿瘤细胞质及基质淀粉中降钙素阳性。电镜显示瘤细胞质内存在数量不一的内分泌颗粒。其特征之一就是家族性髓样癌细胞在甲状腺实质周围以多中心 C 细胞异常增生的形式出现。这种特点在点状病灶中并不常见。诊断 C 细胞的精确标准目前尚未确立，但即使如此，分散于整个甲状腺组织的 C 细胞的出现提示为家族性滤泡癌。目前认为 C 细胞局灶性增生是髓样癌的早期病变。

　　4. 未分化癌

　　（1）临床特征：未分化癌通常以迅速增大的颈部肿块为首发症状。在多数情况下，这种病变可侵及邻近颈部的甲状腺以外组织，同时可转移至肺部并产生压迫和浸润症状，如呼吸困难、吞咽困难、嘶哑、咳嗽等。

　　对于未分化型甲状腺癌没有特效的疗法，几乎全部是致命的。癌组织常呈浸润性生长并危害颈部重要组织，虽然远处转移很常见，但多数情况存活不到 1 年，原因是肿瘤侵犯了局部的重要血管。

　　（2）大体和光镜。这些肿瘤由高度未分化的细胞组成，可能存在几种组织学形态：

①大的多形性巨细胞，包括偶尔出现的破骨样多核巨细胞。②有肉瘤样外观的梭形细胞。③混合型梭形巨细胞。④类似于其他部位小细胞癌中的小细胞。甲状腺一般不会发生小细胞癌样病变，经过大量的数据证实，髓样癌或恶性淋巴瘤也可能发生在甲状腺，但预后较好。一些分化较好的肿瘤可能存在乳头状或滤泡样分化。

甲状腺肿瘤免疫组化标记包括甲状腺球蛋白（Tg）、甲状腺转录因子 -1（TTF-1）和细胞角蛋白（CK）等阳性。此外，乳头状癌 CK34βE12、CK19、S-100 阳性；髓样癌 Syn、CgA、降钙素（calcitonin）、促肾上腺皮质激素（ACTH）、癌胚抗原（CEA）阳性，不表达 Tg。

第五节　动脉粥样硬化

动脉粥样硬化是由多因素引起的退行性疾病，在当今社会是心血管系统中最常见的疾病。其基本病变为血管内膜面动脉粥样斑块形成，主要累及大、中动脉。随着动脉粥样硬化进一步发展，大、中血管可发生一系列并发性病变，从而继发许多临床综合征，包括缺血性心脏病、脑血管病和肾血管硬化等。

一、病因和发病机制

动脉粥样硬化是由多因素引起的退行性病变，以下因素被认为是引起动脉粥样硬化的潜在危险因素。

（一）年龄

男性大于 45 岁，并随着年龄的增加，发病率有所增加。另外，生活习惯和工作环境也起到重要的作用，如经常熬夜、工作压力大等；女性大于 55 岁，主要是由于这个年龄阶段体内雌激素水平明显下降。

（二）性别

男性多见，在女性绝经前，同年龄组的女性发病率明显低于男性，主要是由于女性高密度脂蛋白水平高于男性，而低密度脂蛋白水平低于男性。雌激素具有调节血管内皮细胞功能、降低血胆固醇水平的作用。

（三）动脉粥样硬化家族史

动脉粥样硬化可能与一些疾病有关，如家族性高胆固醇血症。该类患者血浆低密度脂蛋白水平明显增高，研究发现血浆低密度脂蛋白水平与动脉粥样硬化的发病率呈正相关。

（四）高脂食物的摄入

高脂血症是指血浆总胆固醇和（或）甘油三酯异常增高。研究表明，动脉粥样硬化的严重程度随血浆胆固醇水平的升高而加重，特别是血浆低密度脂蛋白、极低密度脂蛋白水平的升高和高密度脂蛋白水平的降低与动脉粥样硬化的发病率呈正相关。

（五）高血压

研究发现，动脉粥样硬化的严重程度及发病早晚与高血压发病的早晚及严重程度有关，高血压促进动脉粥样硬化发生的可能机制包括：①高血压时，血压对血管壁的机械性压力和冲击作用引起血管内皮损伤和功能障碍，使内膜对脂质的通透性增加，脂质蛋白渗入内膜。②单核细胞黏附并迁入内膜，血小板的黏附及中膜平滑肌细胞迁入内膜。以上众多因素促进了动脉粥样硬化的发生。

（六）糖尿病

糖尿病患者往往伴有物质代谢紊乱及高胰岛素血症，高血糖可致低密度脂蛋白氧化，具有细胞毒性作用，引起血管内皮损伤，促进血液单核细胞迁入内膜并转变为泡沫细胞；血液中甘油三酯和极低密度脂蛋白水平明显升高，高密度脂蛋白水平较低；高胰岛素血症可促进动脉壁平滑肌增生。

（七）吸烟

流行病学资料表明，吸烟是动脉粥样硬化主要的、独立的危险因子。吸烟可产生众多有害物质，血中一氧化碳浓度增高可造成血管内皮细胞缺氧性损伤；另外，吸烟使血中低密度脂蛋白易于氧化，变成具有细胞毒性作用的物质；凝血因子Ⅶ能被烟内含有的一种糖蛋白激活。以上众多因素均可促进动脉粥样硬化的发生。

二、病理变化

（一）脂纹和纤维化

内皮细胞下方出现脂纹及内膜纤维化是动脉粥样硬化的早期改变。

1. 脂纹

（1）大体：为点状或条纹状黄色不隆起或微隆起于内膜的病灶，主动脉后壁及其分支出口处常发生动脉粥样硬化病变。

（2）光镜：病灶处的内膜下有大量泡沫细胞聚集。泡沫细胞体积大，呈圆形或椭圆形，胞质内含有大量小空泡，苏丹Ⅲ染色为橘红色，证明是脂质成分。泡沫细胞来源于巨噬细胞和平滑肌细胞，分为巨噬细胞源性和肌源性两大类。

2. 纤维斑块

（1）大体：内膜面散在不规则隆起的斑块，颜色从浅黄或灰黄色变为瓷白色。

（2）光镜：病灶表层为大量胶原纤维，胶原纤维可发生玻璃样变性。平滑肌细胞增生并分泌大量细胞外基质（胶原纤维和蛋白多糖等），脂质逐渐被埋藏在深层。大量平滑肌细胞和胶原纤维、蛋白多糖等细胞外基质组成斑块表面厚薄不一的纤维帽，其下为数量不等的平滑肌细胞、泡沫细胞、炎症细胞和细胞外基质。

（二）粥样斑块

1. 大体

呈灰黄、灰白色质硬组织。

2. 光镜

斑块表面为纤维帽，深部由大量不定形的坏死崩解产物、富含胆固醇的结晶和钙盐沉积等组成，底部和周边出现肉芽组织、泡沫细胞和淋巴细胞等，中膜因斑块压迫变薄，肌纤维萎缩，弹力纤维断裂崩解。粥样斑块是动脉粥样硬化的特征性改变。

三、并发症

（一）闭塞性粥样斑块

弹力肌层动脉因粥样硬化病变阻塞大部分血管腔，从而引起供血区域的血量减少，组织缺血，发生缺血性病变。例如：当病变累及冠状动脉时，临床上可出现心绞痛或充血性心力衰竭。

（二）粥样斑块破裂

纤维帽破裂及内皮细胞缺损均可引起血栓形成或栓塞。在破裂的粥样斑块表面形成的阻塞性血栓是心肌梗死最常见的原因。通过冠脉成形术或者利用组织型纤溶酶原激活物（t-PA）去除血栓，可挽救患者的生命。

（三）动脉中层薄弱

中膜因粥样斑块压迫变薄，肌纤维萎缩，弹力纤维断裂崩解，引起血管中层薄弱和弹性下降，在血管内压力的作用下，动脉壁局限性扩张，进一步引起血管瘤。血管瘤最常见于腹主动脉。

第六节　慢性阻塞性肺病

慢性阻塞性肺疾病（COPD）是以不可逆性气道阻塞、呼气性呼吸困难及肺功能障碍为共同特征的一组疾病，主要包括慢性支气管炎、肺气肿、支气管哮喘和支气管扩张症。

一、慢性支气管炎

慢性支气管炎是支气管黏膜及其周围组织的长期慢性非特异性炎症。临床定义的慢性支气管炎表现为连续咳嗽、咳痰和（或）喘息性症状，每年持续至少3个月，持续2年以上，两性均可患病。慢性支气管炎常发生在中老年男性。

（一）病因与发病机制

慢性支气管炎为多种因素致病。慢性支气管炎的原发或始动因素为吸入的烟尘（90%的患者吸烟）、谷物、棉花、硅尘。无论年龄、性别、职业还是居住地，与不吸烟者相比，重度吸烟者患慢性支气管炎的概率增加4～10倍。细菌和病毒感染在触发疾病急性发作和恶化中起重要作用。

慢性支气管炎早期特征为气管、支气管大气道黏膜下腺体的黏液分泌增多。渗出的中性粒细胞释放的蛋白酶，如弹性蛋白酶、组织蛋白酶及基质金属蛋白酶刺激黏液分泌增多。随着慢性炎症持续，小气道－小支气管及细支气管有显著杯状细胞增生，可致过多黏液生成而引起气道阻塞。研究表明，黏膜下腺体肥大和杯状细胞增多是对烟草烟雾或其他污染物（如二氧化硫、二氧化氮）的保护性化生性反应。

（二）临床表现

慢性支气管炎的主要症状为持续性咳嗽伴咳痰，可持续多年无其他呼吸功能损害表现。随着时间的推移和持续吸烟，COPD的其他表现可显现，包括缺氧、轻度发绀。

（三）病理变化

1. 大体

黏膜表现为充血、水肿，黏膜表面常有黏液性或黏液脓性分泌物覆盖。

2. 光镜

呼吸道的慢性炎症（淋巴细胞浸润为主）及气管、支气管产生黏液的腺体增大。尽管杯状细胞数量增多，但主要的增加在于黏液腺的体积增大。支气管上皮可表现鳞状上皮化生及非典型增生。杯状细胞化生、黏液栓、炎症反应及纤维化，使细支气管管腔狭窄。

二、肺气肿

肺气肿是终末细支气管及其远端的肺组织永久性不正常扩张的状态，伴有管壁结构破坏。

（一）病因与发病机制

肺气肿与吸烟、空气污染、小气道感染、粉尘吸入及α1-抗胰蛋白酶缺乏有关，是支气管、肺疾病的常见并发症。

（二）临床表现

直到至少三分之一的功能性肺实质被破坏，肺气肿的临床表现才会显现出来。呼吸困难通常是第一症状，它开始很隐匿，但却稳定发展。在一些患者中，咳嗽或喘鸣是主要症状，易与哮喘混淆。咳嗽和咳痰，并且取决于相关支气管炎的程度。体重下降常见。典型患者表现为桶状胸和呼吸困难，有明显呼气延长，以弯腰驼背的姿势前倾坐着，并通过撅起嘴唇呼吸。呼气气流受限（通过肺活量测定法可准确测定）是诊断的关键。

在严重肺气肿患者中，咳嗽通常轻微、过度充盈严重、扩散能力较低、血气值相对正常的这类病患可因过度通气而保持良好的血氧含量。慢性支气管炎患者往往有反复感染、咳大量脓痰、高碳酸血症，以及严重低氧血症的病史。肺源性心脏病和继发性肺动脉高压所致的最终充血性心力衰竭的预后均较差。大多数慢性阻塞性肺疾病患者的死亡归因于：①呼吸性酸中毒和昏迷。②右心衰竭。③继发于气胸的肺大面积萎缩。治疗方法包括应用支气管扩张剂、类固醇、肺大疱切除术、肺减容手术和肺移植。

（三）临床分类

肺气肿根据其小叶内的解剖分布进行分类。尽管"肺气肿"这个名词有时用于多种情况，但其主要有四大类型：肺泡性肺气肿、间质性肺气肿及其他类型，如老年性肺气肿和代偿性肺过度充气。肺泡性肺气肿可进一步分为腺泡中央型（呼吸性细支气管扩张）、全腺泡型、腺泡周围型（肺泡管和肺泡扩张）。腺泡中央型远比全腺泡型常见，占全部的95%。临床治疗并不依赖于精确的解剖诊断及分类，但可为发病机制提供重要线索。

（四）病理变化

1. 大体

当全腺泡型肺气肿不断发展时，会导致肺的容量增大，并经常与心脏重叠，当前胸壁移动时，可将心脏覆盖。腺泡中央型肺气肿大体特点并不明显，直到该疾病发展到一定程度，肺才会显得特别苍白和容量变大。一般来说，上三分之二的肺叶会受到更严重的影响。肺大疱是不规则肺气肿更具特征性的表现，继发于瘢痕形成和远端腺泡型肺气肿。在甲醛固定膨胀的肺切面上，肺大疱可以很容易地被观察到。

2. 光镜

异常的肺大疱被伴有局灶的中央纤维化的薄的间隔所分隔开。随着疾病的进展，甚至存在更大的异常空间和可能的疱或大疱。通常由肺气肿所致的空间扭曲，呼吸性细支气管和肺的脉管系统变形并被压缩，经常会导致慢性支气管炎或毛细支气管炎。

三、支气管哮喘

支气管哮喘简称"哮喘"，是一种以周期性的气流阻塞和由多种刺激物导致气道敏感性增加为特征的慢性肺疾病。它被认为是由炎症导致的对多种刺激物的气道反应性（支气管痉挛）增加。部分刺激物对无哮喘疾病的正常气道很少有作用或者没有作用。许多细胞参与炎症反应，特别是嗜酸性粒细胞、肥大细胞、巨噬细胞、T淋巴细胞、中性粒细胞及上皮细胞。

（一）病因与发病机制

哮喘的主要病原学因素是Ⅰ型超敏反应（特应性）、急慢性气道炎症及支气管高反应性的遗传倾向。炎症涉及多种细胞类型和为数众多的炎症介质，但是准确、特异的炎症细胞和炎症介质与气道高反应性的关系尚未完全明了。Th2细胞是CD4$^+$辅助性T淋巴细胞的一种类型，是引起支气管炎症的主要成分。Th2细胞分泌白介素，可以促进过敏性炎症的产生，同时刺激B细胞产生免疫球蛋白E（IgE）和其他抗体。相反，Th1细胞是另一类CD4$^+$辅助性T淋巴细胞，产生γ干扰素和白介素-2，通过激活巨噬细胞和细胞毒性，T淋巴细胞引起对病毒和另一些细胞内有机体的杀伤。这两种辅助性T淋巴细胞的亚群增生是对不同的免疫原性刺激和细胞因子的应答，同时它们也组成一种免疫调节的环路：Th1细胞产生的细胞因子抑制Th2细胞，反之亦然。这种相互排列中的不平衡可能是哮喘发病的关键。一个可信的证据就是当脱离γ干扰素的抑制影响后，Th2细胞就可以引起气道炎症。在过敏性哮喘的患者体内，T细胞的分化倾向于朝着Th2细胞方向发展。这种偏倚的分子基础尚不清楚。最近的研究表明，一种被称为T-bet的转录因子在Th1的分化过程中是必需的，而且对于哮喘患者肺组织的免疫组化研究显示出肺的淋巴细胞中T-bet缺失。这些研究表明，治疗性地上调T-bet或许是一个具有吸引力的哮喘分子治疗方案。

（二）临床表现

哮喘发作以细支气管痉挛和黏液栓阻塞引起的严重的呼气性呼吸困难并伴哮鸣音为特征。在通常情况下，发作持续一到数个小时后，症状可自行缓解或经治疗（通常使用支气管扩张剂或皮质类固醇类药物）后缓解，再发或严重发作的哮喘可致胸廓变形及肺气肿。

（三）病理变化

1. 大体

肺因过度充气而变得松软、过度膨胀，在一些小的区域可能出现肺不张。最显著的大体所见是支气管和细支气管被一些厚的黏液栓阻塞。

2. 光镜

黏液栓中包含脱落上皮细胞的斗形纹，而这些斗形纹产生了著名的库什曼螺旋。大量的嗜酸性粒细胞和针状的夏科-莱登结晶出现，后者是嗜酸性粒细胞膜蛋白质组成的类晶体的集合物。另一些哮喘的特征性组织学发现一般称为"气道重塑"，包括增厚的支气管上皮的基底膜、支气管壁的水肿，以及以嗜酸性粒细胞和肥大细胞为主的炎性浸润、黏膜下腺的增生肥大、支气管壁平滑肌肥大。

四、支气管扩张症

支气管扩张症是一种以肌肉和弹性结缔组织破坏导致的气管、支气管持续性扩张为特征的疾病，起因于慢性坏死性感染。支气管扩张症中，扩张应是持续的；可逆性的支气管扩张通常伴有病毒性肺炎和细菌性肺炎。得益于对肺部感染较好的控制，目前支气管扩张症较为少见。其临床表现为咳嗽、发热和咳出大量脓痰。

（一）病因与发病机制

阻塞和感染是与支气管扩张相关的主要影响因素，尽管其中的任何一个都有可能首先出现，但二者对损害的进展都是必需的。支气管阻塞（如黏液阻塞、肿瘤或者异物）后，正常的清洁机制受到损害，就会出现分泌物混合导致远端阻塞及气道炎症。相反，严重的感染导致炎症，通常合并坏死、纤维化及最终的气道膨胀。

这种感染和阻塞机制在与囊性纤维化相关的支气管扩张的严重形式中是显而易见的。在这种失调中，氯离子转运最主要的缺陷是导致氯离子分泌进入黏液受损，导致低钠，黏液纤毛运动受损，以及厚的黏性分泌物积累阻塞气道。这导致对细菌感染显著敏感，而这又进一步破坏了气道。

伴随着反复感染产生了气道壁广泛的破坏，支撑性平滑肌及弹性结缔组织的破坏、纤维化及进一步的支气管扩张。由于纤维化，较小的细支气管出现进行性的闭塞（闭塞性细支气管炎）。

在原发性纤毛运动障碍中，一种具有可变外显率、1/40 000～1/15 000 发生率和纤毛运动不良的常染色体隐性遗传综合征导致了分泌物潴留和复发感染，这些反过来又导致了支气管扩张。动力蛋白臂的缺失或缩短与纤毛协调弯曲有关。在有原发性纤毛运动障碍疾病的患者中，大约一半有卡塔格内综合征（支气管扩张症、鼻窦炎和内脏转位）。纤毛活力的缺失影响了细菌的清除，使窦道和支气管易感染，并在胚胎发育期间影响了细胞的能动性，导致了完全性内脏转位。处于这种状态中的男性由于精子尾的运动能力缺乏而不能生育。

（二）临床表现

支气管扩张导致严重的、持续的咳嗽，有时有血痰，严重时可出现呼吸困难和端坐呼吸，偶尔也可有危及生命的咯血。当毒力较强的病原菌感染时，可出现全身发热反应。这些症状常常是间断的，也可因上呼吸道感染或者新的病原菌入侵而突然发生。在典型的病例中，咳嗽是阵发的。当患者早晨起床，改变体位导致脓液引流到支气管，诸如此类的症状就会特别频繁地发生。阻塞性的通气不足能够导致显著的呼吸困难和发绀。肺源性心脏病、转移性脑脓肿和淀粉样变性是支气管扩张症少见的并发症。

（三）病理变化

支气管扩张通常影响双侧下叶，特别是垂直的气道，而且在更为远端的细支气管和支气管中表现更为严重。当肿瘤或者异物误吸导致支气管扩张，受累区可能单一地局限于肺的一段。气道扩张有时可达正常大小的 4 倍。这些扩张可能是长的、管状的扩大（圆柱状支气管扩张症），或者在其他情况下，可能导致梭形或者囊性的膨胀（囊状支气管扩张症）。在肺的切面上，横断的、膨胀的支气管表现为充满黏液脓性分泌物的囊肿。

在暴发性的活动性病例中，支气管和细支气管壁内有大量急、慢性炎性渗出，这与被覆上皮的脱落和广泛坏死的溃疡区形成有关。残存的上皮细胞可发生鳞状化生。在一些病例中，坏死完全破坏了支气管或细支气管壁，并形成肺脓肿。

在通常的支气管扩张病例中，扩张的支气管中可培养出混合菌群，包括葡萄球菌、链球菌、肺炎球菌、厌氧菌和微需氧菌，以及流感嗜血杆菌（特别是在儿童当中）和铜绿假单胞菌。在变应性支气管肺曲霉菌病中，经过特殊染色，可在柱状膨胀的段支气管的黏膜炎性内容物中看到一些真菌菌丝。在晚期，真菌可浸润支气管壁。

第七节 呼吸系统常见肿瘤

一、鼻咽癌

在中国，鼻咽癌（NPC）是起源于鼻咽部上皮细胞的一种常见的恶性肿瘤。NPC 好发于成人，发病高峰年龄多在 40～60 岁。不考虑地域性，男女发病比例大约在 3：1。大多数患者表现为无症状的颈部肿块、浆液性中耳炎、鼻衄和／或鼻塞。

（一）病因与发病机制

NPC 的病因是多因素的。种族、遗传、EB 病毒（EBV）感染及环境因素都与发病有关。NPC 在白种人中少见，但却是中国人的常见癌症之一。在 NPC 中，通常都能检测出 EBV，表明这种病毒有致癌作用。这种病毒的滴度可用来监测治疗效果，或者可以作为一种针对不明起源的转移瘤患者的诊断工具。暴露于致癌环境，特别是高浓度的挥发性亚硝胺类物质（尤其是在广式腌鱼过程中）与本病的发病有关，与吸烟相关的致癌物、暴露于甲醛环境及射线也与本病的发病有关。

（二）临床表现

鼻咽癌在扩散至区域淋巴结之前常被忽视。鼻咽部肿瘤的增大和蔓延可导致鼻塞

（充血、流涕、出血）、听力改变（通常是因咽鼓管阻塞，但也可因肿瘤直接蔓延至耳所致）及脑神经麻痹（通常因肿瘤蔓延至颅底所致）症状。

（三）病理变化

1. 大体

大多数肿瘤表现为向外生长，有结节型、菜花型和浸润型或溃疡型。

2. 光镜

表现为鳞状分化，包括鳞状细胞癌和非角化癌。角化性鳞状细胞癌的特点较为清楚，但这里讨论的是更为普遍的非角化或经典的 NPC。非角化 NPC 可分为分化型和未分化型。未分化型 NPC 由片状或不规则巢状分布的呈合胞体状的大肿瘤细胞组成，常伴有炎症细胞浸润，核染色质清晰或呈囊状，核仁明显。

（四）鼻咽癌的转移

鼻咽癌可局部浸润，转移至颈淋巴结，然后发生远隔转移。

二、喉癌

喉从会厌顶部一直延伸至环状软骨下缘。喉癌常见于中老年男性，是一种起源于喉上皮的恶性肿瘤。

（一）病因与发病机制

喉癌的病因尚不清楚，但黏膜层暴露于广泛多样的摄入或吸入的外源性致癌因素，如吸烟、饮酒及 HPV 感染，很大程度上增加了发展成肿瘤的危险性。避免吸烟、饮酒可阻止大约 90% 的喉鳞状细胞癌发生。

（二）临床表现

喉癌的症状取决于肿瘤的体积和所在位置。症状包括以下几种：声嘶或其他类型的声音改变、咽喉痛或咽喉异物感、颈部肿块、吞咽困难、吞咽疼痛、持续咳嗽、咯血、体重减轻。

（三）病理变化

1. 大体

喉癌可呈乳突状、疣状，鲜红色或溃疡形。根据它们的解剖位置，喉癌可分为：①声门上型喉癌，局限在声门上间隙并向内蔓延至会厌前间隙。②声门型喉癌，很少扩散到声门上区，而更多的是扩散到声门下区。③声门下型喉癌，往往呈现出不受组织屏障所限的浸润性生长模式。

2. 光镜

大多数喉部的恶性肿瘤都是起源于表面上皮，因此可分为角化性鳞状细胞癌（SCC）

和非角化性鳞状细胞癌。剩下少部分的恶性形式包括疣状癌、腺癌、纤维肉瘤和软骨肉瘤。喉鳞状细胞癌可以进一步分为高分化型、中分化型和低分化型。

（四）蔓延播散

鳞状细胞癌在黏膜及黏膜下层局限性浸润生长，且可通过淋巴系统和血流转移。

声门上型喉癌和声门下型喉癌以中、低分化多见，而且一般来说，在诊断时可发现它们通常体积较大，有侵袭性表现而且趋向于早期转移（占病例的20%～40%）。相比之下，在检查时可发现声带病变很小，这具有典型性，且通常表现为中、高度分化，较少转移，预后较好。

三、肺癌

肺癌是全球范围内癌症相关性死亡最主要的原因，大约85%的病例与吸烟有关。症状包括咳嗽、胸部不适或疼痛、体重减轻及较少见的咯血；但是许多患者表现为没有任何临床症状的转移性疾病。

（一）病因与发病机制

吸烟是肺癌发病最重要的病因。癌症的危险性因年龄、吸烟的量与吸烟时间而异；戒烟后癌症的危险性可下降，但绝不会回到正常水平。肺癌患者中大约有15%的人从不吸烟，这些患者肺癌发病的确切原因尚不清楚。最近的研究表明，一些从不吸烟的肺癌患者的表皮生长因子存在基因突变。一些可能的危险因素包括暴露于二手烟或致癌物，如石棉、辐射、砒霜、铬酸盐类、镍、氯甲基醚、芥子气、炼焦炉排放物。

COPD和肺纤维化（α1-抗胰蛋白酶缺乏）被认为可能增加肺癌的易感性。需要补充β-胡萝卜素的主动吸烟者，肺癌的发病率会增加。污染的空气和香烟的烟雾含有致癌物，虽然它们与增加的发病危险性有关，但这些物质并不能导致肺癌。有其他肺病（如结核）的患者，肺癌发病率会增加。

在突变为肿瘤之前，呼吸性上皮细胞需要长期暴露于致癌因子和有多重基因突变的积累（一种被称为区域性致癌的作用）。刺激细胞生长的基因（K-ras、myc）突变导致生长因子受体信号肽畸形，抑制凋亡（Bc1-2）并与异常细胞的增殖有关。另外，抑癌基因（p53、APC）的突变可导致癌症。

（二）临床表现

大约25%的肺癌患者是无症状的，在胸部X线检查时才偶然发现。症状和体征可因局部肿瘤进行性发展，区域蔓延或远处转移而进一步发展。副肿瘤综合征和全身症状可发生于疾病的任何时期。虽然症状对肿瘤的分类不是特异的，但某些特定的并发症可发生于不同的类型。

（三）分类

肿瘤的分类对患者的治疗是十分重要的，因为它为流行病及生物学的研究提供了根据。世界卫生组织的最新分类已经获得了广泛的认可。每一种类肺癌的若干组织学变种也得到了描述。主要类型相应的比例如下：①鳞状细胞癌（25%～40%）。②腺癌（25%～40%）。③小细胞癌（20%～25%）。④大细胞癌（10%～15%）。

（四）病理变化

1. 鳞状细胞癌

鳞状细胞癌多发生于男性，且与吸烟史密切相关。

光镜下，这种肿瘤以角化和细胞间桥的存在为特征。角化以鳞状细胞珠或胞质嗜酸性的单个细胞为表现形式。这些特征在高分化肿瘤中是突出的，在中分化肿瘤中容易见到，但分布并不广泛，在低分化肿瘤中呈局灶的点状分布。在低分化肿瘤中，细胞的有丝分裂活性较高。过去，多数鳞状细胞癌是在段或亚段支气管的中央发现，但是周围肺组织鳞状细胞癌的发病率正在增加。邻近瘤体的支气管上皮细胞可见鳞状化生、上皮发育不良及原位癌。

2. 腺癌

腺癌是一种呈腺样分化或肿瘤细胞产生黏蛋白的恶性上皮细胞肿瘤，是女性和不吸烟患者的常见肺癌类型。和鳞状细胞癌相比，其病变多发生在外周且较小。

光镜下腺癌形态各异，从有明显腺样结构的高分化腺癌到类似于其他乳头状癌的乳头状病变。再到仅仅偶尔产生黏蛋白的腺体或细胞的实质性病变。在肿瘤外周，常常有细支气管肺泡型分布。腺癌相比于鳞状细胞癌，其生长缓慢，但转移广泛且较早。

细支气管肺泡癌发生在终末细支气管肺泡区域的肺实质，是肺腺癌的一个特殊类型。

大体，肿瘤几乎总是以单个结节或多个分散结节的形式发生在肺的外周部分。结节含有黏液，当分泌时呈灰色半透明状，其他时候则呈实性的灰白色区域，不定期检查时可被误认为是肺炎。

光镜下，肿瘤以纯粹的细支气管肺泡生长模式为特点，不累及间质、血管或者胸膜。细支气管肺泡癌的关键特征是肿瘤的生长沿着先前存在的结构而不引起肺泡结构破坏。它有两种亚型：非黏液性和黏液性。前者有柱状、钉状或立方状细胞，而后者有明显的、高的柱状细胞及肺泡内黏液，并沿着肺泡隔生长。超微结构可见细支气管肺泡癌是一个多相群，由分泌黏液的细支气管细胞、克拉拉细胞、很少的Ⅱ型肺泡上皮细胞组成。

3. 小细胞癌

光镜下，小细胞癌上皮细胞小，胞质少，细胞边界不清，核染色质呈颗粒状，核仁不明显或无。细胞呈圆形、卵圆形、纺锤形。肿瘤细胞没有绝对的大小，但通常比小的静止期淋巴细胞还要小。有丝分裂计数高。坏死区内血管壁有嗜碱性 DNA 物质沉着频繁出现。小细胞癌有一种变异，即复合性小细胞癌，它是指小细胞癌中混合有其他的非小细胞癌成分，包括大细胞神经内分泌癌和肉瘤。电镜下在三分之二的病例中可见直径为 100 nm 的致密神经分泌颗粒。这些颗粒与发现于神经内分泌细胞（嗜银细胞）中的颗粒相似，尤其在胎儿和新生婴儿中多见。小细胞肺癌与吸烟关系密切，仅有 1％的患者不抽烟。其在主支气管和周围支气管均可发病。目前尚未发现侵袭前期和原位癌。小细胞肺癌是恶性程度最高的肺部肿瘤，转移广泛，通过外科方法事实上是无法治愈的。

4. 大细胞癌

光镜下，大细胞癌是一种无小细胞癌和鳞状细胞或腺细胞分化的组织学形态特点的未分化恶性上皮细胞肿瘤。癌细胞有典型的大细胞核，核仁明显，胞质量适中，但超微结构可有少量的腺癌或鳞状细胞癌分化。大细胞神经内分泌癌是癌组织具有神经内分泌肿瘤的特征，常呈器官样、小梁状、菊形团样和栅栏状结构。这些特征提示可经免疫组化或电镜证实神经内分泌分化。这种肿瘤有和小细胞癌相同的分子变化。神经内分泌癌免疫组化标记：Syn、CgA、CK、MAP2、CD56、NSE 阳性；p53、Ki-67 不同表达。

5. 混合细胞癌

混合细胞癌是指在所有肺癌中大约有 10％具有混合组织学的表现，含有两种或两种以上的成分。

（五）肺癌的扩散

1. 转移

（1）直接蔓延：中央型肺癌局部浸润周围重要的结构，如上腔静脉、心包，甚至是对侧肺。周围型肺癌可在肺内局部扩散，也可累及胸膜。

（2）淋巴转移：在所有类型的肺癌早期，肿瘤细胞即可通过淋巴转移途径转移至淋巴结，多见于小细胞未分化癌，在高分化鳞状细胞癌中少见。

（3）血行转移：肺癌患者通常表现为远隔转移。常见的转移部位是肾上腺、肝、脑、骨和肾脏。

2. 分期

在临床诊断时，根据病变累及范围制定的通用肿瘤 TNM 分期是非常有用的，主要原因是它可以用来对来自不同中心的治疗结果进行比较。

第八节 肝脏疾病

一、病毒性肝炎

病毒性肝炎是由几种不同的嗜肝病毒（肝炎病毒）引起的以肝脏炎症和坏死病变为主的一组感染性疾病，目前已确定的有甲型病毒性肝炎、乙型病毒性肝炎、丙型病毒性肝炎、丁型病毒性肝炎及戊型病毒性肝炎五种类型，其中甲型病毒性肝炎和戊型病毒性肝炎主要表现为急性肝炎，乙型病毒性肝炎、丙型病毒性肝炎、丁型病毒性肝炎可以呈急性肝炎或慢性肝炎的表现，并有发展为肝硬化和肝细胞癌的可能。

光镜下以胞质疏松化、气球样变性、溶解性坏死为主。肝细胞凋亡，可见嗜酸性变性、坏死及嗜酸性小体。

二、自身免疫性肝炎

自身免疫性肝炎是由自身免疫反应介导的慢性进行性肝脏炎症性疾病，其临床特征为不同程度的血清转氨酶升高、高丙种球蛋白血症、自身抗体阳性，组织学特征为以淋巴细胞、浆细胞浸润为主的界面性肝炎，严重病例可快速进展为肝硬化和肝衰竭。

（一）大体

肝脏功能有明显损伤，严重时可出现肝性腹水、肝性脑病。

（二）光镜

肝细胞呈片状坏死和桥状坏死，多有浆细胞、淋巴细胞和单核细胞浸润。

三、药物性肝损伤

在药物使用过程中，因药物本身或（和）其代谢产物，或由特殊体质对药物的超敏感性或耐受性降低所导致的肝脏损伤称为药物性肝损伤，亦称药物性肝病。

药物性肝损伤临床上可表现为各种急、慢性肝病，轻者停药后可自行恢复，重者可能危及生命，需积极治疗、抢救。

（一）大体

肝组织点状坏死、亚大块坏死，甚至大块坏死。肝血窦扩张，肝紫癜及肝静脉和门静脉损伤。

（二）光镜

肝细胞少量或大片溶解，或者是肝细胞的羽毛状变性和肝细胞菊形团形成和散在的坏死或凋亡。

四、酒精性肝炎

酒精性肝炎是酒精性肝病中最早出现和最为常见的病变。酒精性肝炎是长期大量饮酒（嗜酒）所致的肝脏损伤性疾病。

轻度酒精性脂肪肝多无症状，中、重度酒精性脂肪肝可呈现类似慢性肝炎的表现，如轻度全身不适、倦怠、易疲劳、恶心、呕吐、食欲减退、腹胀等。

（一）大体

肝脏通常呈红色和胆绿色相间，常可见结节。

（二）光镜

肝细胞肿胀、气球样变，马洛里小体形成，以中性粒细胞为主的小叶内炎症、纤维化。

五、脂肪肝

脂肪肝是指由各种原因引起的肝细胞内脂肪堆积过多的病变。脂肪性肝病正严重威胁国人的健康，成为仅次于病毒性肝炎的第二大肝病，其已被公认为隐蔽性肝硬化的常见原因。脂肪肝是一种常见的临床现象，而非一种独立的疾病。

（一）大体

肝脏明显肿大，黄腻、质脆。

（二）光镜

肝细胞质内出现脂滴，大量脂滴将肝细胞核压向一侧呈半月形。

六、肝硬化

肝硬化是指由一种或多种病因长期或反复作用形成的弥漫性肝损害。光镜可见有广泛的肝细胞坏死、残存肝细胞结节性再生、结缔组织增生与纤维隔形成、肝小叶结构破坏和假小叶形成。

七、原发性肝癌

原发性肝癌是肝细胞或肝内胆管上皮细胞发生的恶性肿瘤。本癌在我国发病率较高，为我国常见肿瘤之一，多在中年后发病，男多于女。肝癌发病隐匿，早期无临床症状，故临床发现时多已为晚期，死亡率较高。近年来，由于广泛应用甲胎蛋白（AFP）、影像学检查，早期肝癌的检出率明显提高。

（一）大体

1. 早期肝癌（小肝癌）

早期肝癌是指单个癌结节最大直径小于 3 cm 或两个癌结节合计最大直径小于 3 cm 的原发性肝癌。形态特点：多呈球形，边界清楚，切面均匀一致，无出血及坏死。

2. 晚期肝癌

晚期肝癌肝脏体积明显增大，重量显著增加，大体形态分以下几型。①巨块型：肿瘤体积巨大，圆形，右叶多见。切面中心部常有出血、坏死。瘤体周围常有数量不一的卫星状癌结节。②多结节型：最常见，通常合并有肝硬化。癌结节散在，圆形或椭圆形，大小不等。如融合则形成较大结节。③弥漫型：癌组织弥散于肝内，结节不明显，常发生在肝硬化基础上，形态上与肝硬化易混淆。此型较少见。

（二）光镜

1. 肝细胞癌

肝细胞癌发生于肝细胞，最多见，分化程度差异较大。分化较高者癌细胞类似肝细胞，癌细胞排列呈巢状，血管多，间质少；分化低者异型性明显。癌细胞大小不一，形态各异。

2. 胆管细胞癌

胆管细胞癌是发生于肝内胆管上皮的恶性肿瘤。癌细胞呈腺管状排列，可分泌黏液，癌组织间质较多。一般不并发肝硬化。

3. 混合细胞型肝癌

癌组织中具有肝细胞癌及胆管细胞癌两种成分，最少见。肝细胞癌和胆管细胞癌相关免疫组化标记：AFP、CD10、CD34、CD68、Hep、CK19 阳性；p53、Ki-67 不同表达。

第九节　肾疾病

肾是结构和功能很复杂的器官，不但有其特有的疾病，而且全身各种疾病也可波及肾。肾的疾病可按病变部位分为肾小球疾病、肾小管疾病、肾间质疾病和肾血管疾病；按病因发病机制分为炎症性肾病、变性和坏死性肾病、血液循环障碍性肾病、代谢障碍性肾病、遗传性肾病和肾肿瘤等。

一、肾的基本结构和功能

肾脏的基本功能和结构单位称为肾单位，肾单位由肾小球和其所属的近端肾小管、髓袢和远端肾小管组成。肾小球主要位于肾皮质，通过毛细血管壁的过滤作用生成原尿，其结构的核心是毛细血管球，毛细血管球的周围是肾小囊，囊壁有壁层上皮细胞和脏层上皮细胞被覆，囊腔是肾小球滤出原尿的必经之处，一端与近端肾小管相连。肾小球的毛细血管来自入球小动脉，再合成出球小动脉离开肾小球。肾小球毛细血管壁的结构较复杂，由内皮细胞、基底膜和上皮细胞（肾小囊脏层上皮细胞）组成，上皮细胞质有多数伪足状突起，又称为足细胞。毛细血管之间是系膜细胞和系膜基质，所以肾小球的细胞成分包括内皮细胞、上皮细胞和系膜细胞。入球小动脉处有肾小球旁器，具有分泌肾素的功能，从而可以调节血压。流经肾小球的血液经过滤而生成原尿时，必须经过内皮细胞、基底膜和上皮细胞，这三层结构称为肾小球的过滤屏障或过滤膜，结构精细，只允许小分子物质通过，保证了尿的正常。

肾的主要功能是通过肾小球的滤过作用、肾小管的分泌和浓缩功能形成原尿，及时排泄代谢废物，调节水盐的代谢，维持机体的酸碱平衡；此外，肾具有一定的内分泌功能，能分泌肾素、红细胞生成素和前列腺素，对小动脉的舒缩、促红细胞的生成有重要作用。肾疾病常导致上述生理功能的紊乱。

二、肾小球疾病

主要病变位于肾小球，称为肾小球疾病。

（一）原发性肾小球疾病和肾小球病

肾小球病变是唯一的或主要的损伤部位，主要由变态反应引起，而且肾小球的病变呈弥漫单一性。具有上述三个特点者，称为原发性肾小球疾病。

1. 微小病变性肾小球病和肾小球轻微病变

微小病变性肾小球病又称为无病变的肾小球病、肾小球足突病、肾小球脏层上皮细胞病、类脂性肾病和原发性肾病综合征。

（1）大体：疾病早期，肾脏外观无异常，晚期可见肾脏均匀肿胀，质柔软，色苍白，有大白肾之称。

（2）光镜：可见肾小球正常或几乎正常，有时可见肾小球脏层上皮细胞肿胀和空泡变性，肾小球基底膜空泡变性，系膜细胞轻度节段性增生。肾小管上皮细胞肿胀，空泡变性和脂肪变性。

（3）免疫病理：阴性，偶见免疫球蛋白 M（IgM）或 IgE 弱阳性。

（4）电镜：主要病变位于肾小球脏层细胞，显示足突广泛融合，并常有微绒毛变性，上皮细胞内易见吞噬泡及脂滴。

微小病变性肾小球病可引起大量蛋白尿和肾病综合征。其主要发生于 10 ～ 15 岁的儿童和 45 岁以上的中老年人，80％以上的儿童肾病综合征均由微小病变性肾小球病引起。多数对肾上腺皮质激素治疗敏感，预后好。

肾小球轻微病变的光镜表现与微小病变性肾小球病相似，即表现为几乎正常的肾小球。肾小球的轻微病变虽然用光镜不能与微小病变性肾小球病区别，但免疫病理显示，前者的免疫球蛋白（IgG 等）和补体（C3 等）呈微弱阳性或阴性，但电镜下肾小球的轻微病变仅有脏层上皮细胞的节段性足突融合，而且可见或无不同部位的低密度电子致密物。二者的临床表现也不同，微小病变性肾小球病引起大量蛋白尿和肾病综合征，发病年龄以儿童或中老年人为主；而肾小球轻微病变症状轻微，仅出现微量蛋白尿或镜下血尿，发病无年龄和性别差异。

2. 局灶性肾小球肾炎和病变

以局灶性分布（病变肾小球可以是节段性或局灶性病变）为特点的肾小球肾炎或肾小球病称为局灶性肾小球肾炎或局灶性肾小球肾病。

（1）大体：病变肾脏的大体观察无明显异常，偶见点状出血。

（2）光镜：可以表现为不同的病变特点，可以出现肾小球的局灶节段性纤维素样坏死（局灶性坏死性肾小球肾炎），局灶节段性或局灶性细胞增生，主要是系膜细胞和系膜基质增生（局灶性增生性肾小球肾炎）和局灶节段性或局灶性硬化（局灶性硬化性肾小球肾炎或肾小球病）。据重复肾穿刺的资料分析，坏死、增生和硬化病变可能是一种渐进发展的过程。

（3）免疫病理：免疫球蛋白（IgG、IgM）和补体C3在病变肾小球乃至光镜下的非肾病肾小球均有沉积，局灶性硬化性肾小球肾炎可呈阴性表现。

（4）电镜：在坏死和增生病变中，可见电子致密物在系膜区沉积，无其他特异性病变。

局灶性肾小球肾炎是由抗原抗体结合的免疫复合物沉积引起的，当少量短暂的免疫复合物进入肾时，便可出现以局灶分布为特点的肾小球病变。局灶硬化性肾小球肾炎和肾小球病也可能是多种肾小球疾病遗留的病理状态。局灶坏死性和增生性肾小球肾炎可导致多种临床表现，以镜下血尿为主，也有以急性肾炎和蛋白尿为主的病例。

3. 膜性肾病

膜性肾病又称为膜性肾小球肾炎、膜上性肾小球肾炎、膜外性肾小球肾炎和膜周性肾小球肾炎。因其以肾小球毛细血管基底膜弥漫性增厚为特点，故称"膜性"，又因缺乏细胞反应，所以目前多称为肾病，而不称其为肾炎。

膜性肾病因长期大量蛋白尿可使肾小管上皮细胞弥漫性脂肪变性，导致双肾呈"大白肾"的外观。依其病程和病变程度，可分为五期。

（1）早期（Ⅰ期）：又称免疫复合物的上皮下沉积期。

①光镜：肾小球结构基本正常，与肾小球的轻微病变和微小病变性肾小球病不易区别，有时可见肾小球毛细血管基底膜出现广泛的空泡变性，在过碘酸六胺银（PASM）染色标本中，基底膜呈微小的空泡状改变，失去正常的细线状特点。

②电镜：肾小球上皮下仅有少数电子致密物沉积，基底膜无明显病变。上皮细胞的广泛足突融合及绒毛样变性。

（2）Ⅱ期：又称钉突形成期。

①光镜：肾小球毛细血管基底膜弥漫增厚，PASM 染色可见基底膜向外侧增生，出现多数钉状突起。Masson 染色则见钉突之间镶嵌着排列有序的嗜复红蛋白颗粒。

②电镜：上皮细胞下有多数电子致密物，致密物之间为钉突增生的基底膜，上皮细胞呈广泛足突融合及绒毛样变性。

（3）Ⅲ期：也称基底膜沉积期。免疫复合物连续沉积，基底膜持续增生将免疫复合物包绕起来。

①光镜：PASM 染色使增厚的基底膜呈中空的链环状。

②电镜：基底膜明显增厚，基底膜内可见多数电子致密物沉积。上皮细胞的广泛足突融合及绒毛样变性。

（4）Ⅳ期：有两种病变均列为Ⅳ期，一种是吸收期，即上述各期（以Ⅰ、Ⅱ期为主）免疫复合物停止沉积并逐渐吸收，在原沉积部位出现空白区，电镜下呈现虫噬样病变。另一种是硬化期，即Ⅲ期持续进展，基底膜持续增厚，系膜基质逐渐增多，毛细血管腔闭塞，终至肾小球硬化。

（5）Ⅴ期：又称恢复期。通过吸收期，增厚的基底膜逐渐恢复正常。

膜性肾病好发于 40 岁以上的中老年人，青少年的膜性肾病少见，而且多为各种原因引起的继发性膜性肾病。膜性肾病主要引起大量蛋白尿或肾病综合征，虽有部分病例可自发缓解，但多数预后较差。

4. 毛细血管内增生性肾小球肾炎

毛细血管内增生性肾小球肾炎又称急性弥漫增生性肾小球肾炎。各种感染，特别是溶血性链球菌感染与本病有关，所以又称为链球菌感染后肾小球肾炎。

（1）大体：病变肾脏体积肿胀，有时可见点状出血。

（2）光镜：因病程不同，病理表现可出现一定的差异。发病后一周，病变最明显，肾小球的内皮细胞和系膜细胞弥漫性增生，伴有数量不等的多形核白细胞浸润，使所有肾小球的毛细血管祥内细胞增多，毛细血管球体积增大，毛细血管腔狭窄或闭塞，肾小囊腔狭窄呈裂隙状，肾小球上皮细胞下可见团块状嗜复红蛋白（免疫复合物）沉积。反应强烈的病例尚可见局灶节段性坏死、微血栓形成，乃至新月体形成。

（3）免疫病理：免疫球蛋白 G（IgG）和补体 C3 呈粗大颗粒状沿肾小球毛细血管壁或基底膜沉积，有时也见于系膜期。

（4）电镜：肾小球上皮下高密度丘状或驼峰状电子致密物沉积，偶见内皮下电子致密物沉积，内皮细胞和系膜细胞增生肿胀，上皮细胞足突节段性融合。

毛细血管内增生性肾小球肾炎临床表现为急性肾炎综合征，多发生于 5 ～ 14 岁的少年，此型肾炎预后良好，多数在半年内恢复正常，少数迁延为系膜增生性肾小球肾炎。

5. 系膜增生性肾小球肾炎

系膜增生性肾小球肾炎是一种常见的肾小球疾病，在我国约占原发性肾小球疾病的 30%。

（1）大体：病变肾脏的大体变化不明显。

（2）光镜：肾小球出现弥漫的轻重不一的系膜细胞和基质增生，早期以系膜细胞增生为主，继而出现系膜基质的增多。根据系膜增生的程度，分为轻、中和重三级。系膜宽度未超过毛细血管直径，多呈节段性分布，对毛细血管无挤压现象，称为轻度系膜增生。系膜宽度超过了毛细血管直径，呈弥漫性分布，对毛细血管有挤压现象，称为中度系膜增生。增生的系膜组织呈团块状聚积，系膜基质增多，毛细血管结构被破坏，称为重度系膜增生，此时基本已到了节段性肾小球硬化的程度。

（3）免疫病理：IgG 和补体 C3 在系膜区有不同程度的沉积，有时阴性，有的伴有毛细血管壁的沉积。有的系膜增生性肾小球肾炎显示高强度的 IgM 或 C1q 在系膜区沉积，前者称为 IgM 肾病，后者称为 C1q 肾病，是系膜增生性肾小球肾炎的特殊类型。

（4）电镜：可见肾小球系膜增生，常见低密度云絮状电子致密物沉积，肾小球上皮细胞可出现节段性足突融合。

系膜增生性肾小球肾炎在各年龄均可发生，临床上可出现血尿、蛋白尿、肾病综合征乃至肾功能损伤等多种表现，预后好坏不等。

6. 系膜毛细血管性肾小球肾炎

系膜毛细血管性肾小球肾炎又称膜增生性肾小球肾炎。这是一组以肾小球系膜细胞和系膜基质高度增生、广泛系膜插入和毛细血管壁增厚为主要表现的肾小球肾炎，预后较差。根据病因和发病机制、病变特点和预后，可分为两型。

（1）Ⅰ型：该型最多见，占系膜毛细血管性肾小球肾炎的 45% 以上。

①大体：病变肾脏早期大体变化不明显，大量蛋白尿或肾病综合征时表现为大白肾，晚期呈现颗粒性萎缩肾。

②光镜：可见肾小球弥漫性肿胀，系膜细胞和系膜基质弥漫性重度增生，并进而沿毛细血管内皮下间隙向毛细血管壁长入，使毛细血管壁增厚，血管腔狭窄乃至闭塞。由于插入毛细血管壁的系膜基质与基底膜具有相似的染色特点，增厚的毛细血管壁有双层或多层的基底膜出现，称为双轨征。

③免疫病理：IgG 和补体 C3 沿肾小球系膜区和毛细血管壁呈弥漫的粗颗粒状沉积，有时也可见 IgM、C1q 和 C4 呈阳性表现。

④电镜：除系膜增生和系膜插入外，在系膜区和毛细血管内皮下有电子致密物沉积。

（2）Ⅱ型：约占这一组肾小球病的 20%，多见于青年女性。本病的临床表现、病理变化及预后均与Ⅰ型相似，只是电镜显示电子致密物同时存在于肾小球毛细血管的内皮下和内皮上，故有混合性系膜毛细血管性肾小球肾炎之称。

Ⅰ型和Ⅱ型系膜毛细血管性肾小球肾炎属于免疫复合物沉积病。这两型系膜毛细血管性肾小球肾炎多见于青壮年，60%呈现肾病综合征，20%～30%呈现急性肾炎综合征，常迁延进展并出现肾衰竭。

7. 新月体性肾小球肾炎

新月体性肾小球肾炎又称毛细血管外增生性肾小球肾炎，是以大量新月体形成为主要特点的肾小球肾炎。

（1）大体：病变肾脏早期肿胀，晚期呈现颗粒性萎缩。

（2）光镜：最突出的特点是大多数肾小球毛细血管壁严重损伤和断裂，肾小囊出现细胞或其他有形成分充填，形成新月体。本病的病理诊断标准应强调两点：①有新月体形成的肾小球必须超过肾小球总数的50%。②所形成的新月体均为封闭肾小囊腔50%以上的大型或闭塞性新月体。早期新月体主要由肾小囊上皮细胞、浸润的单核巨噬细胞和中性粒细胞组成，称为细胞性新月体。继而有成纤维细胞增生，胶原纤维形成，称为细胞纤维性新月体。最后由胶原纤维、浸润的血浆及基底膜样物质共同组成硬化性新月体。

（3）免疫病理：该型肾小球肾炎毛细血管祥严重损伤，并导致新月体形成的机制有三种类型。①抗肾小球基底膜抗体导致的抗基底膜型新月体性肾小球肾炎（Ⅰ型新月体性肾小球肾炎），约占新月体性肾小球肾炎的20%，显示IgG和补体C3沿毛细血管壁或基底膜呈细线状沉积。②免疫复合物型新月体性肾小球肾炎是免疫复合物介导的肾小球肾炎的严重表现（Ⅱ型新月体性肾小球肾炎），约占新月体性肾小球肾炎的40%，显示中性粒IgG，或IgA，或IgM及补体C3等呈颗粒状沿毛细血管壁和系膜区沉积。③免疫反应阴性新月体性肾小球肾炎（Ⅲ型新月体性肾小球肾炎），约占新月体性肾小球肾炎的40%，多数由血管炎引起，多数患者血内抗中性粒细胞胞质抗体（ANCA）阳性。

（4）电镜：可见毛细血管基底膜断裂和皱缩，纤维素凝聚于肾小囊，上皮细胞、单核细胞及成纤维细胞增生。免疫复合物型新月体性肾小球肾炎可见不同部位的电子致密物沉积。

新月体性肾小球肾炎主要发生于青壮年，血管炎型新月体性肾小球肾炎多见于中老年。临床均表现为急进性肾炎综合征，短期内呈现急性肾衰竭，所以又称为急速进展性肾小球肾炎或恶性肾小球肾炎。

8. 硬化性肾小球肾炎

硬化性肾小球肾炎是上述各种类型肾小球肾炎和肾小球病持续进展的结果。其病理特点是多数（超过全部肾小球的75%）肾小球硬化，临床特点则表现为慢性肾功能不全。肾小球硬化是各种原因引起的肾小球结构损伤，系膜增生导致系膜基质增多，或由于硬化性新月体、肾小球周围乃至增生的系膜组织产生大量胶原纤维，最终使肾小球呈现均质无结构的瘢痕球，有时又称为肾小球玻璃样变性。未硬化或病变较轻的肾小球及所属的肾小管则呈代偿肥大的变化，形成肉眼可见的颗粒性固缩肾，也称为终末期肾病。

（二）继发性肾小球疾病和肾小球病

全身性疾病累及肾脏而引起的肾小球疾病称为继发性肾小球疾病。

1. 狼疮性肾炎

系统性红斑狼疮是一种常见的自身变态反应性疾病。自身抗原和自身抗体相结合的免疫复合物的沉积，导致了全身多系统病变，其中的肾损伤称为狼疮性肾炎，以肾小球肾炎最常见。

根据光镜、免疫病理及电镜检查的综合性病理分析，1974 年世界卫生组织将狼疮性肾炎的肾小球损伤进行了分类。1980 年许尔（Churg）和皮拉尼（Pirani）等，1995 年 Churg 和其他学者根据经常出现的复杂的病理特点，对其进行了修改和完善。

狼疮性肾炎的肾小球病变与患者预后有密切关系。轻度系膜增生型病变预后较好，弥漫增生型病变预后最差，局灶性和膜性病变预后居二者之间，进行性硬化性病变则属终末期。狼疮性肾炎随着病程的迁延，肾小球病变类型可相互转化，病情恶化，局灶性病变可转化为弥漫性病变，轻微病变可转化为坏死和增生性病变，活动性病变增多。疗效显著而病情好转时，严重病变则可逆转为轻微病变，活动性病变消失。

2. 过敏性紫癜性肾炎

过敏性紫癜性肾炎又称 Henoch-Schonlein 紫癜性肾炎。过敏性紫癜是由对感染、药物、食物等过敏引起的以皮肤紫癜为主，并可合并出血性胃肠炎、关节炎及肾损伤为特点的综合征。约 1/3 的患者出现肾炎，多发生于儿童和青壮年。过敏性紫癜性肾炎主要累及肾小球，属于免疫复合物沉积并通过旁路激活补体而导致的肾小球肾炎。

（1）光镜：可呈现多种病变类型，包括轻微病变性、局灶性、系膜增生性、毛细血管内增生性、系膜毛细血管性、新月体性、硬化性等，其中系膜增生型最多见，占全部的 50％以上。

（2）免疫病理：各种病理类型的共同特点是在系膜区有高强度的免疫球蛋白 A（IgA）和补体 C3 呈团块状沉积，与 IgA 肾病相同。有时可波及毛细血管壁。虽然常有 IgG 和 IgM 伴同沉积，但强度较弱。

（3）电镜：可见系膜区有高密度的电子致密物沉积，与 IgA 肾病相似。

3. IgA 肾病

IgA 肾病是一种以肾小球系膜区大量 IgA 沉积为主要特点的肾小球肾炎。其为贝格尔（Berger）于 1968 年首次报道，所以又称为贝格尔病。

（1）光镜：病变类型很多，包括轻微病变性、局灶增生性、系膜增生性、毛细血管内增生性、系膜毛细血管性、新月体性、硬化性等，其中以系膜增生性最多见。

（2）免疫病理：各种病理类型的 IgA 肾病的共同特点是肾小球系膜区有高强度的 IgA 和补体 C3 呈团块状沉积，有时波及毛细血管壁。虽然常有 IgG 和 IgM 沉积，但强度较弱。

（3）电镜：可见肾小球系膜区有高密度电子致密物沉积。

IgA 肾病的病理变化与预后有关。严重的弥漫性系膜增生、毛细血管襻纤维素样坏死、肾小球内微血栓形成、肾小球硬化、毛细血管壁的 IgA 沉积、系膜区大块高密度电子致密物的出现、肾小管萎缩及肾间质纤维化等是预后较差的病理学指征。

4. 肝病性肾小球硬化症

各种慢性肝病及肝硬化患者经常出现尿异常。肾病变主要表现为肾小球的系膜组织增多。

（1）光镜：肾小球系膜基质增多，系膜区增宽，毛细血管基底膜不规则增厚，故有肝病性肾小球硬化症之称。

（2）免疫病理：IgA 和补体 C3 在系膜区呈团块状沉积。

（3）电镜：在增宽的系膜区有密度较低的电子致密物，毛细血管基底膜不规则增厚，并出现电子密度减低区和透亮区。

5. 感染后肾小球肾炎

由明确的病原体感染引起的肾小球肾炎统称为感染后肾小球肾炎。病原体并不直接损伤肾小球，而是通过抗原、抗体的作用，导致肾小球的变态反应性炎症改变。多种病原体可引起多种肾小球肾炎。

（1）甲型溶血性链球菌感染引起的肾炎：甲型溶血性链球菌感染与毛细血管内增生性肾小球肾炎的关系早在 19 世纪中期即被阐明，所以狭义的感染后肾小球肾炎即指链球菌感染引起的肾小球肾炎，其抗原成分可能为细菌细胞壁的 M 蛋白或胞质内的内链球菌素。

（2）肝炎病毒感染引起的肾炎：甲型肝炎病毒、乙型肝炎病毒、丙型肝炎病毒、丁型肝炎病毒和戊型肝炎病毒不但能引起相应的病毒性肝炎，而且可伴同相应的继发性肾小球肾炎。是通过抗原、抗体结合形成的免疫复合物沉积导致的变态反应性炎症。

甲型肝炎病毒仅引起轻度系膜增生性肾小球肾炎，临床出现微量蛋白尿和血尿，表现为隐匿性肾炎，预后良好。

丙型肝炎病毒常引起系膜毛细血管性肾炎，并易出现冷球蛋白沉积症，预后较差，常导致肾衰竭。

丁型肝炎病毒和戊型肝炎病毒对肾脏的影响目前尚无肯定的报道。

乙型肝炎病毒引起的肾损伤较常见，且有肾内可以发现乙肝抗原和抗体的报道，所以称为乙型肝炎病毒相关性肾炎。

①光镜：以膜性肾病和系膜毛细血管性肾小球肾炎最常见，系膜增生性、毛细血管内增生性及局灶性肾小球肾炎也可出现。膜性乙型肝炎病毒相关性肾炎的肾小球毛细血管基底膜不规则增厚，呈现假双轨或链环状结构，系膜细胞和系膜基质呈弥漫性轻至中度增生。

②免疫病理：由于乙型肝炎病毒的抗原和抗体成分较复杂，并通过经典途径激活补体，所以病变肾小球内呈现 IgG、IgA、IgM，补体 C3、C4、C1q 和纤维蛋白（fibrin）全部的"满堂亮"样阳性，这一点与狼疮性肾炎相似。

③电镜：可在肾小球毛细血管壁和系膜区的不同部位出现体积和密度均不相同的电子致密物。

（3）HIV 感染导致的肾病和肾小球肾炎：HIV 导致的肾小球损伤称为人类免疫缺陷病毒相关性肾病（HIV-AN）。HIV-AN 患者主要表现为大量蛋白尿、肾病综合征乃至肾衰竭。

①光镜：多数（65%～75%）表现为塌陷型局灶节段性肾小球硬化症，早期可见部分肾小球的毛细血管袢塌陷，尤以血管极周围最明显，塌陷的毛细血管袢周围的足细胞增生、肥大并且空泡变性，PAS 染色可见粗颗粒的胞质。晚期出现多毛细血管袢塌陷乃至球性硬化。

②免疫病理：仅见 IgM 和（或）C3 在肾小球系膜区局灶性阳性或弱阳性、呈团块状沉积，有时阴性。

③电镜：除合并其他肾小球疾病外，典型的 HIV-AN 无电子致密物，常见肾小球和小血管内皮细胞内的管网状结构。

（4）急性细菌性心内膜炎常由金黄色葡萄球菌引起，虽然可引起系膜和内皮细胞弥漫增生性肾小球肾炎或局灶性肾小球肾炎，但以细菌直接损伤而导致肾的多发性小脓肿最多见。

（5）亚急性细菌性心内膜炎常由草绿色链球菌引起，可引起局灶增生性肾小球肾炎。有时因心瓣膜的血栓脱落而导致多发性肾梗死。

三、肾小管疾病

肾小管对于尿浓缩及多种物质的吸收和排泄有重要作用，是肾单位的重要组成部分，与肾小球和肾间质共同组成功能和结构的统一整体。

（一）肾小管上皮细胞变性

由于肾小管具有特殊的吸收和分泌功能，因此极易产生各种变性病变。①浑浊肿胀：由缺血、缺氧和中毒等导致的肾小管上皮细胞较轻的可复性变化；光镜下可见细胞肿胀，胞质呈嗜酸性颗粒状；电镜可见内质网和线粒体扩张肿胀。②吸收性蛋白滴状变性或玻璃滴状变性：多见于大量蛋白尿时，由近端肾小管异常重吸收造成；光镜可见近端肾小管上皮细胞质内遍布嗜伊红的球状蛋白滴；电镜下可见多数溶酶体形成。③细小空泡变性：光镜见肾小管上皮细胞疏松肿胀，胞质内遍布微小空泡，呈泡沫状，可由糖原沉积、脂类物质沉积，以及因高张右旋糖酐、甘露醇及蔗糖在短时间内大量输入所致；电镜下可见细胞内糖原、脂滴、吞噬泡及溶酶体增多。④粗大空泡变性：光镜可表现为肾小管上皮细胞肿胀，胞质内有边界清晰的巨大空泡；电镜可见细胞基底内褶高度扩张，并有大型吞噬泡，见于水盐代谢紊乱，尤以低钾血症时常见。

（二）肾小管萎缩

1. 光镜

上皮细胞体积缩小，基底膜增厚，管腔扩张，有的充以蛋白性液体。

2. 电镜

细胞核染色质浓缩，细胞器固缩及囊性变。肾小管萎缩属于慢性病变，常见于肾小球损伤和硬化及慢性肾间质病变的继发性变化，也见于肾小管上皮细胞变性后的改变。

（三）急性肾小管坏死

急性肾小管坏死是急性肾衰竭的重要原因之一，可由肾缺血和毒性物质直接作用而引起，而缺血和毒性物质损伤常同时或先后共同作用于肾小管，所以常以休克肾、挤压综合征、烧伤肾、肝肾综合征、中毒性肾病等命名，从而显示肾小管坏死的综合因素。肾小管坏死可以导致急性少尿和无尿，既有肾小球滤过率下降的因素，又有因肾小管上皮细胞坏死导致的管型阻塞和尿液反漏回肾间质的因素。

1. 大体

急性肾小管坏死的肾脏，大体表现为双肾体积肿胀，皮质苍白，髓质高度淤血。

2. 光镜

由缺血、休克引起的肾小管坏死可见近端肾小管管腔扩张，上皮扁平，各种变性及轻重不等的剥脱；远端肾小管及集合管内有细胞碎片浓缩形成的管型，多灶状肾小管基底膜断裂，肾髓质高度淤血，直小静脉可见大量红细胞及幼稚血细胞聚积。毒性物质导致的肾小管上皮细胞坏死较严重，呈现凝固性坏死及脱屑现象。

急性少尿和无尿期过后，部分肾小管上皮细胞出现再生现象：细胞核增大，染色质浓缩。这时，患者进入多尿期。肾小球出现淤血现象。肾间质高度水肿，伴有少数淋巴细胞和单核细胞浸润。

（四）肾小管管型

肾小管管腔内的异常物质浓缩凝固形成的圆柱体称为管型。尿蛋白形成的蛋白管型、血尿形成的红细胞管型可见于各种肾小球疾病。特别浓稠的肾小管上皮损伤的特殊管型见于骨髓瘤肾病或管型肾病。各种含盐类或矿物质的管型见于代谢障碍性肾疾病。

四、移植肾的病理变化

移植肾成活与否受多种因素影响，排斥反应是导致移植肾衰竭的常见原因。1991 年，一些病理学家、肾脏病学家和器官移植专家在加拿大班夫（Banff）共同规范了器官移植排斥反应的诊断标准，形成了 Banff 分类。

受肾者针对供肾者不同的组织相容性抗原所产生的免疫性损伤，称为排斥反应或排异反应。根据临床表现、病理形态及发生机制，分为以下类型。

（一）超急排斥反应

超急排斥反应发生于移植肾的血流流通后数分钟至数小时，偶见发生于 24 小时者，所以又称即刻性排斥反应。其属于不可逆的急性体液排斥反应，临床表现为无尿或由少尿突然变为无尿。超急排斥反应发生后，若不迅速摘除移植肾，患者的移植肾部位会出现剧烈疼痛，血压升高，血肌酐持续上升，以及出现高热、寒战等反应。

1. 大体

可见出现超急排斥反应的移植肾由红润迅速变为暗红或发绀，遍布出血灶，质地柔软，体积逐渐肿大，甚至破裂，有时病变可延续至肾盂、输尿管乃至膀胱吻合口。

2. 光镜

早期病变的肾小球和肾小管周围的毛细血管内有大量中性粒细胞聚积。后期病变则见肾小球内、肾小管周围及肾间质的毛细血管和不同口径的小血管内有大量纤维素和血小板沉积而形成的小血栓，有的血管壁出现纤维素样坏死，有的则见广泛出血或肾梗死。

3. 免疫病理

小血管内和血管壁有纤维素、IgG、IgM 和补体 C 呈线状沿血管壁沉积。

4. 电镜

毛细血管和小血管内皮细胞肿胀、变性及剥脱，血小板凝聚，纤维素沉积，基底膜疏松肿胀乃至断裂。

超急排斥反应的发生是由于受肾者体内预先有抗供体肾者的人类白细胞抗原（HLA）抗体的存在，主要靶细胞为血管内皮细胞。其多见于反复输血、长期血液透析、多次妊娠、多次接受肾移植的患者。

（二）加速性排斥反应

加速性排斥反应又称严重急性排斥反应、早期移植肾衰竭、延缓性超急排斥反应、急性暴发性排斥反应及倾向于血凝的急性排斥反应。临床表现、病变特点和发生机制与超急排斥反应相同，只是发生时间较超急排斥反应晚，在接植术后 1 个月左右，有的发生于术后数月乃至数年。

（三）急性排斥反应

急性排斥反应可发生于移植术 7 天以后的任何时间，以术后 1 个月最为多见。患者体温升高，全身不适，移植肾区肿胀和疼痛，血压升高，尿量减少。

大体可见肾充血水肿，体积增大，质脆，常有点状出血，呈"蚤咬肾"，出血严重者呈现"大红肾"，水肿及细胞浸润明显者呈现"大白肾"。

依发病机制和光镜特点，急性排斥反应分为两型。

1. 急性细胞性排斥反应

急性细胞性排斥反应又称急性间质性排斥反应和急性可复性排斥反应。

免疫病理及电镜可见免疫球蛋白及补体出现，小圆形细胞主要为 CD8$^+$ T 淋巴细胞和免疫母细胞，伴有数量不等的 CD3 和 CD4 淋巴细胞。CD8$^+$ 细胞越多，治疗效果越差。

急性细胞性排斥反应以细胞免疫反应为主，应用免疫抑制剂可以控制，是可逆性排斥反应。

2. 急性血管性排斥反应

（1）光镜：入球小动脉及小叶间动脉的管壁水肿，内皮细胞增生、肿胀、空泡变性及脱落。血管壁，特别是内皮下有淋巴细胞、单核巨噬细胞和免疫母细胞浸润。严重者出现血栓及血管壁的纤维素样坏死。肾小球毛细血管内皮细胞肿胀，并出现微血栓。肾小管上皮细胞变性，并可出现灶状坏死。肾间质出血水肿。

（2）免疫病理：显示 C3、纤维素及数量不等的免疫球蛋白在小血管壁和肾小球沉积。

（3）电镜：小血管内皮细胞肿胀变性，内皮下间隙增宽，有纤维素及血小板碎片沉积。

急性血管性排斥反应以体液免疫为主，治疗效果较急性细胞性排斥反应差。

（四）慢性排斥反应

慢性排斥反应发生于肾移植术后数月至数年，可以是反复发作的急性排斥反应的后果，也可独立发生。慢性排斥反应发生呈潜隐性，发展缓慢，临床表现为移植肾的功能逐渐减退，并有蛋白尿及高血压，是一种不可逆的排斥反应。

慢性排斥反应的肾，大体可表现为苍白、硬韧，体积缩小，皮质变薄。光镜、免疫病理及电镜表现为三种类型。

1. 闭塞性血管炎型

小动脉和细动脉乃至叶间动脉和弓状动脉内膜增生，使内膜呈同心圆状或葱皮状纤维组织增生，弹力膜断裂，管腔狭窄或闭塞。肾实质缺血性萎缩。免疫病理显示，血管壁有免疫球蛋白沉积。

2. 移植性肾小球病

肾小球毛细血管壁皱缩，血管腔塌陷，基底膜增厚，系膜基质增多乃至硬化。免疫病理可见 IgG、IgM 及 C3 沿毛细血管壁呈颗粒状或线状沉积。电镜下可见毛细血管基底膜内疏松层增厚，并有电子致密颗粒。

3. 肾间质硬化型

肾间质硬化型主要为局灶性和弥漫性间质纤维化，伴有淋巴细胞浸润。

五、肾脏肿瘤及瘤样病变

肾脏肿瘤以来源于肾小管上皮细胞的原发肿瘤最多见，多见于中老年患者。肾脏血运丰富，来自其他器官的转移性肿瘤也不少见。儿童的肾脏肿瘤少见，多数与胚胎残留组织有关。

（一）肾实质的上皮性肿瘤

1. 良性肿瘤

（1）肾皮质腺瘤：来源于肾脏近曲小管上皮细胞的良性肿瘤，又称为肾皮质管状腺瘤或乳头状 / 管状腺瘤，多见于老年人，各种晚期肾脏疾病的硬化肾，特别是长期的透析肾多见。患者无症状，高精度的影像学检查（CT、磁共振等）可发现。

①大体：肾皮质可见直径为 2 cm 以下的球形结节，灰白色，与周围分界清楚。

②光镜：肉眼观察虽然肿瘤与周围分界清楚，但镜下无包膜。瘤细胞形态一致，细胞核染色质细腻，核仁不明显，有中等量的胞质，嗜酸性，无病理性核分裂象及坏死。瘤细胞呈管状、腺泡状或乳头状排列。

③免疫组化：低分子量的 CK（＋），vimentin（＋）。

（2）肾嗜酸细胞腺瘤：肾嗜酸细胞腺瘤是来源于肾脏集合管上皮细胞的良性肿瘤，又称瘤细胞瘤，约占肾脏肿瘤的 5％。肾嗜酸细胞腺瘤多见于老年人，平均发病年龄为62 岁。多数无临床症状，有的出现腰痛或血尿。多数可通过影像学检查发现。

①大体：肿瘤与周围分界清楚，体积较大，平均直径为 6 cm。切面均匀致密，红褐色，中心部位可出现水肿、玻璃样变或瘢痕形成。

②光镜：瘤细胞具有丰富的嗜酸性胞质，小圆形泡状细胞核，常见小核仁，偶见大而深染的怪异细胞核，无病理性核分裂象。瘤细胞呈实性巢索状排列，可混有管状和微囊状结构。

③免疫组化：高分子量的 CK（＋），vimentin（－）。

④电镜：瘤细胞内有大量拥挤的大的线粒体，其他细胞器很少。

（3）后肾腺瘤：来源于出生后的肾组织的良性肿瘤，又称胚胎性腺瘤、肾源性肾瘤。

后肾腺瘤多见于青壮年，女性多见。患者无症状，高精度的影像学检查（CT、磁共振等）可发现。

①大体：肾实质可见平均直径为 4 cm 的球形肿物，灰白色，与周围分界清楚。

②光镜：肉眼观察虽然肿瘤与周围分界清楚，但镜下无包膜。瘤细胞形态一致，细胞核染色质细腻，核仁不明显，有少量嗜酸性胞质，无病理性核分裂象。瘤细胞呈管状、腺泡状排列。间质呈无细胞的水肿样、黏液样或玻璃样变，无坏死。

③免疫组化：CK（＋），vimentin（＋）。

（4）后肾腺纤维瘤：腺样成分和间叶成分混合型肿瘤。腺样成分与后肾腺瘤相似，间叶成分以梭形的成纤维细胞样的成分为主，偶尔混有脂肪、软骨，甚至神经胶质，并可见砂粒体形成。免疫组化同后肾腺瘤。

（5）后肾间质瘤：以后肾幼稚的梭形和星形细胞为主体的边界清楚的肿瘤，常伴黏液样基质。其中常见发育畸形的血管，这些血管内膜葱皮状增厚、中膜平滑肌上皮样变性、周围围绕胶原纤维。其中偶见球旁器肥大的肾小球。免疫组化可见 CD34（＋）。

2. 恶性肿瘤

（1）透明性肾细胞癌：来源于近曲小管上皮的恶性肿瘤，又称肾腺癌、肾上腺样癌、经典性肾细胞癌，是肾脏最常见的恶性肿瘤，占肾脏肿瘤的 70%～80%。该病多见于老年人，平均发病年龄为 61 岁，男性多见。常见的临床表现为血尿、肾区疼痛和肾区肿块；影像学检查显示肾实质肿物。

①大体：肾实质可见平均直径为 8 cm（1.8～21.0 cm）的球形肿物，与周围分界清楚。切面呈黄色，易见出血、坏死及囊性变，10%～15% 的病例可见钙化和骨化，使之呈多彩样。

②光镜：肉眼观察虽然肿瘤与周围分界清楚，但镜下无包膜。癌细胞体积较大，呈立方形，有时呈柱状或楔形。胞质内含有大量糖原和脂类物质，使之呈透明状。细胞核染色质细腻或呈粗颗粒状，呈圆形、卵圆形或怪异形，核仁可大可小，病理性核分裂象不常见。癌细胞多呈实性巢索状排列，部分呈管状、腺泡状或乳头状排列。间质有丰富的毛细血管。

③免疫组化：低分子量 CK（＋），vimentin（＋）。

④电镜：癌细胞表面可见微绒毛，胞质内多数为脂质空泡和糖原。

⑤恶性程度分级：富尔曼（Fuhrman）根据癌细胞核的形态特点，将肾细胞癌分为四级，已得到广泛应用。Ⅰ级：细胞核呈均匀一致的圆形，直径小于 10 μm，核仁不明显。Ⅱ级：细胞核增大，略显不规则，直径达 15 μm，核仁明显。Ⅲ级：细胞核很不规则，直径达 20 μm，可见大核仁。Ⅳ级：细胞核呈怪异状，直径达 20 μm 或更大，可见大核仁，易见梭形癌细胞，核染色质呈凝块状。

⑥鉴别诊断：分子遗传学分析显示，透明性肾细胞癌时，3 号染色体的短臂缺失，有别于其他肾脏肿瘤。a. 与肾嫌色细胞癌的区别。肾嫌色细胞癌呈单一的实性巢索状排列。癌细胞膜较厚，呈植物细胞状。胞质呈毛玻璃状或细颗粒状，核周晕明显，Hale 胶状铁染色阳性。免疫组化显示高分子量 CK 和植物血凝素阳性。电镜下可见细胞内 150 ～ 300 nm 的空泡。b. 与经典的肾透明细胞肉瘤的区别。肾透明细胞肉瘤发生于儿童，预后很差，早期骨转移。免疫组化 CK（-），vimentin（+）。c. 与呈透明细胞表现的乳头状肾细胞癌、囊性肾细胞癌的区别。依主要的肿瘤组织结构进行鉴别。d. 与上皮型肾血管平滑肌脂肪瘤的区别。后者上皮性抗原（CK、EMA 等）阴性，而显示黑色素的 HMB45 阳性。e. 与浸润或转移的具有透明细胞特点的其他肿瘤的区别。肾上腺皮质癌为肾上腺原发癌，免疫组化 CK 阴性；软组织透明细胞肉瘤呈肉瘤样结构，癌巢不明显，免疫组化 CK（-），S-100C（+），HMB45（+）；前列腺癌的免疫组化 PSA（+）。

（2）肾嫌色细胞癌：来源于集合管上皮细胞的恶性肿瘤，约占肾脏肿瘤的 6%，平均发病年龄为 59 岁。该病患者多数无症状，部分患者可触到肿块，部分有血尿。预后较透明性肾细胞癌好。

①大体：体积较大的肾脏肿瘤，平均直径为 9.0 cm（2.0 ～ 23.0 cm），呈分叶状，无包膜，切面呈均质黄棕色。部分病例有中心瘢痕、出血和坏死，囊性变罕见。

②光镜：癌细胞呈大圆形或多边形，胞膜较厚，细胞界线清楚，有如植物细胞。有丰富的毛玻璃状的胞质，透明的核周晕明显，形成了肾嫌色细胞癌的特点。有时约 30% 的病例有颗粒状胞质，但透明的核周晕明显，称为嗜酸性嫌色性肾细胞癌。癌细胞多数呈实性巢索状排列，部分有灶状、管状和小梁状排列。少数病例呈肉瘤样结构。约 40% 的病例出现玻璃样变的间质。Hale 胶状铁染色阳性。

③免疫组化：高分子量 CK 阳性，vimentin 局部弱阳性。

④电镜：胞质内可见多数 150 ～ 300 nm 的空泡。

⑤鉴别诊断：肾嫌色细胞癌的分子遗传学特点是 1 号染色体或 Y 染色体缺失或混合型缺失。其与透明性肾细胞癌的区别在于后者的胞质更透明，前者的胞质呈毛玻璃状，细胞膜厚。二者的免疫组化、Hale 胶状铁染色和电镜表现均不同。嗜酸性嫌色性肾细胞癌与肾的嗜酸细胞腺瘤的区别在于前者的核周晕明显。

（3）肉瘤样肾细胞癌：来源于近曲小管上皮的恶性肿瘤，又称梭形肾细胞癌。该病较少见，约占肾脏肿瘤的 1.5%。平均发病年龄为 60 岁。多数患者有血尿，可触到肿块，体重下降，预后很差。

①大体：肿瘤体积较大，平均直径为 8.5 cm。无包膜，对周围组织浸润明显。切面灰白，易见出血、坏死。

②光镜：75％以上的瘤细胞呈梭形或不规则形，异型性明显。癌细胞呈交错的束状结构，易见漩涡状或车轮状的排列。在束状的肿瘤细胞间可见透明的或颗粒状的癌细胞巢，并可呈腺样或乳头状排列。少数病例可见软骨或骨样结构。

③免疫组化：低分子量 CK 阳性，vimentin 局部阳性。

④电镜：具有上皮源性的癌细胞的特点，即癌细胞内线粒体较多，细胞间有桥粒。

（4）囊肿伴肾细胞癌：属于透明性肾细胞癌的一个特殊类型，约占透明性肾细胞癌的 3.5％。主要发生于成年人，平均年龄为 51 岁。一般无侵袭性，预后较好。根据其发生特点可分为两型。

①原发于肾囊肿的肾细胞癌：在孤立性或多发性肾囊肿的基础上恶变或发生的肾细胞癌。长期血液透析的肾脏发病率较高。

大体可见肾实质内出现边界清楚的囊性瘤样肿块。有时可见囊内出血。

光镜下，肿瘤周围可见较厚的纤维组织包膜，囊肿壁衬覆单层立方上皮。上皮细胞具有嗜酸性胞质。有时上皮细胞呈复层或乳头状结构，这是肾囊肿的特点。当部分囊壁出现透明的癌细胞或透明细胞小岛时，可诊为癌变或原发于肾囊肿的肾细胞癌。

免疫组化及电镜与透明性肾细胞癌相同。

②囊性肾细胞癌：具有囊肿样特征的肾细胞癌。

大体肿瘤呈囊性表现。

光镜可见囊壁内侧由具有透明性肾细胞癌的肿瘤细胞被覆。

免疫组化及电镜与透明性肾细胞癌相同。

（5）乳头状肾细胞癌：来源于近曲小管上皮细胞的恶性肿瘤，占肾脏原发上皮性肿瘤的 7％～14％。60～70 岁年龄段的老年人好发，尤其多见于男性。临床表现无特异性。预后较透明性肾细胞癌好，较肾嫌色细胞癌差。

①大体：肾实质内界线清楚的球形肿块，平均直径为 6.4 cm。切面可见纤维假包膜，呈黄、红、白等多彩状。常见坏死和囊性变。

②光镜：癌细胞呈立方状或多边状，可见较丰富的胞质，一种呈嗜酸性，另一种呈嗜碱性，或呈混合性，嗜碱性乳头状肾细胞癌较嗜酸性者预后差。癌细胞核较小，富含染色质。癌细胞排列成乳头状、乳头小梁状或乳头实体状，乳头有纤维血管性轴心，轴心内易见富含类脂的泡沫细胞。肿瘤无包膜，呈浸润性生长。根据被覆于乳头的上皮特点，分为两型。Ⅰ型，上皮呈小立方形，单层排列，预后较好；Ⅱ型，上皮细胞核较大，富有嗜酸性胞质，多层排列，预后较差。

③免疫组化与电镜：与透明性和颗粒性肾细胞癌相同。

（6）肾集合管癌：来源于集合管上皮细胞的恶性肿瘤，又称贝利尼（Bellini）导管癌，占肾脏原发上皮性肿瘤的 1％以下。该病可见于任何年龄，总的发病年龄较轻，平均为 34 岁（13 ～ 83 岁）。临床表现无特异性。预后较透明性肾细胞癌差，多数患者首诊时已有转移。

①大体：肿瘤位于肾髓质，增大时可波及肾皮质、肾窦乃至肾门脂肪组织。切面灰白实性，硬韧，可有出血、坏死及囊性变。

②光镜：癌细胞呈立方状，胞质嗜酸性，有的嗜碱或嫌色；细胞核大，核仁明显，高度恶性。癌细胞呈小管状或乳头状排列，少数呈肉瘤样结构。纤维性和胶原性间质较多。肿瘤周围的肾小管上皮细胞常显示不同程度的异型性。

③免疫组化：高分子量 CK、植物血凝素阳性。

④电镜：癌细胞的线粒体较多，细胞表面可见少数粗大微绒毛，细胞间有桥粒。

（7） Xp11.2 易位 /TFE3 基因融合相关性肾癌：该型肾细胞癌确切的基因异常为其特点，发生于 10 岁以下儿童。形态表现与透明性肾细胞癌相似，透明的癌细胞可混有颗粒细胞，呈巢索状或乳头状排列。

（8）黏液性管状和梭形细胞癌：肾细胞癌具有丰富的细胞外黏液，其中散布着细管状排列的梭形癌细胞。

免疫组化有 CK、EMA（＋）， vimentin（＋）。

（二）肾盂的上皮性肿瘤

肾盂部位常见的良性上皮肿瘤有尿路上皮乳头状瘤和内翻性乳头状瘤，病理特点与膀胱的相应肿瘤相同。肾盂部位常见的恶性上皮性肿瘤有尿路上皮癌（移行细胞癌）、鳞状细胞癌和肾盂腺癌，病理特点与膀胱的相应肿瘤相同。当肾盂癌浸润肾髓质时，应与集合管癌相鉴别。这时，发现肾盂黏膜的原发性病灶是诊断肾盂腺癌的重要依据。肾盂部位较少见的恶性上皮性肿瘤有肾髓质癌、肾盂未分化癌、肾盂癌肉瘤。

（三）肾母细胞性病变

肾母细胞瘤、肾源性残余、间叶性肾瘤和囊性肾瘤的发生，均与肾胚芽组织或肾母细胞组织有关，故统归于肾母细胞性病变的范畴。

1. 肾母细胞瘤

肾母细胞瘤是来源于肾胚芽组织的恶性肿瘤，又称维尔姆斯瘤、胚胎瘤、腺肉瘤、腺肌肉瘤等。该病多见于 6 岁以前的儿童，偶见于成人。临床常首先发现腹部包块，偶见血尿和疼痛。

（1）大体：肾内巨大瘤块，平均达 550 g，呈球形，边界清楚，切面呈鱼肉状，易见出血、坏死及囊性变。以囊肿为肿瘤的主体者，称为囊性肾母细胞瘤。

（2）光镜：肿瘤主要由三种基本成分构成，即未分化的胚芽组织、间胚叶性间质和上皮样成分。多数肾母细胞瘤均由上述三种成分构成，但各自比例不同，有的则是由一种成分或由一种成分为主构成的肾母细胞瘤。

①胚芽细胞型：癌细胞呈小圆形，胞质极少，胞核染色质粗糙，核仁不明显。少量黏液样间质。可呈弥漫性分布，称为弥漫性胚芽组织型，浸润性明显，预后差。也可呈结节分布，称为器官样胚芽组织型，浸润性不明显，预后较好。

②间胚叶性间质型：以幼稚的黏液样细胞和梭形细胞为主，也可出现脂肪组织、平滑肌组织、横纹肌组织、骨和软骨组织，它们的分化成熟程度差别可以很大。

③上皮样型：瘤细胞可呈小管状、肾小球状、乳头状、尿路上皮细胞状、基底细胞状排列，也可见柱状细胞、鳞状细胞、神经和神经内分泌分化。

④囊性肾母细胞瘤：囊壁被覆立方或柱状上皮细胞，可有乳头状结构。囊壁均可见数量不等的幼稚的胚芽组织和间胚叶性间质，与肾母细胞瘤囊性变和囊性肾瘤不同。

⑤肾母细胞瘤的间变：异型性明显、病理核分裂象是肾母细胞瘤恶性程度的重要指征。可局灶性存在或弥漫性分布，弥漫性分布者预后最差，称为间变性肾母细胞瘤。

（3）免疫组化与电镜：对肾母细胞瘤的诊断无帮助，可作为鉴别诊断的手段。

2. 肾源性残余

肾内出现灶状胚性肾组织成分，称为肾源性残余。其具有发展为肾母细胞瘤的潜能。3岁以下的婴儿，肾源性残余的出现率约为1%。40%的肾母细胞瘤患者的肾内可见肾源性残余。

（1）大体：肾内出现点片状灰白色小结节。据其存在的部位，分为肾被膜下的叶周型和肾实质深部的叶内型。

（2）光镜：肾源性残余由原始的肾小管样结构组成，分化较好，无肾胚芽组织。据其发展和形态，分为初发性肾源性残余、静止性肾源性残余和浸润性肾源性残余。静止性者最终被纤维组织取代，浸润性者发展为肾母细胞瘤。初发性者既可发展为静止性，也可发展为浸润性。

3. 肾母细胞瘤病

浸润性肾源性残余和不成熟的肾胚芽组织弥漫性或多灶状分布于肾实质内时，称为肾母细胞瘤病。

4. 间胚叶肾瘤

间胚叶肾瘤是一种先天性与生肾组织有关的以梭形细胞增生为主的良性肿瘤，又称婴儿间胚叶肾瘤或婴儿平滑肌样错构瘤。多见于6个月以下的婴儿。

5. 囊性肾瘤

囊性肾瘤是以囊肿表现为特点的肾实质肿瘤，与肾囊肿性疾病不同，又称为多囊性肾瘤。其与肾母细胞瘤来源相同，只是分化良好。虽然各年龄均可发生，但以婴幼儿最多见。

（1）良性囊性肾瘤：又称为多部位囊性肾瘤、肾的多部位囊肿。

（2）囊性或部分囊性分化性肾母细胞瘤：在良性囊性肾瘤的背景上，肿瘤的间质中出现了肾母细胞瘤的胚芽成分或原始的肾上皮成分。该肿瘤与实体性肾母细胞瘤不同，只需单纯手术切除，预后良好。

（3）恶性囊性肾瘤：囊性肾瘤的间质呈肉瘤样结构时，称为恶性囊性肾瘤。上皮成分为良性，间质呈纤维肉瘤样结构，呈浸润性生长。

（四）其他儿童期肾肿瘤

1. 肾透明细胞肉瘤

肾透明细胞肉瘤的组织来源尚不清楚。发病高峰为 2 岁左右，占儿童肾脏恶性肿瘤的 4%。容易出现骨转移。

2. 肾横纹肌样瘤

肾横纹肌样瘤的组织来源尚不清楚，是好发于婴幼儿的高度恶性肿瘤，发病高峰为 1.5 岁左右，占儿童肾脏恶性肿瘤的 2%。15% 的病例合并颅内的神经外胚叶恶性肿瘤。常合并高钙血症。

3. 神经母细胞瘤

与其他部位的神经母细胞瘤相同。

（五）非上皮性肿瘤

1. 良性肿瘤

肾脏可发生多种良性非上皮性肿瘤，如平滑肌瘤、脂肪瘤、血管瘤、淋巴管瘤等，与其他部位的相应肿瘤相比，并无特异性。以下仅就几种特异性的肾脏良性非上皮肿瘤加以叙述。

（1）血管平滑肌脂肪瘤：由血管、平滑肌和脂肪组织构成的肾内错构瘤，近年来通过基因分析，有人认为是独立类型的真性肿瘤，也有人认为属于多向分化的间胚叶母细胞肿瘤。该病主要发生于成年人，平均发病年龄为 41 岁，女性多见。1/3 的患者合并结节性硬化症。

（2）肾髓质间质细胞肿瘤：又称为肾髓质纤维瘤，是发生于肾髓质的良性肿瘤，多见于成年人。约 50% 的尸体解剖病例可发现该肿瘤。约 50% 的病例呈多发性。瘤细胞可分泌前列腺素，具有调节肾内血压和对抗高血压的功能。

（3）肾球旁细胞瘤：又称为肾素瘤，为来源于肾小球旁器细胞的良性肿瘤，多见于成年人。患者表现为持续性顽固的高血压，血浆内含有高水平的肾素。

2. 恶性肿瘤

肾的恶性软组织肿瘤以平滑肌肉瘤多见，但应首先除外具有异型性平滑肌细胞的血管平滑肌脂肪瘤。其次是血管周细胞瘤、血管肉瘤、横纹肌肉瘤等。与其他部位的相应肉瘤无明显差异。

（六）瘤样病变

1. 黄色肉芽肿性肾盂肾炎

黄色肉芽肿性肾盂肾炎属于特殊类型的亚急性和慢性肾盂肾炎，多见于 40～60 岁的女性。患者有或曾有过下尿路感染的临床症状。

2. 肾的软斑病

肾的软斑病也属于特殊类型的亚急性和慢性肾盂肾炎。

3. 肾的炎性假瘤

肾的炎性假瘤较少见，是由大量胶原、肌成纤维细胞和炎症细胞组成的瘤样病变。与其他部位的炎性假瘤无明显差别。

第十节　宫颈疾病

一、炎症

非特异性宫颈炎又称为慢性宫颈炎，是成年已婚妇女最常见的妇科疾病。大多数是由急性炎症转化而成。

（一）大体

局部黏膜可见红润、充血、水肿、粗糙、糜烂、溃疡及分泌物增多等变化。

（二）光镜

主要有两个方面的变化：①非特异性慢性炎症细胞浸润。②宫颈上皮损伤及修复性变化，如上皮细胞变性、坏死、糜烂、溃疡形成，以及被覆上皮修复性化生、增生。有时炎症已消退，而以这种修复性增生病变为其主要特点。

慢性宫颈炎可继发以下几种病变：①子宫颈腺囊肿（纳博特囊肿）。②上皮化生：包括鳞状上皮、移行上皮、输卵管上皮和子宫内膜上皮化生。③上皮再生性增生。④慢性淋巴滤泡性宫颈炎。

二、宫颈鳞状上皮内肿瘤

在各种致癌因素中，包括在人乳头状瘤病毒（HPV）感染因素的作用下，宫颈上皮在修复过程中发生化生 - 非典型化生 - 上皮内肿瘤。在此连续发展过程中，细胞核逐渐增大、不规则、大小不一、染色深，细胞排列不规则；病变常累及柱状上皮与宫颈外口鳞状上皮交界处（移行区），较少发生于颈管化生鳞状上皮及阴道部鳞状上皮。以往根据细胞核非典型性的程度及其所累及表皮的范围分为轻、中、重度非典型增生及原位癌（四级），目前已将此系列病变称作宫颈上皮内瘤变（CIN）。用 CIN 三级分类代替以前的四级分类，即用 CIN Ⅰ、Ⅱ 及Ⅲ代替以前的轻度、中度及重度非典型增生 / 原位癌。CIN 三级分类简述如下。

（一） CIN Ⅰ

细胞及核有非典型性，病变的范围限于表皮基底层以上三分之一。这类病变与化生的不成熟鳞状上皮的鉴别要点如下：①核染色较深，染色质较粗。②核质比例较大，胞质较少且嗜碱性增强。③核大小不一致。④细胞极性紊乱。

（二） CIN Ⅱ

非典型增生细胞异型性明显，病变范围累及表皮的二分之一左右。

（三） CIN Ⅲ

世界卫生组织（WHO）将此病变包括以往的重度非典型增生及原位癌，称为宫颈原位癌（CIS）。非典型性细胞的异型性更明显，病变几乎累及表皮全层，细胞极性紊乱更明显，可出现个别核较大的明显肿瘤性细胞，表层细胞可以较扁平，但核较大，有异型性。虽然表皮的各层细胞异型性明显，但基底膜完好，无间质浸润是重要特点。CIN 累及腺体简称 CIN 累腺，各级 CIN 均可以累及部分腺体，即部分为正常柱状腺上皮，部分为基底膜完好的 CIN；也可以整个腺体都被累及，但中心部位，即腔面，仍为腺体柱状上皮被覆。

三、浸润性鳞癌

（一）微小浸润癌

关于微小浸润癌的定义尚有争论。目前较公认的意见是，微小浸润是指早期间质浸润，即 Ⅰ A$_1$ 期。浸润间质的深度从发生浸润的表皮基底膜向下测量，按浸润程度分期。微小浸润癌大多无血管癌栓形成及淋巴结转移，预后较好。

（二）宫颈鳞状细胞癌

宫颈鳞状细胞癌简称宫颈鳞癌，是女性器官中最常见的恶性肿瘤，绝大多数患者为中老年妇女，平均年龄在 40 岁以上。

1. 大体

宫颈鳞癌大体上可分为三型：①外生结节型。②溃疡型。③管壁浸润型。后者肿瘤不形成明显结节状突起，主要向宫颈管壁及周围组织浸润。

2. 光镜

可分为三型：①非角化型。②角化型。③小细胞型，此型似基底细胞癌，但比皮肤基底细胞癌分化差，异型性较明显。以上三型中，小细胞型预后较差。

（三）宫颈鳞癌的扩散转移和临床分期

宫颈鳞癌可直接扩散到宫体、阴道、子宫旁组织、卵巢及盆腔器官，如下部输尿管、膀胱、直肠及阔韧带等。

宫颈鳞癌的转移常通过淋巴道，很少发生血行转移，少数病例可发生肺（约9%）及骨（约4%）的血行转移。

四、宫颈腺体增生

宫颈腺体增生包括宫颈微腺体增生、中肾管增生、小叶状宫颈内膜腺体增生、弥漫性层状宫颈内膜腺体增生等。

五、宫颈腺癌

浸润性腺癌较少见，约占宫颈所有上皮性恶性肿瘤的5%，临床主要症状是宫颈出血（大于75%）。

（一）大体

大体可呈结节、息肉状或形成溃疡等，约15%的比例在大体上无明显异常，或仅有宫颈肥厚、稍粗糙等变化。

（二）光镜

宫颈腺癌的组织学类型是多种多样的，它可以呈现类似米勒上皮的各型上皮的腺癌。组织学分型主要为黏液腺上皮型，部分为子宫内膜样型、透明细胞腺癌或腺鳞癌等，还有少量罕见的特殊类型，如腺样囊性癌、腺样基底细胞癌和微囊性腺癌等。

（三）鉴别诊断

典型的宫颈腺癌诊断并不困难，主要注意与转移到宫颈的腺癌和宫颈腺体的良性病变鉴别。由于子宫内膜及卵巢癌的组织类型可以与宫颈腺癌相似，故诊断宫颈原发性腺癌，特别是晚期宫颈腺癌时，要注意除外转移性腺癌。组织学上难以与从子宫内膜或卵巢转移来的腺癌鉴别时，免疫组化染色 CEA 强阳性、vimentin 和 CAM5.2 阴性有助于宫颈腺癌的诊断，而雌激素受体（ER）、孕激素受体（PR）和 vimentin、CAM5.2 阳性有助于子宫内膜癌的诊断；还要依靠大体标本的观察、取材、详细病史及临床全面检查来鉴别。

六、宫颈良性肿瘤及瘤样病变

宫颈瘤样病变包括宫颈息肉、鳞状上皮包含囊肿或称表皮样囊肿、宫颈蓝痣、子宫内膜异位、中肾管残件、软骨或神经胶质异位。

其他少见良性肿瘤包括子宫颈可见平滑肌瘤、腺肌瘤、神经纤维瘤、乳头状腺纤维瘤及纤维腺瘤等。

第三章　乳腺放射状硬化性病变的病理诊断

第一节　概　述

放射状硬化性病变、放射状瘢痕、复杂硬化性病变为一组良性增生性病变，与硬化性腺病密切相关，由于大体检查呈星芒状外观、中心性硬化及弹力组织变形、乳腺小叶结构扭曲等特点，因此在影像学、大体标本检查和低倍镜下形态上都酷似乳腺浸润性癌。一般将小的病灶（镜下所见，小于 1 cm）称为放射状瘢痕，较大（肉眼所见）、较复杂的，并常伴有不同程度导管上皮增生和硬化的病灶称为复杂硬化性病变。

乳腺良性硬化性病变包括硬化性腺病、硬化性乳头状瘤、放射状硬化性病变和乳晕下硬化性导管增生。这些疾病的发病机制不同，但组织形态学上有共同的特点，即乳腺固有腺体和间质增生，间质胶原化并玻璃样变性，腺体变形扭曲，致使乳腺结构发生紊乱。

由于形态学改变有类似之处，所以在诊断及鉴别诊断中存在两个问题：一是良性硬化区内的变形腺体与低级别浸润性癌鉴别（包括浸润性小管癌、腺管型浸润性导管癌、低级别腺鳞癌及浸润性小叶癌等）；二是增生的导管 / 小叶需要与导管 / 小叶原位癌鉴别。病理医生应该知道，以上两个问题都是乳腺病理诊断中的难点及陷阱，在遇到这类疾病时，需要提高警惕。

本章只讨论乳腺放射状硬化性病变的诊断及鉴别诊断问题。

放射状硬化性病变是一种乳腺增生异常性疾病，由于间质增生纤维化－硬化，挤压牵拉增生的终末导管小叶单位，使之变形和结构破坏，其影像学、肉眼和低倍镜下呈放射状（星芒状）改变，组织学病变中央为纤维瘢痕区，周围有呈"花冠"放射状排列的不同状态的导管和小叶。此病变有众多不同的名称，用得比较多的是放射状瘢痕，是指只有在镜下才能见到的小病灶，另外还有复杂性硬化性病变、硬化性导管病变、无包膜性硬化性病变、浸润性上皮病、伴有假浸润性硬化性腺病等，都是指肉眼可见的病变。

笔者认同罗森（Rosen）的意见，认为"放射状硬化性病变"这一诊断术语从影像学及组织病理学上描述了病变的特点，没有特意强调病因及发病机制，其内涵比较宽泛，能包括同一范畴内的不同组织学亚型的病变，故推荐使用"放射状硬化性病变"这一诊断名称。

第二节　放射状硬化性病变的病理变化

一、大体检查

病变直径通常小于 1 cm，也可较大，质地较硬，切面呈星芒状或结节状，与周围组织的界线比较清楚。病变中央可见灰白色瘢痕收缩区，亦可见淡黄色条纹自中央瘢痕区向外呈放射状分布（与癌非常类似，即使是有经验的病理医生也会往癌的方向考虑）。

二、镜检

（一）组织学类型

根据病变的大小、病变复杂程度、是否具有典型的结构特征（区域性分布模式），组织学上主要有 3 种类型。

1. 单纯型

单纯型一般为镜下病变，病变较小，呈放射状，中央瘢痕区较小且幼稚，其内细胞成分相对比较多，腺管少，受压变形不明显。周围增生区上皮增生不显著，常伴明显的囊性改变。放射状瘢痕通常为此种类型。病变中央可见灰白色放射状瘢痕收缩区，病变范围小，呈放射状，中央瘢痕区不明显。

2. 复杂型

复杂型一般为肉眼可见病变，病变较大，呈区域性分布模式（放射状）。中央瘢痕区比较大，常有明显玻璃样变性和弹力纤维变性，其中的腺管明显受压，变形严重（可类似于小管癌或浸润性导管癌）。周围增生区常伴有导管旺炽型增生，亦可出现导管中央的坏死（容易误诊为癌性坏死）。少数病例可伴有不典型导管增生、导管原位癌或小叶性肿瘤。

3. 变异型

变异型一般为复杂型的变异，此种类型缺乏放射状分区性改变，瘢痕区呈不规则形，穿插在增生导管 / 小叶之间，上皮旺炽型增生常更明显，坏死较常出现，呈纤维瘢痕组织与增生导管 / 小叶相互交错的复杂形态。

（二）病变的结构特征

典型病变组织学改变呈特征性的分区构型（区域性分布模式），病灶中央为瘢痕区（中央瘢痕区），中央瘢痕区外周的腺体呈乳腺增生症的各种表现，常常有明显的导管增生，呈一种放射状排列结构（周围增生区）。周围增生区的组织与病变外的组织相混杂，但界线相对清楚。病变的每个区域都有其特征性的成分。

1. 中央瘢痕区

（1）早期病变：病变中央为促纤维增生性间质，富于成纤维细胞，可有黏液样变，其中缺少变形腺体，常有程度不同的淋巴浆细胞浸润。

（2）典型病变：病变中央由纤维瘢痕组织和变形扭曲的上皮成分组成。纤维瘢痕组织见有致密嗜酸性胶原束、蓝灰色变性弹力纤维和少数梭形细胞。局部瘢痕组织内可有少量脂肪。穿插在纤维瘢痕组织中的上皮成分呈现不同的构型，通常见有小管、上皮细胞巢、2～3个细胞聚集的小细胞簇，甚至是散在单个细胞。小腺管大小不一致，形状不规则，杂乱无章地分布在纤维瘢痕之中，虽然可见圆形小腺管，但更常见的是形状模糊、压扁和不规整的小腺管。

部分区域内可见小腺管相互连接贯通，某些病例小腺管相互交织，呈复杂网状，多数小腺管可见腺上皮、肌上皮两层细胞。腺上皮正常大小，核小，淡染，颗粒状染色质，有小核仁。肌上皮形态不同，多数扁平或不明显，可见卵圆形小而深染的核，与基膜平行；也可有具有丰富透明状胞质、大而淡染核的肌上皮。

中央纤维瘢痕区内亦可穿插大小各异、形状不规则的实性细胞巢，巢内上皮细胞温和，具有与普通型导管增生类似的结构和细胞学特点；另外，可见到少量散在胞质丰富的梭形细胞，胞质明显嗜酸性，核小，深染，具有向鳞状上皮分化的特点。

（3）病变后期：纤维瘢痕组织内上皮成分稀少，其中可有少量上皮细胞，甚至散在孤立性单个上皮细胞。

2. 周围增生区

大多数病变的周围增生区大于中央瘢痕区，为不同增生状态且变化多样的导管和小叶，增生的腺管呈圆锥状，尖角朝向中央瘢痕区呈放射状排列，靠近中央瘢痕区的腺管增生更为明显，从内向外增生有逐渐减轻的趋势。增生性病变包括纤维囊性病、硬化性腺病、盲管腺病、柱状细胞病变、旺炽型增生、胶原小体病、乳头状瘤病等。导管大小不一，可伴有导管扩张、微囊形成。导管内上皮呈普遍性增生、旺炽型增生、乳头状瘤病样增生、不典型增生和原位癌等改变。小叶可发生腺病性增生及小叶性肿瘤。此外，可见顶泌汗腺和（或）鳞状上皮化生。

3. 病变外围区

虽然放射状硬化性病变呈孤立的病灶，但它们与周围组织没有明确的边界，也不挤压邻近组织，病变的周围增生区间质融入病变外正常乳腺实质，而不打乱其原有排列结构。病变外围区的乳腺可有程度不同的增生性病变，但较放射状硬化性病变区明显轻微，小叶结构存在，间质内缺乏增生的腺管和上皮团（是放射状硬化性病变的假浸润和浸润性癌的鉴别点之一）。

4. 不典型病变（变异型）

中央瘢痕区呈不规则形，病变的分区构型发生紊乱，瘢痕组织与增生导管／小叶相互交错，呈复杂结构，缺乏放射状分区性改变，变形扭曲的腺管／小管可随瘢痕延伸进入周围乳腺实质（似浸润性癌），瘢痕区常有富于细胞的纤维性间质（似癌的促纤维增生性间质），导管旺炽型增生，腺管内可出现坏死和（或）细胞有不典型性（似导管原位癌），导管原位癌变后，亦可沿腺管内浸润，累及瘢痕内扭曲变形的腺体（极似浸润性癌）。

三、免疫组化

肌上皮标志物［p63、平滑肌肌动蛋白（SMA）、钙调理蛋白（calponin）、CD10、平滑肌肌球蛋白重链（SMMHC）等］及 CK5/6、CK14 染色，对鉴别放射状硬化性病变中的真假浸润及旺炽型增生与导管原位癌／小叶性肿瘤的鉴别有比较好的作用。放射状硬化性病变的假浸润病变肌上皮通常阳性，而浸润性癌一般阴性，旺炽型增生 CK5/6 呈"嵌合状"阳性，绝大多数导管原位癌 CK5/6 阴性，少数导管原位癌 CK5/6 弥漫阳性；小叶内癌 CK5/6 阴性。导管原位癌与小叶性肿瘤的鉴别主要选择上皮钙黏素（E-cadherin）、p120，前者 E-cadherin 及 p120 膜阳性，后者 p120 胞质阳性、E-cadherin 通常阴性，假如出现阳性信号，也只是表达于细胞质。免疫组化染色时，某些假浸润腺管或小管的肌上皮可局部表达不明显或缺失，有些旺炽型增生的上皮和假浸润的腺管／小管 CK5/6 的表达也可不理想或不表达，这些对诊断也会带来不利影响。

第三节　放射状硬化性病变的鉴别诊断

即便是一个有经验的病理医生，对放射状硬化性病变的诊断也会感到困难，而基层病理医生特别是在遇到以下几种情况时，可能会出现更多的诊断问题：①导管旺炽型增生中可出现坏死，特别是周围增生细胞被认为有不典型性时，很可能会考虑为癌。②增生细胞可出现不成熟性、核空大、核仁明显、核分裂增多等，和癌细胞有类似之处，不好区分。③有的病变中央瘢痕区含有富于细胞的促纤维增生性间质，缺乏胶原化和弹力纤维的特点，和浸润性癌的反应性间质类似。④不典型病变，缺乏明显的分区特征，中央瘢痕区不规则，瘢痕区内埋陷的变形小腺管可随瘢痕组织延伸到增生的导管／小叶之间，或由于切面原因，出现在远的组织内，类似于浸润性癌（如小管癌）。⑤周围增生区伴低级别原位癌变时，和旺炽型增生、不典型增生很难区别。⑥中央纤维瘢痕区内的扭曲的腺管有原位癌累及时，酷似浸润性癌。⑦冷冻切片及粗针穿刺活检诊断，会带来更多诊断问题，容易误诊。

一、良性坏死和恶性坏死

导管内增生性病变中有无肿瘤性坏死是鉴别良、恶性增生的重要指标之一，通常认为导管内增生性病变中如果出现了明确肿瘤性坏死，诊断思路应该是此病变很可能为恶性。但是，如果某一病变的其他特征都符合放射状硬化性病变，不能因为存在坏死（碎屑样或凝固性）而排除这个诊断。在放射状硬化性病变伴导管旺炽型增生的病例中，约10%可有局灶性坏死，有人认为核分裂增多或坏死的存在可能是不典型增生的一种证据。放射状硬化性病变的坏死通常出现在旺炽型增生的导管中，多累及1～2个增生的导管，也可累及更多的导管，坏死多为碎屑样或凝固性坏死。坏死灶一般比较小，位于增生的导管中央，少数病例坏死可以比较大（类似于导管原位癌的粉刺状坏死），但周围总会有数层增生细胞。单从坏死物看，放射状硬化性病变中的坏死和导管原位癌的坏死没有差别，但坏死周围的细胞形态和性质却完全不同。导管旺炽型增生中坏死与周围的细胞存在着不一致性，坏死周围为良性增生细胞，与没有坏死的导管内增生细胞的形态一样，细胞核缺乏异型性及一致性，排列杂乱拥挤，平行位于腔隙缘上和细胞桥内，腔隙大小形状不整齐，其周围细胞缺乏极性排列。如果坏死周围的增生细胞符合普通型导管增生的细胞学特征，即使存在大量坏死，也可以放心地诊断为良性病变。导管原位癌的坏死周围细胞与坏死成分相一致，坏死更明显广泛，坏死周围是癌细胞，癌细胞层数不等，局部管壁上只有几层细胞或缺少细胞，癌细胞核常为中高级别，有明显异型性及一致性，筛孔圆而整齐，其周围细胞呈极性排列。免疫组化染色，放射状硬化性病变坏死周围细胞 CK5/6 一般阳性，而导管原位癌坏死周围的细胞 CK5/6 通常阴性。此外，医源性坏死应该引起重视，这种坏死是由细/粗针穿刺或其他诊查手段造成的，坏死周围的细胞会出现不典型性，如果不了解穿刺检查等病史，常会给病变性质的判断带来困难。某些病例增生上皮表面脱落的坏变细胞与导管内的无定形蛋白分泌物混聚在一起，可类似于肿瘤性坏死，也应认识。

二、良性假浸润和恶性真浸润

放射状硬化性病变的假浸润现象常很突出，病变中央纤维瘢痕区往往有明显的纤维胶原弹力纤维变（部分浸润性癌亦可为类似间质），致使腺管受挤压扭曲变形，并引起上皮的反应增生，以致很难判断出肌上皮是否存在，即使行免疫组化染色，局部腺管的肌上皮也可能不完整或缺失，部分病例扭曲增生小管可累及中央瘢痕区以外的区域，貌似浸润性癌（如小管癌）。放射状硬化性病变中的乳头状增生病变也可发生硬化，其周围硬化间质内的假浸润上皮巢与浸润性癌常不好区别。不典型放射状硬化性病变可没有类圆形、对称性分区分布的特点，中央为瘢痕区可呈不规则形、细长条带状或哑铃状，纤维瘢痕组织延伸进入病变周围乳腺实质，其中扭曲变形的腺体及不规则上皮细胞团围绕固有导管、小叶分布，和浸润性癌非常相似。

另外，旺炽型增生的导管出现坏死，在误以为是导管原位癌的基础上，更容易把假浸润的腺体当成浸润性癌。以下几点有助于良性假浸润与恶性真浸润的鉴别：①假浸润的腺体或细胞簇通常仅位于分区结构的中央瘢痕区内，不管病变是典型还是不典型，变形扭曲的腺体总是局限于瘢痕区内（包括硬化性乳头状增生病变），一般不会穿进未发生改变的乳腺组织内，也不会侵犯其他正常固有结构。真浸润的腺体没有区域限制，不局限于瘢痕区内，常会有周围组织的浸润，而且总是侵犯正常乳腺组织，几乎总能在病变边缘查见浸润现象。②瘢痕区内假浸润的变形扭曲的腺体与周围透明变胶原纤维之间是一种埋陷、放置（非侵蚀破坏性）的关系，通常缺乏促纤维增生性间质（少数，特别是早期病变可有）。真浸润的腺体是主动侵蚀破坏胶原组织，通常有促纤维增生性间质，富于成纤维细胞（可不明显）。③假浸润的变形扭曲腺体通常衬覆腺上皮及肌上皮两层细胞（肌上皮可不明显，也可缺失），真浸润腺体缺乏肌上皮。④瘢痕区内假浸润的腺体衬覆腺上皮缺乏明显的异型性（可有非成熟性、不典型性），真浸润腺体的腺上皮一般都有明确的异型性和多形性。⑤免疫组化染色，假浸润腺体肌上皮标志物（如p63、calponin、SMA等）及CK5/6通常阳性，真浸润腺体性一般阴性。

三、反应性不典型细胞与肿瘤性异型增生细胞

放射状硬化性病变周围增生区的增生性导管细胞可以出现轻微的细胞学不典型性（与普通型导管增生细胞比较，细胞学上出现某些差异），这类细胞较大，细胞膜清楚，稍微呈均匀性分布，细胞核轮廓较光滑、染色质较细腻，有小核仁。虽然这些细胞学表现与普通型导管增生有所不同，某些方面似乎有些贴近肿瘤性增生，但仍具有普通型导管增生的主要细胞学特征，如细胞核排列较拥挤，细胞核外形不规则也并非很一致，染色质染色深度、颗粒大小有差异，虽可形成少数腔隙貌似筛孔状的结构，但腔隙周围细胞缺乏确切的细胞极性，这些特征更符合良性增生性病变。这种细胞学上的不典型性可能是反映上皮增生活跃的一种反应性改变，而不是肿瘤性病变。放射状硬化性病变增生细胞的反应性不典型性与肿瘤性增生细胞（不典型导管增生、导管原位癌）的鉴别有以下几点需要注意：①反应性不典型性表现为细胞核的适度增大，核形态较为一致。如果核明显增大、多形，应当倾向于肿瘤性增生而不是反应性增生。②放射状硬化性病变的反应性不典型细胞一般呈多边形复层生长模式。如果不典型细胞呈柱状平坦生长模式，可能为平坦上皮不典型增生。③放射状硬化性病变的反应性不典型细胞和正常细胞相延续。在大多数情况下，不典型细胞与普通型导管增生细胞相混杂。如果为一致的不典型

细胞，则要考虑是肿瘤性增生。④反应性不典型细胞无明确结构异型性。若形成明显的筛孔状、小梁状或拱形（罗马桥）结构，则提示存在肿瘤性增生。⑤反应性不典型细胞应该局限于病变的周围增生区之内。如果这些不典型细胞（异型细胞）延伸到远离病变的导管和小叶内，就要考虑是肿瘤性增生。

四、放射状硬化性病变内癌

虽然，大多数放射状硬化性病变的许多方面可貌似癌，但仅极少数病例内部伴有导管/小叶原位癌，其中大部分病例确诊为导管原位癌并不困难，只要想到，识别小叶性肿瘤也不会有太大问题，E-cadherin及p120免疫组化染色有助于区别是导管原位癌还是小叶癌。放射状硬化性病变中的导管旺炽型增生（特别是具有反应性不典型性时）与低级别导管原位癌之间的鉴别常出现诊断问题，应该引起特别关注。鉴别诊断时有以下几点值得注意：①导管原位癌细胞截然不同于周边的增生性细胞；相反，放射状硬化性病变中的不典型性的旺炽型增生细胞常与普通型导管增生细胞群相混合。②诊断放射状硬化性病变有低级别导管原位癌累及时，一定要在横切面上观察，有密集明显扩大的腺体，而且病变范围要够大，并具有明确的结构异型性（如明确的筛孔状、小梁状或罗马桥状等）。相反，放射状硬化性病变中的旺炽型增生细胞缺乏结构异型性。③当放射状硬化性病变被导管原位癌累及时，肿瘤细胞也常累及病变之外的腺体；相反，放射状硬化性病变的导管旺炽型增生总是局限于病变的周围增生区内。

一旦确定放射状硬化性病变内存在导管/小叶内癌，就需要排除浸润性癌的可能性。即使是最简单的放射状硬化性病变，由于中央瘢痕区内变形扭曲腺体形状不规则并分布杂乱，很容易考虑到浸润性癌的可能。当导管/小叶内癌细胞沿着腺管内浸润，良性细胞被取而代之（癌化），这些被癌细胞占据的不规则腺体极似浸润性癌，更易误诊为浸润性癌。以下几点有助于二者的鉴别：①注意病变的结构特征，放射状硬化性病变内的变形扭曲腺体仅局限于中央瘢痕区内，其与周围的胶原纤维是一种卷入、埋陷及放置的关系，不会侵犯周围增生区，也不累及病变之外的乳腺实质。放射状硬化性病变内的原位癌和腺管内浸润，不会打乱原有病变的分区结构，类似浸润性癌的腺体亦仅位于中央瘢痕区内；相反，如果存在浸润性癌，浸润性癌的腺体切割破坏周围的胶原纤维束，而且不具有上述分区的结构特点，常有比较广泛区域内的浸润，细胞也具有更明显的异型性。②放射状硬化性病变内的中央瘢痕区内可出现散在单个、小簇状胞质红染上皮细胞，这类上皮细胞缺乏单列线性排列，而且只位于中央瘢痕区内。相反，浸润性小叶癌累及放射状硬化性病变（罕见情况），浸润性小叶癌细胞常表现为典型的单行细胞浸润，常出现胞质空泡，而且常有比较广泛区域内的浸润。③肌上皮细胞标志物（如p63、calponin、SMMHC等）的免疫组织化学染色常用于区分原位癌累及的扭曲腺体与真正的浸润性癌腺体，需用一组抗体，而且染色结果不一定满意。

第四章　纤维腺瘤的病理诊断

第一节　概　述

纤维上皮性肿瘤是一组真正的双相性病变，由上皮和间叶（间质）成分组成，以后者为主并决定肿瘤的大体表现。纤维上皮性肿瘤可分为两大类：纤维腺瘤和叶状肿瘤。

本章主要讨论普通型纤维腺瘤及其亚型和变异型。此外，一些类似于纤维腺瘤的病变，包括乳腺错构瘤、所谓的"腺瘤"、腺肌上皮瘤、假血管瘤样间质增生及几种乳头部位发生的良性病变，也在本章一并讨论。

纤维腺瘤和叶状肿瘤起源于小叶内特化间质细胞，其特点是产生黏液样间质；而假血管瘤样间质增生则来源于非特化间质的肌成纤维细胞，产生胶原性基质。只有错构瘤和变异型纤维腺瘤中存在畸形腺体。"腺瘤"包括数种病变，其中有些（如管状腺瘤）可能是纤维腺瘤亚型，其他与纤维腺瘤无关。有些学者将乳头状瘤、腺肌上皮瘤也归入纤维上皮性病变，大多数腺肌上皮瘤可能是乳头状瘤的变异型。正确理解这些病变的内在关系和基本特征，有助于诊断和鉴别诊断。

第二节　普通型纤维腺瘤

纤维腺瘤是女性乳房最常见的上皮成分和间质成分组成的良性双相性肿瘤。纤维腺瘤起源于终末导管周围的小叶内间质（特化纤维结缔组织间质）内的成纤维细胞，由于肿瘤性成纤维细胞增生，包绕邻近终末导管小叶单位（TDLU）、导管和非特化间质，从而形成致密肿块。

有人认为，纤维腺瘤是由特化间质形成的、含有陷入腺体的纤维瘤，即所谓的"腺纤维瘤"。有时，成纤维细胞增生程度轻微，病灶分散，只形成多个松散分布的小结节，不形成融合的独立肿块，称为纤维腺瘤病、硬化性小叶增生或纤维腺瘤样乳腺病，国内常称为"纤维腺瘤形成趋势"。

一、临床表现

纤维腺瘤常见于年轻女性，但也可发生于儿童和70岁以上老人，平均年龄约为30岁，中位年龄约为25岁，50岁以上患者不足5%，多为自检发现的无痛性、孤立性、可触及、质实、活动性肿块，常小于3cm。大于4cm的肿瘤仅占10%，多为20岁以下的年轻人。偶尔，青少年巨大纤维腺瘤可累及大部分乳房或整个乳房。多发性纤维腺瘤见于15%的患者，可同时或非同时、单侧或双侧发生。乳腺影像学检查发现的不可触及病例有所增多。

二、病理变化

（一）大体检查

纤维腺瘤容易手术剥离，大体表现常为质硬的、界线清楚的卵圆形结节，表面光滑，切面灰白色或褐色、膨出、分叶状，常有肉眼可见的裂隙样腔隙。少数纤维腺瘤切面呈黏液样或凝胶状，一部分纤维腺瘤呈明显的分叶状，似乎由纤维间隔分开的多个融合结节组成。然而，大体表现变化较大，可从质软、黏液样到明显硬化、钙化，并可含有小囊肿，罕见肿瘤呈囊性，大体类似囊内乳头状瘤。

（二）镜检

普通型纤维腺瘤的镜下特征包括：病变内组织学特征均匀一致；肿瘤组织成分分布规则；间质和腺体之间协调有序。

（三）肿块内部结构

普通型纤维腺瘤的特征之一是多结节结构，这是因为肿瘤性成纤维细胞仅在特化间质内生长。肿块中每个结节代表一个扭曲变形的TDLU。

只有准确识别特化间质或非特化间质的特征，才能可靠地辨认多结节结构。多数纤维腺瘤有明显的多结节结构，但也有例外，因为有些病变会改变特化间质或非特化间质的特征，导致这两种间质的差别不明显。例如，乳腺复旧过程使特化间质胶原化，导致细胞稀少而胶原丰富，因而特化间质变得很像非特化间质，很难辨认原有的多结节结构。仔细观察，会发现两种间质的胶原在嗜酸性程度上略有差异，并且胶原的排列方向不同，有助于区分这两种间质。另外，辨认非特化间质中的小血管也有助于区分间质类型，因为这些血管束是非特化间质的可靠定位标记。与复旧过程相反，年轻女性的非特化间质可能像肿瘤性特化间质一样富于细胞。可以借助血管束确定肿块内部的非特化间质，间质细胞之间存在胶原也能进一步予以印证。有些纤维腺瘤的特化间质增生非常活跃，而肿块内部非特化间质相当稀少，但是小血管仍然存在，可以突出显示肿瘤内部的多结节结构。

肿瘤周围也有一层非特化间质，将肿瘤包裹，并将肿瘤性特化成纤维细胞与脂肪分隔。有时，肿瘤周围的非特化间质条带非常稀薄，即使如此，它仍能够划分出肿瘤界线，如果肿瘤性成纤维细胞或腺体侵入脂肪组织内，不能诊断纤维腺瘤。

（四）间质特征

纤维腺瘤间质的镜下特征是非常重要的诊断特征。不同病例之间，间质变化较大，但同一病例内，间质通常是均质的。这种特征有助于区分叶状肿瘤，后者可呈现相当明显的间质异质性，即使在那些与纤维腺瘤无法区分的区域也具有明显的异质性。在成人普通型纤维腺瘤内，整个肿瘤内上皮和间质的相对比例是平均分布的。间质细胞的密度与肿瘤大小无关，但 20 岁以下者纤维腺瘤倾向于间质细胞更丰富，上皮增生更明显，肿瘤性成纤维细胞位于丰富的细胞外基质中，细胞核有时被挤压成不规则形或成角。细胞小，形态温和，细胞学特征可略有差别。多数细胞核小，梭形，染色质均匀、深染，而少数细胞核较大，卵圆形，染色质颗粒状，有微小核仁。核分裂极少见，25 岁以下者纤维腺瘤的间质内可出现罕见的核分裂。不同病例之间，成纤维细胞的密度及细胞间基质的成分差异较大，主要因为复旧程度不同。年轻女性的纤维腺瘤间质通常富于成纤维细胞和黏液样基质，而超过 40 岁者，间质细胞稀少，胶原丰富。

（五）腺体特征

由于 TDLU 掺入纤维腺瘤内的同时被扭曲变形，病变内不会出现正常小叶结构。小叶的扭曲变形方式具有特征性，形成两种组织学类型。管内型较常见，间质丰富，挤压导管，形成细长线状分支状结构和裂隙样腔隙。小管呈均匀一致的狭长形，细长小管呈弓形结构覆盖于间质结节的表面。小管两侧腔面的腔缘细胞相接触，间隔大致相等，形成串珠状外观。管周型较少见，由于导管不被间质挤压，导管保持圆形中空管腔。成纤维细胞围绕腺管呈同心圆排列。管周型可能起源于原始小叶，而管内型可能来自发育相对成熟的 TDLU。这两种组织学类型无预后和临床意义，许多肿瘤兼有两种结构。以管内型为主的纤维腺瘤可能会误诊为良性叶状肿瘤，特别是 NCB 标本。

纤维腺瘤中的腺体与其他良性病变一样，含有内层导管上皮和外层肌上皮细胞。导管上皮可由单层立方到柱状上皮组成或显示各种改变，后者包括化生性改变（顶泌汗腺化生最常见，鳞化少见）、囊性变或硬化性腺病。上皮还可发生增生性改变，包括普通型导管增生、非典型导管增生、非典型小叶增生、小叶原位癌和导管原位癌。大多数原位癌局限于纤维腺瘤内。浸润性癌也可累及纤维腺瘤，尽管癌可局限于纤维腺瘤内，但更常见的是邻近组织的癌扩展到纤维腺瘤内。

（六）特殊改变

纤维腺瘤可见局灶或弥漫性间质细胞丰富，当间质细胞明显丰富时，应诊断为"富于细胞性纤维腺瘤"，必须与叶状肿瘤区分。然而，对于间质细胞数量达到多少才能诊断为富于细胞性纤维腺瘤，还没有一致意见。此型纤维腺瘤与幼年纤维腺瘤和巨大纤维腺瘤之间存在某种联系，这些术语的定义和用法也有不少争议。

纤维腺瘤可见少见的成熟性化生改变，包括平滑肌化生、脂肪化生和软骨化生，可能会被误诊为错构瘤。脂肪组织绝不会成为纤维腺瘤的主要成分。偶尔，结节周围或融合结节之间的非特化间质内会存在少许脂肪细胞。非特化间质内伴随脉管出现的小片脂肪组织更加罕见。如果出现大量脂肪，或脂肪以其他方式存在，或脂肪出现在其他部位，都不大可能诊断为纤维腺瘤。大多数伴有脂肪分化的纤维上皮性肿瘤为叶状肿瘤。

纤维腺瘤间质亦可出现黏液样变、玻璃样变、钙化和骨化，出现间质巨细胞。间质明显黏液样变者，称为黏液样纤维腺瘤或黏液瘤。纤维腺瘤内骨软骨化生非常少见，几乎总是发生于绝经后。间质巨细胞罕见，在低倍镜下即可非常醒目，虽然形态学怪异，但仍为良性，未见分裂期和超微结构特征符合成纤维细胞，免疫组化表达 CD68、p53 和 Ki-67，少数表达肌动蛋白（actin）或 CD34。这种细胞亦可见于其他乳腺良性肿瘤或叶状肿瘤，不能仅仅因为间质出现间质巨细胞而把纤维腺瘤分类为叶状肿瘤。尽管存在细胞学不典型，但这些细胞不影响临床过程。少数纤维腺瘤的部分区域可出现假血管瘤样间质增生和类似血管瘤样间质伴有出血，间质内偶尔可见较多泡沫细胞及假血管瘤样间质增生。

在妊娠期和泌乳期，纤维腺瘤和泌乳性腺瘤易于形成梗死灶，但非妊娠、非泌乳者亦可发生梗死。肿瘤可柔软或疼痛，以前无痛肿瘤最近发作不适感，提示纤维腺瘤梗死。梗死区域大体上表现为界线相对清楚的淡黄或白色区域的凝固性坏死。镜下，梗死区呈纤维腺瘤潜在结构的残影，网状纤维染色会更清楚。如果组织退变不太严重，CK 染色也有助于观察。部分病变中检测到栓塞血管。肿瘤大部分或全部出现出血梗死性坏死者，可称为坏死型纤维腺瘤。

纤维腺瘤的上皮成分会出现多种形态学改变，包括所谓的"复杂性"纤维腺瘤改变（硬化性腺病、乳头状顶泌汗腺化生、囊肿或上皮钙化）。妊娠期纤维腺瘤可发生弥漫性分泌性增生，它不同于泌乳性腺瘤，后者是呈现分泌性增生的小叶形成的密集聚集。

三、组织学亚型

（一）幼年纤维腺瘤

乳腺纤维腺瘤 90% 以上为成人型或普通型，其余为幼年型和其他少见亚型。幼年纤维腺瘤占所有纤维腺瘤的 4%，主要发生于青春期女性，大多数患者不到 20 岁，但成人纤维腺瘤也可发生相同的组织学特征，文献中最年长者为 72 岁。临床上表现为单个无痛性边界清楚的肿块，亦可多发。其生长快，有时体积非常大，导致两侧乳房不对称。大体形态与成人型无法区分。单发者和多发者平均直径分别为 2.8 cm 和 2.2 cm，最大直径分别为 22 cm 和 13 cm。一些学者将这种体积巨大的幼年纤维腺瘤称为"巨大纤维腺瘤",而其他学者使用"巨大纤维腺瘤"来描述体积巨大的普通型纤维腺瘤。并且,大小标准也不一致(大于 5 cm 或大于 7 cm)。Rosen 认为,"巨大纤维腺瘤"在组织学上与普通大小的纤维腺瘤无法区分,这一术语曾用于包括良性叶状肿瘤和错构瘤在内的多种肿瘤,因此"巨大纤维腺瘤"一词最好只作为临床用语而不宜作为特异性病理诊断名词。

幼年纤维腺瘤镜下特征包括间质细胞丰富和上皮增生。管周型多于管内型或混合型,单发者与多发者总体上无明显形态学差异。镜下肿瘤边界清楚,有时有假包膜。间质细胞呈双极梭形细胞,核多形性轻微或无,核分裂极少见。上皮成分通常分布均匀,极少病例出现间质过生长(一个 40 倍视野无上皮成分)。大多数肿瘤具有显著的上皮增生,可为导管型、小叶型或复合导管 – 小叶型增生,可呈网格状、乳头状、实性、小叶 – 终末导管结构和筛状结构,某一肿瘤可有多种结构。

网格状结构的特征是增生的导管上皮细胞出现窗孔,类似导管原位癌的筛状结构,不同之处在于网格状增生的上皮含有肌上皮细胞增生区,并有微乳头状增生的细胞学特征(包括核重叠、核流水样排列、染色质凝缩和核固缩)。乳头状增生通常见于管周型,可并存网格状增生,在扩张的导管腔内形成复杂的分支状乳头。也常有一层肌上皮增生。实性增生上皮充满扩张导管,形成扩张的管周型分布。网格状增生和乳头状增生均为柱状细胞,而实性增生为圆形至卵圆形细胞。实性增生沿着导管分支蔓延,形成小叶状团块时,称为小叶 – 终末导管结构。

除实性增生可以明显有细胞多形性和不典型细胞学改变之外,其他结构中仅有轻微细胞学异常。坏死和钙化都很少见,肿瘤周围组织也很少发生增生改变。肿瘤内极少发现癌。

有的学者质疑幼年纤维腺瘤是否应当归入纤维腺瘤亚型。首先,它与纤维腺瘤有三点不同:①细胞外基质通常由胶原组成,而不是黏液样基质。②间质细胞呈管周型生长方式,而不是大多数普通纤维腺瘤特有的管内型。③常发生旺炽型普通型导管增生。其次,它更像起源于畸形乳腺组织,因此可能代表一种结节性增生或错构瘤。但无论其发病机制如何,不能因为间质细胞丰富或存在导管上皮增生而将其归类为叶状肿瘤。

(二)富于细胞性纤维腺瘤

富于细胞性纤维腺瘤和幼年纤维腺瘤之间的关系也有许多争议。第一,它们的亚型分类并未达成共识,很多病理医生将这两种肿瘤视为纤维腺瘤的同一亚型。第二,文献中对这两种术语并无统一用法,有人将二者视为同义词,也有人认为它们具有不同组织学特征。"富于细胞性纤维腺瘤"这一术语的使用更不一致,许多病理医生完全不使用这一术语,有些病理医生将其与幼年纤维腺瘤混同使用,而也有人似乎认为它不是一个真正的诊断术语,而仅仅用于描述间质细胞非常丰富,但无其他特殊的普通型纤维腺瘤。

另外，有人将此诊断术语用于兼有纤维腺瘤和低级别叶状肿瘤特征的病变。由于使用很不规范，最好不要将"富于细胞性纤维腺瘤"用作诊断术语，除非能对其确切定义达成共识。笔者认为此种类型实为幼年纤维腺瘤的变异型。

（三）复杂性纤维腺瘤

杜邦（Dupont）等人于 1994 年首先将含有大于 3 mm 的囊肿、硬化性腺病、上皮钙化或乳头状顶泌汗腺改变的纤维腺瘤称为"复杂性纤维腺瘤"，其发生率占所有纤维腺瘤的 22%。至少出现上述特征之一才能称为复杂性纤维腺瘤。在一项病理回顾性研究中，复杂性占所有纤维腺瘤的 15.7%（63/401），患者平均年龄比非复杂者年长 18.5 岁，肿瘤平均大小（1.3 cm）约为非复杂者的一半，最多见的病变特征为硬化性腺病（57%，36/63），仅 1 例发现恶性肿瘤（浸润性小叶癌），占 1.6%（1/63），此例术前粗针穿刺活检发现不典型小叶增生。另一项临床随访研究中，复杂性纤维腺瘤比缺乏这些改变的纤维腺瘤具有较高的以后进展为乳腺癌的风险（相对风险约为 3.0）。

复杂性纤维腺瘤可见明显的上皮增生，这些增生性病灶一般与纤维腺瘤外的增生性病变有相同特征。虽然曾经认为与口服避孕药有关，但这些上皮性改变独立于外源性激素。纤维囊性变非常显著，特别是乳头状上皮增生和硬化性腺病，可能掩盖纤维腺瘤的基本特征，特别是样本有限的粗针穿刺活检标本。

（四）黏液样纤维腺瘤

黏液样纤维腺瘤间质含有丰富的淡染蓝灰色细胞外基质（黏多糖），显得非常疏松，其中卷入扭曲变形的腺体。黏液样纤维腺瘤起源于终末导管周围富含蓝灰色黏液的特化间质，因产生大量细胞外基质而形成，而普通型纤维腺瘤是由特化成纤维细胞增生所致。因此，与纤维腺瘤相比，黏液样纤维腺瘤似乎与软组织黏液瘤关系更接近。

黏液样纤维腺瘤多见于 50～60 岁女性，但也可见于年轻女性。黏液样纤维腺瘤可发生于卡尼综合征。卡尼综合征是一种家族性疾病，可包括心脏和皮肤黏液瘤、黑色素性神经鞘瘤、色素性皮肤病变和内分泌组织增生。但大多数黏液样纤维腺瘤为散发病例，无卡尼综合征的其他病变。乳腺 X 线摄片对黏液样纤维腺瘤的检出率低于普通型纤维腺瘤，许多肿瘤可触及肿块或 MRI 可检出，乳腺 X 线摄片却无法检出。大体检查常为界线清楚的结节，有时呈分叶状，切面黏液样，有光泽或半透明。

镜下，大量黏液积聚使肿块内部的非特化间质难以识别，只能根据纤细的胶原纤维或小血管来定位非特化间质，进而辨认多结节结构特征。黏液样物质有时穿过肿块周围的非特化间质条带，并直接接触脂肪组织，甚至渗入肿瘤周围未受累的乳腺实质，从而导致肿瘤边界不清，呈分叶状。间质内成纤维细胞密度低于普通型纤维腺瘤，间质仅有少量体积较小的梭形细胞，细胞核也小，形态温和，漂浮于淡蓝灰色细胞外黏液湖中。如果成纤维细胞明显增生，不符合黏液样纤维腺瘤，此时应考虑普通型纤维腺瘤或叶状肿瘤伴黏液样间质。不能仅根据黏液样物质诊断为黏液样纤维腺瘤，普通型纤维腺瘤、错构瘤、叶状肿瘤和乳头状瘤间质内均可有丰富的黏液样物质。也不能因为无黏液样物质而排除黏液样纤维腺瘤，随着时间推移，黏液样特征可完全消失（复旧过程），由胶原取代，但肿块的结构特性和腺体的结构特征仍然存在，根据这些特征可做出正确诊断。

黏液样纤维腺瘤内管周型比管内型多见，小叶扭曲程度不如普通型纤维腺瘤那样明显。腺体由立方形或扁平状导管上皮细胞和不明显的肌上皮细胞组成。小导管被压扁，呈细长形，管腔呈裂隙样，甚至不明显。基底膜增厚，呈强嗜酸性顶泌汗腺化生或腺病比普通型纤维腺瘤更常见，却较少发生普通型导管增生。

（五）囊性纤维腺瘤

囊性纤维腺瘤十分罕见，据认为与纤维腺瘤的退行性变有关。一般认为缺乏临床实际意义。

影像学检查有助于囊性纤维腺瘤的诊断。多数纤维腺瘤 X 线检查显示为均质、圆形或椭圆形、边界清楚的肿块，与乳腺增生症、乳腺癌明显不同。但 X 线检查不易区分肿物实性或囊性。超声检查有利于乳腺囊实性病变的鉴别，囊性纤维腺瘤表现为轮廓清楚，具有不规则厚壁的囊性病变。

肿瘤大部为囊肿结构的纤维腺瘤，称为囊性纤维腺瘤。囊性纤维腺瘤多见于年长妇女，平均发病年龄为 47 岁，较一般纤维腺瘤平均发病年龄 28.5 岁明显为高，而且肿瘤直径平均为 1.3 cm，小于一般纤维腺瘤的平均直径 2.5 cm，两组比较差异明显（P < 0.001）。尽管囊性纤维腺瘤非常罕见，但在乳腺囊性病变的鉴别诊断中应该考虑到。乳腺纤维腺瘤可出现多种继发性退行性改变，如纤维组织的黏液变性、玻璃样变性、钙化或骨化、梗死等，也可发生脂肪化生、平滑肌化生、骨软骨样化生和上皮的顶泌汗腺化生，以及囊肿形成等。这些改变与病程有关，随发生肿瘤的时间推移，退行性改变出现的机会增加。囊性纤维腺瘤多见于年长妇女，病程一般较长，而肿瘤较小，这些事实支持囊性纤维腺瘤为普通型纤维腺瘤发生退行性囊性改变的意见。纤维腺瘤的继发性退行性变化可以单独发生，也可以混杂出现。

四、特染和免疫组化

普通型纤维腺瘤间质细胞主要是 CD34 阳性的成纤维细胞，肌成纤维细胞增生时vimentin 可阳性。间质内混合散在 S-100 阳性的朗汉斯（Langhans）巨细胞；间质细胞不同程度地表达 PR，ER 最多呈弱阳性（表达 ER-β，但不表达 ER-α）。上皮表达PR，25％的病例表达 ER。

五、鉴别诊断

大多数纤维腺瘤镜下不难诊断，肿瘤界清，有管周型或管内型结构。然而，某些亚型难以区分，间质丰富者与良性叶状肿瘤有时很难鉴别，并且可能会有争议。

富含黏液样间质的纤维腺瘤在冷冻切片、印片细胞学、细针穿刺或粗针穿刺活检时均可能误诊为黏液癌。黏液癌无包膜，界线不清，常形成大片黏液湖，其中漂浮着小团或成片癌细胞，与纤维腺瘤不同。

普通型纤维腺瘤组织学特征均匀一致，肿瘤组织成分分布规则，间质和腺体之间协调有序。而叶状肿瘤组织学特征有明显的异质性，内在结构排列紊乱，间质相对于腺体呈过度生长。这些差异可以区分大多数纤维腺瘤和叶状肿瘤。

六、临床与病理联系

普通型纤维腺瘤生长缓慢，可数年不变。青春期女性发生的纤维腺瘤有数种特殊表现，包括生长快速、体积巨大、间质细胞丰富和上皮增生等。妊娠期、泌乳期和使用外源性激素后，纤维腺瘤可迅速增大、梗死和分泌性改变，个别病例甚至发生恶变。绝经后老年女性纤维腺瘤间质明显硬化，可发生骨软骨化生。

七、治疗与预后

纤维腺瘤为良性。传统采用局部切除，手术切除（即使只是单纯摘除瘤体）后不复发。粗针穿刺活检明确诊断后也可以选择观察随访。

临床随访研究显示，患有纤维腺瘤女性以后进展为乳腺癌的风险轻度增高，这种风险相当于那些不伴有非典型的其他增生性病变（相对风险为 1.5～2.0）。患有复杂性纤维腺瘤的女性具有较高的发生乳腺癌的风险。与其他方面正常的乳腺组织中的非典型增生相比，纤维腺瘤中存在的非典型增生似乎不伴随着相同的患癌风险增高。

第三节　错构瘤

乳腺错构瘤是一种特殊的肿瘤，由乳腺组织和脂肪组织、增生的纤维结缔组织或成熟透明软骨组成，腺体可有多种形态学变化。少数病例中，腺体几乎与正常 TDLU 完全相似，但大多数病例中，腺体大小和结构均有所变化，从小而简单到大而非常复杂。腺体衬覆上皮与正常上皮完全相同，间质成分多种多样。如肿瘤内腺组织成分占优势，近似正常乳腺结构，有导管和小叶，甚或有导管和小叶上皮不典型增生，间质含有大量成纤维细胞和丰富胶原，以及散在淋巴细胞、浆细胞和肥大细胞，但脂肪细胞少见。此时称为腺性错构瘤或变异型纤维腺瘤。有些肿瘤由上皮和脂肪组织构成，其比例不尽相同；有些肿瘤几乎全为脂肪组织，其内仅见小岛状腺组织，称为腺脂肪瘤。间质中含有成熟透明软骨成分的，称为软骨样脂肪瘤，而间质中出现明显的平滑肌肌样特征者，称为肌样错构瘤。错构瘤的影像学特征表现为界线清楚的肿块，边缘可见放射性透亮晕环，当病变较典型时，影像学即可明确错构瘤的诊断。

一、变异型纤维腺瘤

典型变异型纤维腺瘤常有两种生长方式。一种生长方式是，肿块中央主要为分支很少的导管，埋植于胶原纤维结缔组织之中；肿块中央常有一两个血管，其管径非常大或形状不规则；肿块周围为小导管及其相关的不规则聚集腺体。上述结构类似正常乳腺，称为"乳腺内的乳腺"。另一种生长方式几乎完全由分支状小导管和小叶组成，其背景为不同比例的纤维结缔组织和脂肪组织，称为小叶型错构瘤，这些特征与错构瘤明显重叠，可将二者视为同一病变。

变异型纤维腺瘤中的腺上皮常较活跃。腺上皮细胞体积增大，核大而圆，染色质淡染、颗粒状，核仁显著，常见顶泌汗腺化生和普通型导管增生。

二、腺脂肪瘤

错构瘤的间质可有多种间叶组织，常以致密纤维结缔组织为主，表现为非特化间质和黏液样纤维结缔组织围绕群集的腺体。脂肪组织常杂乱无章地与致密纤维结缔组织相混杂，而不像纤维腺瘤那样伴随小血管走行。间质内脂肪组织为主的错构瘤称为腺脂肪瘤或腺脂肪组织性错构瘤。

三、软骨脂肪瘤

软骨脂肪瘤由成熟脂肪组织和透明软骨组成。患者年龄在 37～79 岁，触及肿块大小为 2～6 cm。影像学：界线清楚的肿块，似纤维腺瘤。

（一）大体

肿块质软或橡胶样切面，界线清楚的分叶状肿块，黄褐色、灰色或灰白色，含有软骨的区域不像明显的脂肪组织。肉眼可见软骨，或砂粒感。

（二）光镜下

可见界线清楚的透明软骨岛，有时局灶钙化，位于乳腺间质的成熟脂肪和纤维脂肪之间。肿瘤边缘由挤压的乳腺组织分隔，似有包膜。罕见平滑肌成分。肿瘤主体内无腺体成分。

软骨脂肪瘤为良性病变，局部切除可治愈，文献中未见复发的报道。

四、肌样错构瘤

乳腺肌样错构瘤（MH）罕见，以间质中的肌样细胞束为特征。肌样成分的组织学起源不明，可能来自血管壁、乳头乳晕部平滑肌、乳腺间质的肌成纤维细胞和肌上皮，大多数 MH 可能是腺病瘤伴肌上皮的平滑肌化生。

（一）临床表现

患者多为女性，文献中仅有 1 例为男性。病程一般较长，可在 5 年以上。肿瘤多见于外上象限，大小在 2～11 cm，临床常诊断为纤维腺瘤。

（二）病理变化

1. 大体检查

肿瘤为界线清楚的实性肿块，常有一个薄而完整的纤维包膜。肿瘤呈圆形或椭圆形，分叶状，切面灰白，纤维样，质硬或偏软，脂肪组织往往不明显。少数病例可见大小不等的囊腔，内含棕黄色液体。

2. 镜检

MH 的组织学形态不一，乳腺导管、小叶及间质成分的比例不等，最大特征是间质成分呈平滑肌或肌成纤维细胞分化的肌样细胞形态。在大部分病例中，肌样细胞呈束状排列，形成灶区的平滑肌瘤样形态，散在分布于纤维间质之中。其中可见大致正常的乳腺导管、小叶和灶性成熟脂肪组织。少数病变以肌样成分为主，肌样成分弥漫成片，仅有少量脂肪和纤维组织夹杂其中。肌样细胞呈平行或交叉束状排列；胞质强嗜酸性或淡染，核呈细长梭形或雪茄烟样。肌样细胞的上皮样分化，有时可形成浸润性小叶癌样形态，在粗针穿刺活检标本中容易引起误诊。MH 通常缺乏明显的细胞异型性和核分裂象，但有个例报道乳腺错构瘤的间质中含大量异型细胞。有时，间质成分可出现明显的假血管瘤样间质增生或黏液样变性。MH 中上皮成分的形态学改变包括硬化性乳腺病、囊性变、顶泌汗腺化生、普通型导管上皮增生、乳头状增生等。

3. 免疫组化

大多数病例肌样细胞强表达 vimentin、SMA 和 MSA；结蛋白（desmin）和 calponin 阳性程度不等，少数病例表达 S-100 和 p63 等肌上皮标志物。在复旦大学附属肿瘤医院总结的 5 例病例中，肌样梭形细胞均强表达 α-SMA、desmin、MSA 和 vimentin，平滑肌特异性标志物重型钙调蛋白结合蛋白（h-caldesmon）有 3 例表达。

（三）电镜检查

胞质中存在大量肌动蛋白丝、梭形密体及丰富的细胞器，包括粗面内质网、高尔基体和线粒体；具有明显的胞膜下密斑和连续的基板；未见胞质内角蛋白丝和桥粒。

（四）鉴别诊断

MH 的主要鉴别诊断包括纤维腺瘤、男性乳腺发育症样增生、腺病瘤及多种乳腺梭形细胞病变。

1. 纤维腺瘤

MH 与纤维腺瘤最易混淆，少数情况下，MH 的组织学特征也可出现于纤维腺瘤之中。但纤维腺瘤具有特征性的管周或管内生长方式，肿瘤内部较少出现正常的乳腺小叶，一般没有明显的肌样成分和脂肪组织。少数情况下，纤维腺瘤间质可伴不同程度的平滑肌分化，此时需依据其主要的病变特点（如裂隙样或受挤压的腺体等）做出诊断。

2. 男性乳腺发育症样增生

当 MH 中导管和小叶成分较少，且伴导管上皮增生时，可类似于男性乳腺发育样增生。但 MH 一般边界清楚，有包膜；其缺乏男性乳腺发育样增生中特征性的腺管周围黏液水肿样间质、间质淋巴细胞浸润、微乳头状导管上皮增生等特点。

3. 腺病瘤

MH 有时容易与腺病瘤相混淆。但腺病瘤一般没有包膜，病变中缺乏肌样成分和脂肪组织，影像学及大体形态上均缺乏明显的肿块。MH 影像学和大体形态上则具有可识别的界线清晰的肿块。

4. 乳腺梭形细胞病变

当 MH 中肌样成分占绝对优势时，需与一系列乳腺梭形细胞病变鉴别。①分叶状肿瘤：由梭形细胞构成，但是以纤维细胞构成而不是平滑肌细胞，并且绝大多数肿瘤具有分叶状结构。②低度恶性纤维瘤病样梭形细胞癌：形态类似于纤维瘤病，肿块界线不清，浸润性生长于周围脂肪组织中，免疫组化显示梭形细胞表达上皮标记，不表达平滑肌标记。③纤维瘤病：呈浸润性生长，界线不清，背景疏松水肿或黏液样，细胞成分少，h-caldesmon、desmin 多阴性，容易与 MH 区分。④平滑肌瘤：完全由平滑肌成分构成，很少含有内陷的乳腺导管和小叶。⑤肌成纤维细胞瘤：由束状排列的肌成纤维细胞和宽大的玻璃样变胶原组成，病变中缺乏乳腺导管和小叶。⑥梭形细胞型腺肌上皮瘤：以导管周围肌上皮增生为主，缺乏脂肪成分，S-100、p63、CD10 等肌上皮标记常呈强表达。偶尔，肌样成分呈上皮样的分化，胞质丰富，细胞核偏位，可被误诊为小叶癌。结合临床及影像检查，并行免疫组化染色可明确诊断。

（五）治疗和预后

乳腺错构瘤为良性病变，一般经完整切除后能治愈。但文献中也有关于乳腺错构瘤恶变和复发的相关报道。起源于乳腺错构瘤的恶性肿瘤极其少见，目前仅有 15 例报道，组织学类型包括导管原位癌、小叶原位癌、浸润性导管癌或浸润性小叶癌。复发的最主要原因可能是肿块切除不净。复旦大学附属肿瘤医院病理科总结的 5 例乳腺 MH 中有 2

例局部复发，镜下均显示病灶边界不清，其中 1 例肌样间质中出现少量核分裂象，据此推测这些形态特征可能预示 MH 具有复发潜能。

第四节　纤维腺瘤内癌

纤维腺瘤内癌是指发生于纤维腺瘤中的上皮成分癌变，以小叶癌最常见，导管癌罕见。一般癌组织局限于纤维腺瘤内，或仅以小灶状向周围乳腺组织浸润，呈明显浸润性癌者罕见。乳腺纤维腺瘤是女性最常见的良性肿瘤，而纤维腺瘤内癌非常少见，在 1931 年首次由查特尔（Cheatle）报道，迄今文献记载仅 200 余例，国内报道 10 余例。布扎诺夫斯基 – 科纳基（Buzanowski-Konarky）等回顾分析了 43 年内的 4 000 例纤维腺瘤，其中仅 5 例为纤维腺瘤内癌，发生率约为 0.1%。

纤维腺瘤内癌发病年龄为 15 ~ 83 岁，平均为 44 岁，比单纯纤维腺瘤平均年龄晚 10 ~ 20 年。临床上一般无症状，个别患者可有疼痛。66% 的患者乳腺可触及肿块，肿块多位于外上象限活动，与周围组织无粘连，局部淋巴结无肿大。影像学通常提示为典型纤维腺瘤，部分肿块内可见微小钙化灶。术前往往诊断为良性肿块。肿瘤大小在 0.5 ~ 10.0 cm，质地中等，如癌变区出现纤维化、钙化，则质地较硬。

纤维腺瘤内癌组织学形态与普通乳腺癌相似，但不同组织学类型的发生率存在差别，依次为小叶原位癌（66.9%）、导管原位癌（12.4%）、浸润性导管癌（11.0%）和浸润性小叶癌（3.4%）。这种差异可能与纤维腺瘤发生于终末导管小叶单位有关。其他类型，如黏液癌、乳头状癌、鳞状细胞癌仅有零星的个案报道。2005 年，布兰科（Blanco）报道首例腺样囊性癌。约 40% 的纤维腺瘤内癌病例在腺瘤外乳腺组织中可找到癌，主要是导管原位癌、小叶原位癌、浸润性导管癌，或几种类型的组合，主要为高级别导管原位癌与经典型小叶原位癌混合。罕见顶泌汗腺型导管原位癌。10% ~ 15% 的患者同时或滞后发生对侧乳腺癌。腋窝淋巴结转移率比较低，迄今为止仅有零星个案报道。

免疫组化表达谱取决于癌的组织学类型。小叶癌呈 p120 胞质阳性、34βE12 阳性和 E-cadherin 阴性、CK5/6 阴性，Ki-67 增殖指数较高（10% ~ 15%）。

纤维腺瘤内癌需与叶状肿瘤相鉴别。叶状肿瘤一般体积较大，间叶成分为明显的管内生长方式，形成分叶状结构；间叶成分增生明显，超过典型纤维腺瘤的程度，表现为细胞密度较纤维腺瘤高；交界性肿瘤可见核异型性和少量核分裂；恶性分叶状肿瘤则可见显著核分裂活性（大于 10/HPF），并可见骨肉瘤、软骨肉瘤、横纹肌肉瘤等异源性肉瘤成分。

　　纤维腺瘤内癌的治疗一般采用根治性乳房切除术、改良根治术或乳房切除保留胸大肌手术，最近也有学者推荐保乳手术。局部切除者需加放疗或密切随访。纤维腺瘤内癌预后较好。皮克（Pick）等报道 39 例纤维腺瘤内原位癌，14 例行肿块切除术，术后 2 例复发（14.3%），1 例发生转移（7.1%）；25 例行乳房切除术，术后仅 1 例发生转移（4.0%）。15 例纤维腺瘤内浸润性导管癌患者，仅 3 例（20%）死亡。

第五章　胎盘的病理诊断

第一节　胎盘的检查

一、胎盘病理学检查的目的和意义

胎盘病理学检查不仅是证实临床诊断、确定临床表现的病理基础，还可发现临床未考虑到的诊断，从而促进产科诊疗水平和教学水平的提高。同时，胎盘的病理发现可作为重要的举证材料，尤其是在胎儿宫内死亡、胎儿脑损伤和产妇死亡等医疗纠纷中，有时可起到举足轻重的作用。

二、胎盘病理学检查的指征

一般来说，从人体切除或自然排出的组织均需送病理检查，但胎盘全部送检实际上很难做到，尤其是在工作量大的医院，故"正常的"胎盘多未常规送检。哪些胎盘需要送检？这包括了孕产妇因素、胎儿（或新生儿）因素和胎盘因素，表5-1列举了胎盘病理学检查的指征，产科医生应了解这些指征。当前民众的维权意识日益增强，产科医生需多考虑送检胎盘，以便留取证据，应对日后可能发生的医疗纠纷。

表5-1　胎盘病理学检查指征

母体指征	胎儿（或新生儿）指征	胎盘指征
孕妇系统性疾病	死产或围生期死亡	产前诊断的胎盘异常
临床感染迹象	胎儿宫内生长受限	可疑脐带异常
产前或产后出血	新生儿疾病	大体可见的胎盘异常
羊水过少或羊水过多	临床怀疑新生儿感染	
怀疑侵袭性操作的并发症	先天性畸形	
滥用药物	多胎妊娠	
孕妇受伤	羊水胎粪稠厚	
胎膜早破	胎儿水肿	
早产或过期妊娠		

三、标本的储存

多数胎盘病理学家认为胎盘最好新鲜送检，但也有一部分胎盘病理学家更愿意胎盘固定后送检，两种方法各有利弊。主张固定后送检的病理学家认为：对绝大多数胎盘标本来说，胎盘平放在甲醛固定液中 1～2 天后再行大体检查，更易于操作及发现一些肉眼病变（如梗死），而且减少污染的机会，有利于保护取材的病理医生。但部分胎盘需做细菌学检查、组织培养、染色体组型分析，以及单绒毛膜双胎胎盘需做血管吻合检查者，一定要新鲜标本。如胎盘标本需长距离运送，不方便于 4℃冷藏，则固定后送检比较易于保存。

新鲜送检的胎盘应尽快置于 4℃冰箱中保存直至大体检查，但不可冷冻。新鲜胎盘放在紧闭密封的容器中，在 4℃冰箱的保存时间最长可达 7 天。固定后送检的胎盘，其固定液至少应是胎盘容积的 2～3 倍。经血源性感染的阳性标本应适当延长固定时间，如已知 HIV 阳性的胎盘，应固定在大量甲醛固定液中 2 周后再行大体检查。

四、临床病理联系

做好胎盘的病理检查需要病理医生和产科医生之间的沟通与配合，像所有其他病理检查一样，产科医生应提供准确的、必要的临床信息，最基本的信息包括孕龄、孕产史（孕次及产次）、产科疾病、胎儿体重、新生儿阿氏评分、胎盘送检的特殊原因和需解决的问题。

五、大体检查步骤及方法

不同的单位和个人有不同风格的胎盘检查方法，以下是在参考多本胎盘病理专著及医院做法的基础上形成的常规检查步骤和方法，可根据实际情况取舍。

（一）观察胎盘的外形

观察胎盘的外形是否有异常，如胎盘副叶等（参见本章第二节"胎盘形成和发育的异常"中的胎盘形状异常）。如有条件，最好大体照相，照相时一般需同时摆放标尺作为参照。

（二）检查胎膜

（1）检查胎膜的完整性。

（2）注意胎膜的颜色、透明度，胎膜羊膜面是否有羊膜结节、胎粪浸染。急性绒毛膜羊膜炎时，胎膜黄染、透明度低。

（3）测量胎膜破口距胎盘缘的最近距离，经阴道分娩的胎盘，若胎膜破口处无人为的撕裂，则当距离为零时，可诊断为前置胎盘。

（4）检查胎膜的附着方式，如边缘附着、轮廓胎盘和有缘胎盘（部分性或完全性）。

（5）胎膜取材：从胎膜破口至胎盘缘剪取约 6 cm 宽的条状胎膜，用镊子夹住胎膜的一端，卷成胎膜卷，用大头针扎入镊子间隙，固定胎膜卷后，拔出镊子，将胎膜卷放入甲醛溶液固定液中，与新鲜胎盘固定后一并取 3 ～ 4 mm 宽的胎膜卷组织块，脱水浸蜡过程中保留大头针，直至包埋时将大头针取出。

（三）检查脐带

（1）测量脐带的长度与直径。

（2）检查脐带附着部位，测量附着处至胎盘缘的距离，膜性附着的要检查走行于胎膜间的血管有无损伤及出血。

（3）在距离脐带附着点 2 ～ 4 cm 处断开脐带，注意有时两条脐动脉在接近脐带附着处（小于 5 cm）有吻合，不要将此误认为是单脐动脉，检查脐血管数应在距附着处 4 ～ 5 cm 处进行。

（4）检查脐带是否水肿及局部病变，如过度扭转、缩窄、真结、血肿等。

（5）脐带取材：常规在脐带近胎盘端（距附着处 3 ～ 5 cm）处取材，局部病变处另取材。急性脐血管炎（特别是脐静脉炎）的初期往往在接近脐带附着处最早见到中性粒细胞浸润血管壁，绒毛膜板大血管的中性粒细胞浸润比近段脐血管的还要早。

（四）胎盘的盘

（1）在剪去胎膜和脐带后，测量胎盘的三维尺度及称重，胎盘的重量比胎盘的三维尺度更有意义（注意：存放在 4℃冰箱中的新鲜胎盘时间长了重量会减轻，而用甲醛溶液固定后的胎盘重量会增加 5% ～ 10%）。

（2）检查胎盘的胎儿面的颜色及透明度，是否有羊膜下出血、绒毛膜下血栓或纤维蛋白沉积、羊膜结节等。

（3）检查母体面是否完整，是否有母体叶缺失，母体面的破碎或不完整往往与胎盘粘连有关，如临床诊断胎盘早剥、胎盘后血肿，要注意母体面是否有凹陷，可在血块及血块下胎盘实质处取材。

（4）胎盘切面：从母体面向胎儿面每隔 1 ～ 2 cm 做平行切面，保持胎儿面不切断，正常胎盘切面为海绵状、深红色，查看切面的颜色，检查是否有异常的实性区域（包括梗死、纤维蛋白沉积、血栓血肿等病变），测量病变的大小并估计胎盘受累的百分比。

（5）胎盘取材：除各异常处分别取材外，相对正常的部位至少要取 1 块，如切面无明显异常，胎盘实质至少要取 3 块组织（应包括胎儿面和母体面全层厚度）。取材的位置一般在胎盘的中 2/3 处，应包括胎盘全层，不宜在胎盘近边缘的 1/3 处取材。最好先取小条组织放入小容器内继续固定，待经过 4 ～ 6 小时或过夜后再次裁取组织块。

（五）保留检查过的胎盘

在甲醛固定液中以备必要时重新检查或多取材。一般标本在病理报告发出 2～4 周后按医疗废物常规处理。

六、胎盘的镜下检查

胎盘的镜下检查最好按照一定的顺序进行，才不至于遗漏，要结合临床提供的病史和诊断，有重点、有目的地去寻找相应的病理改变。

（一）胎盘的盘

1. 绒毛膜板

检查绒毛膜板中或绒毛膜板下纤维蛋白层中是否有炎症细胞浸润，检查绒毛膜板的血管是否有血栓或炎症等。

2. 绒毛

注意绒毛在胎盘的垂直切面上的不同区域（近胎儿面、中间、近母体面）的形态是不同的，近母体面区域的绒毛密度最大，其结构发育也最适合交换功能，评估绒毛的改变和异常应在此区域进行。检查绒毛的第一步要评估绒毛的成熟度并注意其血管的状况，要注意合体结节、血管合体膜和滋养细胞的数量及滋养细胞基膜的厚度，在大多数情况下，评估绒毛的改变带有很强的主观因素，与观察者的背景知识和实践经验有关。接着检查绒毛的间质是否纤维化或水肿，霍夫鲍尔细胞是否过多；要仔细寻找绒毛炎症的证据，评估绒毛血管的状况，是否存在无血管绒毛及绒毛血管过多，评估纤维蛋白样坏死绒毛的所占比例；胎儿血管中是否有过多的有核红细胞；胎儿肝动脉是否有异常，如血栓或闭塞性血管内膜炎；注意是否有绒毛梗死；等等。

3. 绒毛间隙

绒毛间隙消失见于梗死和假性梗死（绒毛周围纤维蛋白样物质沉积），要加以鉴别，慢性绒毛炎有时也会引起绒毛间隙消失，注意是否有慢性绒毛间隙炎、绒毛间隙脓肿、绒毛间血栓等病变。

4. 底板

底板中发现浆细胞的浸润不仅可诊断为慢性底板炎，还因其与慢性绒毛炎的关系密切，提示应仔细寻找慢性绒毛炎。检查附着在底板上的蜕膜碎片中的母体血管是否有生理性改变，是否有血栓、蜕膜血管病、蜕膜坏死、急性蜕膜炎及胎盘后血肿等。在少数情况下，底板有子宫平滑肌束附着，注意其与固定绒毛之间有无蜕膜。

5. 其他

钙化、胎盘隔囊肿等。

（二）胎膜

观察是否有急慢性炎症细胞浸润、胎粪浸染、含铁血黄素巨噬细胞、蜕膜血管异常等。

（三）脐带

观察是否有急性炎症细胞浸润、脐血管异常（单脐动脉或 4 根脐血管）、血肿、血栓形成、水肿、胚胎残余等。

重要且复杂的内分泌器官，在传送氧气和营养物质给胎儿方面起关键性的作用，而且还具有免疫屏障的功能。

第二节　胎盘形成和发育的异常

一、胎盘形状异常

（一）绒毛膜外胎盘（边缘胎盘或轮廓胎盘）

绒毛膜外胎盘是常见的胎盘发育异常，可见于约 25% 的胎盘。此种异常为绒毛膜板小于底板，胎膜与胎盘的相接处不是在胎盘的边缘，而是与胎盘边缘有一定的距离，因而使胎盘周边的绒毛组织裸露在绒毛膜板边界外。

在这种情况下，如果胎膜平整，则在胎盘周围形成一个白色环，称为有缘胎盘；如果胎膜折叠形成一个稍隆起的嵴，则称为轮廓胎盘。这两种异常均可为完全性或部分性，也可同一胎盘部分为有缘胎盘，部分为轮廓胎盘。

绒毛膜外胎盘的发病机制还不清楚，有很多推测。多数学者认为，这是胎盘边缘的静脉出血（边缘剥离），在绒毛膜板下将胎膜推向内侧或引起胎膜反折所致，其他的解释包括孕卵着床过深等 10 余种。有缘胎盘无临床意义，完全性的轮廓胎盘可与流产、早产、产前出血、小于孕龄儿、围生期死亡、先天性胎儿畸形等有关。

大体上，绒毛膜外胎盘常有较大范围的陈旧性或较为新鲜的凝血区域。要注意在胎膜与胎盘交界处取材。镜下观察可见陈旧性蜕膜出血灶（或纤维蛋白），该出血灶或位于绒毛膜羊膜与边缘绒毛的分隔处，或位于胎膜的皱褶中。含铁血黄素沉积可见于局部，严重者可累及整个胎盘。

（二）膜状胎盘

膜状胎盘又称为弥漫性胎盘。胎盘为膜样结构，膜的外表面完全或大部分被覆绒毛，系妊娠早期应当萎缩的平滑绒毛膜绒毛未萎缩所致，即保留胎盘发育早期的形态。猪、驴、象的胎盘就是这种膜状胎盘，而在人类属罕见。

膜状胎盘的发生可能与孕妇子宫内膜炎、蜕膜血管发育不良、孕卵着床深、滋养细胞始基异常、子宫内膜萎缩等有关。

膜状胎盘总是同时为前置胎盘，每例均有反复产前出血，还可伴发流产、早产、胎儿体重过低、产后出血、胎盘粘连，以致临床需徒手剥离胎盘或切除子宫。膜状胎盘几乎不存在完全正常的妊娠和分娩过程。

（三）副叶胎盘

副叶胎盘发生率约为3%，是在主胎盘附近有一个或多个大小不等的副叶，副叶一般比主胎盘要小很多。副叶或以狭窄部分与主胎盘相连，或完全与主胎盘分离，只以胎膜相连。副叶血液供应来自主胎盘胎儿面的动脉分支。副叶胎盘的形成可能是胚泡植入过浅，胎盘一部分在前壁、一部分在后壁或平滑绒毛膜部分绒毛未萎缩所致。一般无临床意义，偶尔可由主胎盘娩出后，副叶胎盘仍滞留宫内，引起子宫复旧不全和迟发性产后出血。

（四）双叶胎盘或多叶胎盘

双叶胎盘由大小相似的两叶胎盘组成，两叶可相连，也可分开。脐带可在两叶之间呈脐带帆状附着或附着于两叶中的任一叶上。发生机制可能为受精卵着床浅，使之可接触子宫的前、后壁而形成。双叶胎盘一般无特殊临床意义。多叶胎盘由3叶或更多叶胎盘组成，其临床意义不明。

（五）有窗胎盘

有窗胎盘极为罕见，表现为胎盘中心部分缺如，有时胎盘中心为一孔，但更常见的是仅绒毛组织缺如，而绒毛膜板存在。临床意义在于可能误认为胎盘小叶不全，因而进行不必要的子宫探查和刮宫。

（六）环状胎盘

环状胎盘非常罕见，大体上为一空心圆柱体，有时为一完整的环形，更常见的是胎盘环部分萎缩，使胎盘呈马蹄形，这时可见胎儿血管横跨该萎缩的区域。福克斯（Fox）认为，环状胎盘是膜状胎盘的亚型，是形成平滑绒毛膜的部分绒毛组织在妊娠早期没有按正常过程萎缩而造成的。临床意义为产前或产后出血发生率高，通常胎儿为小于孕龄儿。

二、胎盘种植异常

（一）前置胎盘

前置胎盘的定义是胎盘种植在子宫下段，部分胎盘组织接近或完全覆盖宫颈内口。

完全性前置胎盘是指宫颈内口完全被胎盘组织覆盖，部分性前置胎盘是指胎盘边缘距宫颈口在 2 cm 之内。前置胎盘的发生率为 0.3% ～ 0.5%。

相关的发病因素包括刮宫史、剖宫产史、经阴道多产史、宫底部大的平滑肌瘤及子宫畸形。前置胎盘经常引起胎盘早剥、大量阴道出血及早产。大体检查常可见边缘性胎盘后血肿，自然分娩、胎膜完整的胎盘，可依据胎膜的破裂口位于胎盘的边缘做出部分性前置胎盘的诊断。常见由胎盘粘连而造成的母体面的破损。组织学上无特异性的改变。

（二）粘连性胎盘、植入性胎盘、穿透性胎盘

此类病变被认为是由部分或完全缺乏底蜕膜（由于胎盘种植于缺乏内膜处或异常蜕膜化的内膜处）而造成胎盘在产后附着于子宫肌壁上。粘连性胎盘是指胎盘绒毛附着于子宫肌层，但没侵入肌层；植入性胎盘是指胎盘绒毛侵入肌层；穿透性胎盘是指胎盘绒毛穿透肌层。

国外文献将三者统称为"placenta accreta"，国内以前将其译为"粘连性胎盘"，最近戴钟英等建议将包括三者的广义的"placenta accreta"译为"侵入性胎盘"，以资与狭义的、真正的粘连性胎盘区别。

粘连性胎盘的发病率为 1/70 000 ～ 1/540。粘连性胎盘被认为是由于胎盘种植于缺乏内膜处或异常蜕膜化的内膜处，与之相关的情况有产妇年龄大于 35 岁、曾经的子宫手术（如刮宫、剖宫产）、子宫结构缺陷（如子宫膜、平滑肌瘤）及异位种植（前置胎盘、宫角妊娠）。临床特点：粘连性胎盘的产前并发症包括反复的阴道少量出血，常与前置胎盘并发；穿透性胎盘可引起子宫破裂。产后出血可能需切除子宫；当残留的胎盘组织维持较长时间时，可发展成胎盘息肉。

大体标本与镜下所见：粘连性胎盘的母体面通常是破损而不完整的。组织学上，底板常呈现弥漫性的、基质型的纤维蛋白样物质的增多，局部蜕膜的缺失是最关键的诊断要点。一般认为，在娩出的胎盘上难以找到粘连性胎盘的证据，往往有这样的错觉：要看到有血管的绒毛毗邻大片的平滑肌才可诊断胎盘粘连。其实，大多数粘连性胎盘的病例显示平滑肌靠近固定绒毛（通常缺乏胎儿毛细血管），二者间仅有纤维蛋白样物质或中间型滋养细胞，而无蜕膜组织。这种诊断特征在常规取材（3 块胎盘全层厚度的切片，其中至少 1 张取自破损母体面附近）通常可看到，而正常胎盘是看不到此特征的。

产后刮宫标本中识别胎盘粘连对产后出血的鉴别诊断是重要的，有时需用免疫组化的方法，用 CK 和 SMA 来判断绒毛与肌层的真正关系。

（三）浅表种植

娩出胎盘的底蜕膜和底板动脉中缺乏间质的和血管内的绒毛外滋养细胞（EVT）者，

称为浅表种植。

浅表种植是先兆子痫的主要解剖异常，更多见于初产妇。目前尚不清楚是否所有先兆子痫患者的胎盘都是浅表种植者。

1. 大体标本

除胎盘小于孕龄外，无其他明显异常。

2. 镜下所见

浅表种植的最好证据是在内 2/3 胎盘的底板处发现肌性的动脉。在正常情况下，该部位的动脉壁仅含滋养细胞与纤维蛋白样基质。急性动脉粥样硬化是先兆子痫的特征性改变，如果在底板中发现此种变化，也可做出浅表种植的诊断。

在浅表种植中，另外两个典型的改变是底板内有很多胎盘部位巨细胞，被疏松蜕膜组织围绕并缺乏 EVT；在底板中粘连成片的未成熟 EVT 很靠近固定绒毛。这些变化并无特异性，不能单独作为诊断依据。

第三节　胎盘循环障碍所致病变

一、母血液循环障碍

（一）蜕膜血管病

蜕膜血管病分为急性动脉粥样硬化和螺旋动脉血栓。蜕膜血管病是指一组与母体蜕膜螺旋动脉相关的病理改变，包括未完成生理学上的改变、坏死（急性动脉粥样硬化）和血栓（附壁性或闭塞性）。

1. 发病率

急性动脉粥样硬化是蜕膜血管病的主要类型，与螺旋动脉未完成生理性改变有关，约发生于 50% 的先兆子痫的胎盘中，可能还要多，因为正常情况下附着于胎膜和胎盘底板的蜕膜中常不易看到螺旋动脉，闭塞性血栓在正常发育的螺旋动脉中的发病率不清楚。

2. 临床特点

急性动脉粥样硬化是先兆子痫、子痫的病理改变之一，也见于红斑狼疮、硬皮病等。急性动脉粥样硬化并不发生于所有先兆子痫的病例，也并非所有急性动脉粥样硬化的胎盘一定会引起母体高血压。蜕膜血管病使子宫胎盘血流减少，导致胎盘缺血、先兆子痫改变及胎儿生长受限。正常发育的螺旋动脉中的血栓发生于母体有血栓形成倾向者，导致血管闭塞及该血管供血区域的重度胎盘梗死。

3. 大体标本

与急性动脉粥样硬化及先兆子痫相关的胎盘可正常大小,但通常小于正常尺寸,常见梗死。

4. 镜下所见

螺旋动脉管壁纤维蛋白样坏死,积聚泡沫状、含脂质的大的巨噬细胞及中性粒细胞。闭塞性和附壁性血栓常见。超微结构研究显示,胎盘床血管内皮细胞损伤。在某些先兆子痫、糖尿病或自发性宫内发育迟缓的病例,蜕膜血管管壁肥厚,类似肾动脉硬化的改变,称为肥厚性蜕膜血管病,或简称为厚壁蜕膜小动脉。蜕膜血管病概括所有上述的血管异常。有蜕膜血管病的胎盘,螺旋动脉的平滑肌常持续存在(缺乏生理性的改变),且有大量不成熟的增生性 EVT。

5. 鉴别诊断

蜕膜感染引起的炎症可产生局限性的蜕膜血管炎或伴有血栓形成,可能与急性动脉粥样硬化较轻的炎性特点相混淆。感染的炎性浸润更杂、更明显,包括了浆细胞和较多的中性粒细胞。

(二)胎盘梗死

胎盘梗死是局部区域绒毛的缺血性坏死,坏死绒毛周围逐渐被凝固的血液所环绕。有时也称为绒毛梗死。多达 1/4 的无妊娠并发症的胎盘可见小于 3 cm 的小梗死灶,妊娠期高血压疾病时发生率更高,如先兆子痫的胎盘 2/3 有梗死。胎盘梗死发生在螺旋动脉的血流量灌注不足时,特别是在螺旋动脉狭窄和阻塞的区域,可引起局部子宫胎盘血流中断。在胎盘边缘常见直径小于 3 cm 的小梗死灶,仅单独出现时并无临床意义。相反,非边缘区的梗死应视为异常,表示胎盘功能欠佳。大于 3 cm 的或多发的梗死灶,表示子宫胎盘血流中断的可能性;累及 50% 以上胎盘区域的梗死,导致胎盘功能明显降低,可能足以引起缺氧和胎儿宫内死亡。

1. 大体标本

梗死灶边界清楚,比相邻的胎盘区域坚硬,初期梗死灶为红色,仅轻度变硬,切面均质状、实性,与正常胎盘相似,故大的新近梗死灶也易被忽略,而用甲醛溶液固定后则更易发现,时间长一些的梗死灶质地更坚硬,边界更清楚,随着梗死灶中血红蛋白的退变,逐渐变为棕色、褐色,最终为白色。与血肿的平滑、分层的切面不同,梗死的切面呈颗粒状,反映了绒毛的存在。

2. 镜下所见

急性梗死早期绒毛拥挤、靠拢,绒毛间隙缩窄,甚至消失,血管扩张充血,合体细胞核不同程度的核固缩、核碎解,最后核消失,绒毛周围仅剩下一层嗜酸性的玻璃样物。

坏死绒毛血管内溶血，内皮细胞及绒毛间质退变，染色差，但无纤维化，不出现滋养细胞基膜增厚，无细胞滋养细胞的增生，这种凝固性坏死逐渐发展成拥挤的鬼影绒毛，其绒毛间隙不再有循环，而代之以一层纤维蛋白。梗死灶周围有时有中性粒细胞浸润，有时可没有或很少。

（三）胎盘内血肿

胎盘内血肿是绒毛间隙中局限性的边界清楚的血凝块，又称为绒毛间血栓，新鲜病变有时称为 Kline 出血。小的胎盘内血肿（$1 \sim 2$ cm）常见，可发生于 $36\% \sim 48\%$ 的胎盘。血肿中主要为母体血，大多数血肿形成于胎儿血渗漏的地方，胎儿出血一般为绒毛合体滋养细胞变薄处破裂的后果，可能是绒毛合体滋养细胞损伤，释放出促血栓形成物质，引起周围母血形成逐渐扩展的血栓。

1. 大体标本

新近的胎盘内血肿深红色，有分层的外形，时间长的血肿随着血红蛋白的退变，逐渐变为褐色、灰白色。

2. 镜下所见

血凝块将绒毛分开，形成充满血液的腔，周围环绕绒毛，有些有分层的结构，红细胞与纤维蛋白和血小板交错成层状排列。周围绒毛受压并可出现梗死，时间较长的血凝块褪色，不出现成纤维细胞性机化。胎盘内血肿仅由退变的血凝块组成，其中不含绒毛或其他结构，不难与其他有着相似质地和颜色的结节状病变鉴别，如梗死、绒毛间隙纤维蛋白沉积、绒毛膜血管瘤等。

胎盘内血肿对胎儿的影响取决于血肿的大小、部位及对胎盘功能的影响，如血肿小、数量少，通常无影响。多发性的胎盘内血肿要考虑胎儿出血至母血液循环导致胎儿重度失血、贫血的可能性，可引起胎儿循环灌注不足，最终导致胎儿器官受损、胎盘胎儿水肿和胎儿死亡。

（四）胎盘后血肿、胎盘早剥、边缘血肿

胎盘后血肿是位于胎盘底板与子宫肌壁之间蜕膜内新近的或陈旧性的凝血块，往往系胎盘娩出时形成。胎盘早剥是指胎盘在胎儿娩出前与子宫肌壁分离，并伴有阴道出血、腹痛及进行性子宫增大等症状。

蜕膜层中的小的血肿发生在分娩前数天或数周，有时与轮廓胎盘有关，临床医生常称之为慢性胎盘剥离，可引起产前出血与早产，有时与羊水过少有关。

蜕膜动脉破裂引起的急性出血，沿胎盘与子宫肌壁间的蜕膜迅速扩散，导致胎盘的完全剥离，剖宫产时，可见胎盘似飘浮在宫腔内，即使没有病理检查，据此也可建立诊断。这时的血凝块并不引起胎盘凹陷，没有足以做出病理诊断的明确特点。导致胎盘早剥的

因素包括先兆子痫、原发性高血压、吸烟、绒毛膜羊膜炎等。

边缘血肿是位于边缘区胎盘与胎膜之间的出血，通常较轻，在孕期可反复发作，临床表现为阴道出血。

1. 大体标本

新近的血凝块深红色，质地较硬、较实性，切面可见胎盘有程度不等的压迹，时间长一些的胎盘后血肿实性，棕色，其相邻的胎盘常梗死，陈旧性的血肿呈灰色或白色。

2. 镜下所见

早期胎盘后血肿主要由红细胞组成，仅有少量纤维蛋白条索，随着时间的推移，红细胞变性，纤维蛋白增多，纤维蛋白条索与胎盘底板平行，许多血肿有多形核白细胞和含铁血黄素巨噬细胞浸润，血液分离蜕膜使得小块的蜕膜组织与血凝块混杂。

大体检查可能不能证实突发的完全性的胎盘早剥的临床诊断，而血凝块的组织学检查可能有价值。要鼓励临床医生将突发的急性胎盘早剥病例的血凝块与胎盘一起送检。血凝块的组织学切片可证实分层和受压的形态，有时可见小块的蜕膜组织在血凝块中。

（五）大范围绒毛周围纤维蛋白沉积和底板梗死

绒毛间隙虽不是传统意义上的血管系统，但实际上是充盈着血液的腔隙，为母胎的物质交换提供了场所，一旦堵塞即中断了母胎的血液供给途径。

大范围绒毛周围纤维蛋白沉积和底板梗死都是以大量纤维蛋白沉积围绕绒毛为特点，不同的只是部位。卡兹曼（Katzman）和格内斯特（Genest）提出以下诊断标准：①底板梗死。至少在一张切片上，整个底板的绒毛包埋在纤维蛋白中至少达 3 mm 厚。②大范围绒毛周围纤维蛋白沉积。胎盘全层受累，至少一张切片上，50% 或以上的绒毛被纤维蛋白包裹。纤维蛋白聚集物大到能在切面上肉眼可见，为淡灰色的硬化区。22%的足月胎盘有肉眼可见的绒毛周围纤维蛋白沉着灶，这通常都是无意义的。较少见的影响胎盘功能的通常位于中央，累及约 1/4 胎盘，可引起胎儿生长受限。文献报道，大范围绒毛周围纤维蛋白沉积和底板梗死的发生率为 0.005% ～ 0.500%。临床特点：二者都与晚期妊娠宫内胎儿突发死亡有关，常见于复发性流产史者。绒毛周围纤维蛋白沉积累及 40% ～ 50% 的少见，但如发生，几乎是致命的，底板梗死引起宫内胎儿生长受限，存活的胎儿有生长受限或严重的神经障碍风险。二者都可能在以后的妊娠时复发。

1. 大体标本

切面可见大范围的不规则浅灰色的条索和斑块，质地硬。底板梗死：可见底板变厚、僵硬，色苍白。

2. 镜下所见

成群的绒毛被纤维蛋白环绕并分隔，绒毛间隙完全被纤维蛋白所占据，合体滋养细胞和毛细血管内皮逐渐坏死消失，间质逐渐纤维化。尽管合体滋养细胞消失，但细胞滋养细胞不仅存在还繁殖，并迁移到周围的纤维蛋白中，而绒毛的轮廓及间质细胞持续存在。最终，绒毛像无血管的纤维岛漂浮在纤维蛋白的海洋中。

3. 预后

累及 40% 胎盘的绒毛周围纤维蛋白沉积和累及整个胎盘底板的底板梗死常是致命的，在没有警示的情况下可发生突然的胎儿宫内死亡。在少数情况下，因宫内窘迫而行及时的剖宫产存活下来的胎儿，以后可出现神经损伤的迹象。

二、胎血液循环障碍

（一）胎儿血栓性血管病

胎儿血栓性血管病是指脐动脉和脐静脉分支及干绒毛血管内闭塞性和附壁血栓引起的血栓周围胎儿血管的继发性退行性改变。大血管的病变及周围绒毛的病变都称为胎儿血栓性血管病（FTV）。描述类似病变的其他术语还包括无血管性终末绒毛、胎儿肝动脉血栓形成、纤维蛋白性血管病、内膜垫等。

1. 发病率

Fox 报道足月妊娠的胎盘 FTV 的发病率为 4.5%，若母亲有糖尿病，发病率为 10%。雷德林（Redline）和帕平（Pappin）报道在 9 316 个连续分娩的胎盘中发病率为 3‰ ～ 10‰。

2. 临床特征

大体上广泛的病变或占 40% ～ 60% 胎盘体积的病变，通常引起突然的胎儿宫内死亡或产时死亡，小灶性的病变，出生时可无症状，胎盘小于正常尺寸或新生儿体循环中也出现血栓，可发生胎儿生长受限，也可与母亲患糖尿病有关。

鉴别胎盘中胎儿循环的血栓有重要意义，因为其可提示新生儿具有产前损伤的风险。出生前，胎儿体循环血栓可引起严重的损伤，包括心肌梗死、脑梗死等。有些新生儿虽有重度 FTV，但新生儿期似乎正常。在正常新生儿的胎盘中发现 FTV 是否提示血栓性疾病的风险更高，仍有待进一步的研究。

3. 大体标本

绒毛膜板大的血管中的血栓肉眼可见。闭塞干绒毛血管所属的绒毛区域大体上呈楔形，切面三角形，底边位于底板，灰白色，质硬。小的病变大体可不明显。

4. 镜下所见

新鲜血栓使血管扩张，附着于管壁上，可有分层结构，血栓下内皮细胞溶解消失，成纤维细胞的梭形细胞出现在血栓内，红细胞退变，纤维间隔将血管腔分割成多腔隙，类似血管再通。最终，血管闭塞并纤维化，只剩下不明确的血管轮廓，血管壁有成纤维细胞反应，最终可钙化，难以辨认闭塞的血管到底是动脉还是静脉。干血管的闭塞使下属的绒毛及绒毛的毛细血管发生明显的变化，可见两种表现类型。第一种类型（早期的改变）：毛细血管内皮细胞核碎解，红细胞外渗，间质核碎解，铁沉积在合体滋养细胞的基底膜下。类似的变化亦见于死于产前 1 ~ 2 天的死胎胎盘的血管，呈弥漫性分布。第二种类型（较晚期的改变）：特征性的绒毛纤维化，毛细血管丧失，可能是因为上游动脉的闭塞，使其所属绒毛树失去血管。以上两种组织学图像代表同一过程的不同阶段。如没有其他潜在的非血栓性因素在病变区域存在，如慢性绒毛炎、绒毛周围纤维蛋白沉着，即使没有血栓的存在，无血管性绒毛也可归入 FTV。

诊断 FTV 所需最少的无血管性绒毛的数目标准尚未建立。Redline 和奥里奥丹（ORiordan）的研究发现，只有不少于 10 小灶（每灶 3 ~ 5 个绒毛）或总数不少于 45 个绒毛的无血管性绒毛，在有脑瘫或其他神经损伤的婴儿才更普遍，并认为病变占胎盘总量的 25% ~ 50% 为大量。

5. 鉴别诊断

在慢性绒毛炎，绒毛毛细血管也消失，间质也纤维化，但在 FTV，没有炎症细胞浸润，没有纤维蛋白将绒毛粘在一起，FTV 的绒毛是正常分开的。梗死与绒毛间隙纤维蛋白沉积的绒毛间隙是消失的，合体细胞层也消失。

6. 预后

有 FTV 的婴儿的命运取决于 FTV 的程度范围和体循环中是否还有血栓。如有，血栓位于何器官。有些有胎盘 FTV 的婴儿生来就有中枢神经系统的损伤；广泛的 FTV 由于胎盘功能衰竭，导致死产，在死产和新生儿死亡，尸检也许可证实胎儿的体循环中有生前就有的血栓及在某些病例有脑梗死。有些生来就有相对较小的中枢神经系统病变，又有胎盘 FTV 的婴儿，虽然出生时有症状，但最终成长正常，因为不成熟脑组织的修复和愈合能力强。

（二）羊膜下血肿

羊膜下血肿是位于羊膜与绒毛膜板间的血凝块，来自胎儿血管的出血，代表绒毛膜血管的创伤性破裂，通常由胎儿娩出后（第三产程）过度牵拉脐带造成。偶尔，当脐带过短或缠绕时，一定的牵拉力可在第一产程或第二产程引起血管破裂，导致胎儿大量失血。羊膜下血肿有时由宫内操作引起，如放置宫内压力导管、羊膜穿刺术、放置胎儿头皮电极。仅由病理检查基本不可能鉴别出常见的第三产程出血与少见的第一产程、第二产程出血。

1. 大体标本

羊膜下血肿暗红色，质软，通常是波动的血液积聚在菲薄的羊膜下。

2. 镜下所见

组织学上可明确血肿与羊膜的关系。

第四节　胎盘感染和炎性病变

一、胎盘感染途径

（1）微生物从阴道、子宫颈上行进入羊膜腔或经蜕膜上行。

（2）微生物经母血液循环到达胎盘。

（3）微生物从子宫内膜感染灶直接蔓延。

（4）微生物从盆腔或输卵管中的感染灶经输卵管进入子宫腔。

（5）在羊水穿刺、子宫内输血、经皮取脐血或羊膜腔内注射堕胎药物时。

（6）胎儿在宫内输入污染的血液后，微生物从胎儿逆行播散。

（7）被感染的精子受精的结果。

前两种感染途径较为重要。

二、上行性感染

上行性感染为最常见的感染途径。微生物经孕妇生殖道上行至宫腔，引起胎盘和胎膜的感染，表现为绒毛膜羊膜炎。

（一）急性绒毛膜羊膜炎

急性绒毛膜羊膜炎是母体和胎儿对羊水感染做出的炎症反应，表现为胎盘、脐带和胎膜的急性炎症。

母体炎症反应是来自母血液循环的中性粒细胞在绒毛膜板和胎膜的绒毛膜羊膜的弥漫性浸润，这些中性粒细胞分别来自绒毛间隙和包蜕膜的小静脉，若绒毛膜板下纤维蛋白层中缺乏中性粒细胞，则基本除外绒毛膜羊膜炎的诊断。

胎儿炎症反应是来自胎儿血液循环的中性粒细胞穿出绒毛膜板和脐带的大血管的管壁，并逐渐游走到绒毛膜板的结缔组织和脐血管周围的华通胶中，靠近羊膜腔的部位中性粒细胞更密集。常见受累部位为近脐带附着处的脐血管，故脐带的常规取材部位距脐带附着处 2～5 cm。

绒毛膜羊膜炎的发生率与孕龄成反比，孕 24 周以前为 67%，足月时约为 20%。

大多数病例是由来源于宫颈阴道的细菌或支原体突破宫颈口的屏障进入羊膜腔所引起的。促进因素包括胎膜早破、子宫收缩、宫口扩张等。少数病例是细菌从相邻盆腔器官（膀胱、输卵管、腹腔脓肿）播散而来或血源性播散至胎膜。

1. 大体标本

母体绒毛膜羊膜炎时中性粒细胞的渗出使得绒毛膜板表面失去光泽，不透明。严重时变为黄绿色，类似胎粪或胆绿素染色。

2. 镜下所见

以往的急性绒毛膜羊膜炎的分期仅按照母体炎症反应来划分，如应用较为广泛的纳耶（Naeye）的绒毛膜羊膜炎的分期（少量中性粒细胞局限于绒毛膜板下纤维蛋白中或胎膜蜕膜层为Ⅰ期，中性粒细胞增多并进入绒毛膜和绒毛膜板而未达羊膜为Ⅱ期，中性粒细胞广泛浸润蜕膜和绒毛膜并达羊膜为Ⅲ期）。Redline 等于 2003 年将胎儿的炎症反应也一并考虑，提出以下新的急性绒毛膜羊膜炎的分期方案。

（1）母体炎症反应。①Ⅰ期（早期）：急性绒毛膜板下炎和（或）急性绒毛膜炎。母体中性粒细胞位于绒毛膜板下的纤维蛋白层内和（或）胎膜的蜕膜与绒毛膜交界处。②Ⅱ期（中期）：急性绒毛膜羊膜炎。母体中性粒细胞位于绒毛膜板的结缔组织和胎膜的绒毛膜羊膜中。③Ⅲ期（晚期）：坏死性绒毛膜羊膜炎。羊膜基底膜过度红染，中性粒细胞核碎解、坏死及羊膜上皮细胞脱落。

母体炎症反应的程度较难测定。有将重度母体炎症定义为绒毛膜板中每高倍视野有超过 30 个中性粒细胞。此定义并不能预示诸如败血症、慢性肺疾病及脑瘫这样的临床结局。有研究发现，绒毛膜微脓肿是反映重度母体炎症反应的另一个组织学特点，与临床新生儿感染的风险增高有关。

（2）胎儿炎症反应。①Ⅰ期（早期）：绒毛膜板血管炎和（或）脐静脉炎。胎儿中性粒细胞出现在绒毛膜板血管或脐静脉的管壁中。②Ⅱ期（中期）：脐动脉炎。胎儿中性粒细胞出现在 1 条或 2 条脐动脉的管壁中，此期也可有少量中性粒细胞出现在华通胶中。③Ⅲ期（晚期）：坏死性脐带炎或同心圆性脐血管周围炎。退化的中性粒细胞和嗜伊红的碎屑环绕一条或多条脐血管呈同心圆性带状排列，该病变见于持续时间长的细菌、真菌、原虫和病毒感染，偶尔这种带状浸润可以钙化。坏死性脐带炎的形成机制是来自羊水的微生物抗原与来自母体的抗体结合，形成免疫复合物沉淀。

胎儿炎症反应的程度与不良临床结局有着重要的关联，重度胎儿炎症，尤其是绒毛膜板血管炎可导致血管损伤或绒毛膜板血管血栓，这预示胎儿的血栓体质，可引起胎儿其他器官的血栓。

绒毛膜羊膜炎的组织学改变有几点值得注意：①炎症反应来自母、胎两方面，如感染发生在胎儿死亡之后，母体的炎症反应不会消失，而胎儿的炎症反应不会发生。②上行性感染炎症过程主要局限于胎膜与绒毛膜板，并不累及绒毛组织，然而如果感染传给胎儿，引起胎儿菌血症，绒毛将会显示炎症的迹象，因为胎盘是胎儿器官，在这种并不多见的情况下，感染的起源地胎膜的炎细胞浸润更明显，而绒毛炎较轻，与血行性感染的绒毛的炎症更明显的情况相反。③仅蜕膜和底板的非特异性炎症细胞浸润，不足以诊断感染，尤其是只有单核细胞，这种情况可认为几乎是生理性的，出现在 85% 的正常妊娠。然而，位于绒毛膜蜕膜交界处的以多形核白细胞为主的明显浸润，几乎不见于无并发症的妊娠，频见于早产和假定由于局限性的上行性生殖道感染。④绒毛膜板血管炎和脐血管炎代表胎儿对羊水感染的反应，并不代表感染已累及胎儿。⑤不与绒毛膜羊膜炎相关联的孤立的脐带炎，几乎总是发生在脐带脱垂。

（二）亚急性绒毛膜羊膜炎

亚急性绒毛膜羊膜炎是混合性单核细胞和退变的中性粒细胞在绒毛膜板内的浸润。2002年，大山（Ohyama）的研究发现，其在低出生体重儿中的发生率为6%。

1. 病因

感染低致病性微生物未引起即时分娩或妊娠中晚期反复出血的孕妇的重复轻度感染。

2. 临床特点

孕妇反复阴道出血。

3. 大体标本及镜下所见

大体标本无特殊。组织学：混合单核细胞－中性粒细胞渗出，表明感染时间长，与急性绒毛膜羊膜炎相比，炎细胞在羊膜和绒毛膜板外层较之绒毛膜板下纤维蛋白层和绒毛膜板内层为多。该病种还应与慢性绒毛膜羊膜炎鉴别，后者主要为淋巴细胞浸润。

三、血行性感染

许多胎盘炎症是由感染因子通过母体循环系统到达胎盘引起的，然而，其中一部分可能是继发于子宫内膜炎而不是来自母血微生物的直接传播。血行性感染用来概括所有继发于母亲系统性感染或盆腔感染，而不是从生殖道来的上行性感染。血行性感染总是继发于明显的或亚临床的母体病原微生物的感染，与上行性感染的正常生殖道寄生菌的感染形成鲜明的对照。

病理改变：一般来说，血行性感染累及胎盘实质而非胎膜，当感染进展时可延伸至胎膜，但胎膜炎症的程度总不及胎盘实质的重。炎症病变位于绒毛内，称为"绒毛炎"（villitis），可呈局限性，表现为零星散在的小灶病变绒毛；或呈弥漫性，表现为在胎盘实质的许多区域较多相邻的绒毛受累。局限性的更常见，受累绒毛很少，如取材不多，病变可能会被漏掉。

1975年，阿特舒勒（Altshuler）和拉塞尔（Russell）根据绒毛炎的组织学特点，将其分为4种。①增生性绒毛炎：绒毛内有炎症细胞，但无组织坏死。②坏死性绒毛炎：绒毛内有炎症细胞，并有组织坏死。③修复性绒毛炎：绒毛炎症机化修复，有肉芽组织形成和成纤维细胞增生。④间质纤维化：绒毛纤维化、瘢痕化、皱缩，无活动性炎症的迹象。

1984年，诺克斯（Knox）和Fox认为，在常规取材的4张胎盘实质的组织学切片中，能发现绝大多数的绒毛炎。可非常主观地将绒毛炎分为轻度、中度和重度，或按下述方法分为4级。

1 级：在 4 张切片中，仅见 1～2 小灶绒毛炎，每灶仅很少绒毛受累。

2 级：在 4 张切片中，见 3～6 灶绒毛炎，每灶最多 20 个绒毛受累。

3 级：多灶性绒毛炎，每灶最多可累及半个低倍镜视野范围。

4 级：大范围绒毛炎累及大多数或所有 4 张切片。

1、2 级为局限性绒毛炎，3、4 级为弥漫性绒毛炎。

（一）细菌性感染

1.梅毒螺旋体

梅毒感染的胎盘典型的大体表现是大而苍白。组织学上表现为三联征（没有一项是特异性的，但三者结合在一起高度提示梅毒）。①绒毛不成熟（胎儿感染性溶血性贫血的继发改变）和胎儿血管内出现有核红细胞。②干绒毛血管内膜炎和血管周围炎。③局灶性增生性绒毛炎（淋巴细胞性到肉芽肿性，但特征性地有许多浆细胞，注意梅毒和巨细胞病毒都引起有大量浆细胞浸润的绒毛炎，霍夫鲍尔细胞易见。有急性绒毛炎的报道。关于坏死性脐静脉周围炎，有人认为该病变是梅毒特异性的，但仍有争议。脐带是找到梅毒螺旋体的最好部位。梅毒螺旋体的鉴定，可用沃森－斯塔里（Warthin-Starry）特殊染色；也可用免疫荧光或免疫金标法，用单克隆抗体来证实；用 PCR 法证实梅毒螺旋体 DNA 也许是目前最好的鉴定梅毒感染的方法。

2.李斯特菌

妊娠时感染李斯特菌，往往高发流产、死产、早产及新生儿败血症。围生期感染通常与污染的食物有关，主要是奶制品。有文献报道 60% 的围生期死亡率与此感染有关。该菌为革兰氏阳性杆菌，通过上行性或血行性途径感染胎盘，大多数情况下无法弄清到底是通过何种途径感染，因为绒毛炎和绒毛膜羊膜炎常同时存在。感染的胎盘正常大小或增大，通常在实质内或胎盘表面散在黄白色小点，组织学上是微脓肿，由含有许多中性粒细胞和细菌的坏死灶组成，常有栅状排列的组织细胞环绕在坏死灶周围。绒毛可被包埋在绒毛间隙的纤维蛋白和炎性碎屑中，可出现大片的坏死绒毛，并可与炎性坏死的胎盘间隔相连。除此之外，也可见局灶性的绒毛炎，中性粒细胞特征性地聚积在滋养细胞与绒毛间质之间。

（二）病毒性感染

1.巨细胞病毒

巨细胞病毒（CMV）感染是常见病，是慢性绒毛炎的主要原因。胎盘大体检查时可无明显异常，有时胎盘可大而水肿。CMV 感染的组织学特征为淋巴浆细胞性慢性绒毛炎，绒毛毛细血管血栓伴含铁血黄素沉积，绒毛组织和滋养细胞坏死，绒毛间质纤维化和 CMV 包涵体。CMV 包涵体为特征性枭眼样，常位于胎儿血管的内皮细胞中，偶位于间质细胞或滋养细胞中，找到 CMV 包涵体具有诊断意义。许多宫内胎儿 CMV 感染的胎盘组织学检查似乎正常，有些 CMV 感染的胎盘表现为非特异性绒毛炎，CMV 包涵体也不易找到，可借助 PCR 技术做病原体 DNA 的检测及原位杂交法作为确诊的手段。

2. 单纯疱疹病毒

该病毒除了可通过上行性感染引起绒毛膜羊膜炎，还可通过血行性感染引起散在绒毛的滋养细胞坏死及受累绒毛粘连在一起，但引起的炎症反应并不显著，仅表现为轻度淋巴细胞性绒毛炎。

3. 风疹病毒

风疹病毒急性感染期表现为局限性坏死性绒毛炎及绒毛胎儿血管的坏死性血管内膜炎，绒毛炎轻重程度不一，轻度的仅有局部滋养细胞坏死，重度的滋养细胞完全坏死，伴绒毛间隙纤维蛋白沉积并中性粒细胞浸润，有时纤维蛋白将小组绒毛粘连在一起。绒毛间质细胞丰富或水肿。绒毛血管有特征性的内皮细胞坏死，血管腔内可见红细胞碎片，有时有明显的血管周围炎，内皮细胞或滋养细胞中可见嗜伊红风疹包涵体。急性期过后可仅存散在的、无血管的、皱缩的、纤维化的绒毛，有时活动期与愈合期的病变共存，提示持续进展的绒毛损伤。相当一部分胎盘分离出风疹病毒，但无任何炎性病变或形态学异常。

4. 微小病毒

引起儿童传染性红斑的微小病毒 B19 在成年人通常无症状，但妊娠时可经胎盘传播至胎儿，引起胎儿水肿和死亡。胎儿水肿是由于感染和红细胞前驱细胞溶解，造成重度贫血的结果。微小病毒感染的胎盘大而水肿，镜下特征性的表现是胎儿血管内出现大量有核红细胞，其中有些有核内包涵体，由周围致密染色质包裹透明或嗜伊红中央区所组成，这种诊断性的核内包涵体仅见于 2/5 的微小病毒感染的胎盘。用人类微小病毒 B19 的 DNA 杂交探针可做特异检查确诊。

5. EB 病毒

孕妇感染 EB 病毒可引起非特异性的胎盘炎症改变，如淋巴浆细胞性绒毛炎、局部滋养细胞坏死和胎儿内皮细胞坏死。

6. 肝炎病毒

肝炎病毒经胎盘传播一直以来都有报道。1972 年，库德尔（Khudr）和贝尼尔施克（Benirschke）报道两例传染性肝炎患者的胎盘，仅在胎膜和绒毛中发现大量含胆色素的巨噬细胞，但无炎症病变。1995 年，Benirschke 和考夫曼（Kaufmann）在一例因乙型肝炎而行人工流产的胎盘中发现类似病变和局部合体滋养细胞坏死，但也无炎症反应。1988 年，卢西福拉（Lucifora）等用免疫组化方法显示：无症状的乙型肝炎表面抗原（HBsAg）携带者的胎盘中，绒毛霍夫鲍尔细胞和胎儿绒毛血管内皮细胞中有乙肝病毒表面抗原存在，后又发现乙肝病毒核心抗原在带病毒者的胎盘中，不仅存在于霍夫鲍尔细胞和内皮细胞，也见于滋养细胞柱和胎盘床的绒毛外滋养细胞。张（Zhang）等于 2004

年证实了上述研究并发现肝炎抗原的浓度从胎盘的母体面到胎儿面递减，感染传播给胎儿与肝炎抗原出现在胎儿内皮细胞中有关。

7. HIV 病毒

大多数艾滋病孕妇的胎盘有 HIV 感染，经胎盘母胎 HIV 传播是肯定的，胎盘组织中的 HIV 病毒已通过电镜、免疫组化、原位杂交、PCR 和原位 PCR 等技术证实，病毒最常见于霍夫鲍尔细胞中，其次为滋养细胞和胎儿血管内皮细胞。孕妇血清 HIV 阳性的胎盘肉眼通常正常，有些胎盘重量增加。大多数的研究发现，绒毛膜羊膜炎不同寻常地常见，这几乎均由机会菌感染所致，并达成共识：无绒毛炎和特异性的组织学改变。有研究在可能感染 HIV 的胎盘中发现一些非特异性改变，如绒毛不成熟、绒毛水肿、局部滋养细胞坏死、霍夫鲍尔细胞增多和坏死、绒毛间隙纤维蛋白沉积增多和绒毛膜血管病等，但这些孕妇不仅仅是血清 HIV 阳性，还有一些可能影响胎盘形态学的因素，如吸烟、药物成瘾、各种机会菌感染等。

（三）寄生虫感染

弓形虫感染的胎盘大体检查通常正常，但有一些胎盘可大而苍白，类似重度母胎 Rh 血型不合的胎盘，组织学上为轻度慢性绒毛炎，累及单个或数组绒毛，主要为淋巴细胞浸润，有时有浆细胞散在分布，可出现纤维化和霍夫鲍尔细胞增多，可有坏死，常见绒毛血管内膜炎，绒毛间隙组织细胞结节状聚集，诊断性的弓形虫囊肿或游离的弓形虫常位于绒毛膜板和羊膜而非绒毛。弓形虫囊肿具有形态特征性，必要时也可辅以免疫荧光抗体技术证实，如无诊断性弓形虫囊肿，PCR 技术具有诊断价值。水肿型的弓形虫病胎盘有类似母胎 Rh 血型不合的胎盘病理改变：绒毛水肿、细胞丰富、霍夫鲍尔细胞多、绒毛胎儿血管中存在有核红细胞，但存在局灶慢性绒毛炎和弓形虫囊肿可作为鉴别要点。也有少数病例胎盘中见大量弓形虫囊肿，却无形态学异常和炎症证据。

（四）慢性胎盘炎（TORCH 型）

该型胎盘感染的特点是慢性绒毛炎症伴纤维化或水肿，通常同时伴绒毛膜、蜕膜和脐带间质的炎症。TORCH 是弓形虫、风疹病毒、巨细胞病毒、单纯疱疹病毒英文名称首字母的缩写。除上述 4 种病原体外，还可由其他微生物所致，包括梅毒螺旋体、EBV、带状水痘病毒等。慢性胎盘炎（TORCH 型）有两种截然不同的大体标本：一种是相对大而苍白的胎盘，有绒毛水肿（组织细胞为主性绒毛炎）；另一种是相对小而坚实的胎盘，有绒毛纤维化和钙化（纤维硬化性绒毛炎）。镜下所见请参照上述各型绒毛炎。

（五）病因不明性绒毛炎

尽管目前已认识到许多感染因子通过母血或子宫内膜到达胎盘引起绒毛炎，但仍有相当数量的绒毛炎找不到特异性病原体，这些绒毛炎被称为病因不明性绒毛炎（VUE），在显微镜下表现与感染性绒毛炎相同。在西方国家未经选择的病例数量大的研究中，病因不明性绒毛炎的发生率为6%～14%，但在日本仅为2%。这种发病率的差异不仅与人种、环境和社会经济因素有关，而且与胎盘是否广泛取材及病理医生的经验有关。因为VUE有时仅累及小于5%的胎盘绒毛，不广泛取材和仔细观察会被遗漏。Altshuler于1973年指出局限性VUE在组织学上与风疹病毒性绒毛炎很相似，认为大多数VUE是由一种尚未识别的病毒感染所致。Fox同意此观点，认为随着诊断病毒感染新技术的应用，VUE病例将会大大减少。然而，认为绒毛炎是感染的特征性标志的看法正受到以下观念的挑战：绒毛炎是免疫反应在绒毛组织中的形态学表现，感染是免疫反应的一个原因，但不是唯一的原因，其他的原因包括母体移植排斥和移植物对宿主的反应。

1. 大体标本

胎盘常小于孕龄，病变严重者可能有胎盘实质内淡色和不规则实性区域。

2. 镜下所见

VUE是一种淋巴细胞组织细胞性炎症，主要局限于末梢绒毛间质，常延及相邻的绒毛间隙和上游干绒毛的小血管。VUE累及的范围和程度相差很大，约2/3的病例仅在一张或多张切片上累及小灶绒毛（每灶5～10个绒毛），这些轻度病变临床上无症状。其余的病例累及较大灶（每灶超过10个绒毛）或弥漫性地累及所有切片，这些重度病变与胎儿生长受限（FGR）及其他临床并发症关系密切。与VUE伴发的其他组织学特点包括蜕膜浆细胞、慢性绒毛膜羊膜炎、绒毛间隙纤维蛋白沉积、与上游绒毛血管炎相关的无血管性绒毛，后者在日后发生神经损伤的病例中尤其常见。CD3阳性的T细胞和巨噬细胞是主要的炎症细胞，偶尔见到肉芽肿性病灶伴巨细胞，并不提示感染；急性（活动性）绒毛周围炎可以是弥漫性VUE的一个成分，其出现在某些病例中可能与感染有关，需考虑做细菌特殊染色。VUE中有一亚型为底板绒毛炎，主要累及固定绒毛，常与浆细胞性蜕膜炎和既往上、下生殖道感染史相关。

四、胎盘的少见炎性病变

（一）慢性绒毛间隙炎

慢性绒毛间隙炎是指绒毛间隙弥漫性地浸润CD68阳性的单核巨噬细胞，伴绒毛间隙纤维蛋白样物质，其中含中间滋养细胞。慢性绒毛间隙炎最常见于自然流产，有研究发现早期妊娠的发生率为0.96%，在中晚期妊娠明显减少（0.06%），在复发性自然流产中高（8%）。病因可能与合体滋养细胞的粘连分子的不适当表达有关。慢性绒毛间隙炎与复发性自然流产、FGR、胎儿宫内死亡有关，围生期病死率高达70%，受累的孕妇仅18%可进入妊娠晚期，可能与孕妇自身免疫性疾病及其他免疫调节异常有关，有报道应用免疫抑制疗法有效。

大体标本及镜下所见：胎盘常小于孕龄。镜下见绒毛间隙一致性的单核巨噬系统的组织细胞浸润，所有浸润细胞表达CD68，少量表达MAC387（伴慢性绒毛炎的或伴绒毛间隙中性粒细胞浸润的病例不归入此类），绒毛间隙还可见不等量的含中间滋养细胞的基质型纤维蛋白样物质，妊娠早期更为常见。

（二）慢性绒毛膜羊膜炎

慢性绒毛膜羊膜炎是指胎膜被小淋巴细胞和其他慢性炎症细胞所浸润，可伴少量中性粒细胞浸润。本病罕见，文献中仅有数十例报道。病因不明，常与病因不明性绒毛炎伴发或有持续存在的上行性感染的迹象（胎膜早破、产妇发热、重度胎儿血管炎）。在报道的有限病例中，存在相关的产前疾病，如高血压、糖尿病、水肿、FGR 及羊水过少，常见早产。大体无特殊改变。病变分为两组，一组仅累及胎膜，另一组除胎膜外，还累及羊膜、绒毛膜板和胎儿血管，有较多种炎症细胞浸润，包括中性粒细胞。后一组病变与亚急性绒毛膜羊膜炎有重叠。

（三）慢性蜕膜炎

慢性蜕膜炎是指底蜕膜被小淋巴细胞伴（不伴）浆细胞所浸润。底蜕膜小淋巴细胞异常浸润见于 12% 的自然流产病例、11% 的早产病例和 3% 的足月产病例，浆细胞见于 6% 的自然流产病例、8% 的早产病例和 2% 的足月产病例。大量淋巴细胞浸润底蜕膜见于 1% ～ 2% 的妊娠晚期的胎盘。

与其他的黏膜组织不同，子宫内膜正常时见不到大多数的白细胞亚型（NK 细胞除外）。慢性炎症，尤其是有浆细胞存在时，被认为是不适当的抗原刺激的标志，慢性炎症反应可能是针对孕妇自身抗原、胎儿半抗原、发育中的癌胚蛋白或微生物。据报道，慢性蜕膜炎可能是早产的确切原因，慢性蜕膜炎与早产胎盘中的急性绒毛膜羊膜炎相关，亚临床的内膜炎被认为是急性绒毛膜羊膜炎的病因，慢性蜕膜炎还与足月胎盘中的 VUE 相关，被认为是对胎儿抗原的局部的免疫反应。

大体标本无特殊。镜下所见：近来认为慢性蜕膜炎分两种，一种有浆细胞，另一种没有浆细胞而慢性炎症细胞呈弥漫性分布，没有浆细胞浸润的局灶性或多灶性炎症细胞浸润都不算。伴浆细胞的慢性蜕膜炎与 VUE 的相关性强，即使在底蜕膜只发现一个浆细胞，也应在其胎盘实质中仔细寻找 VUE。

第五节　母体疾病的胎盘改变妊娠高血压、先兆子痫和子痫

一、妊娠期高血压疾病

妊娠期高血压疾病（HDP）是指妊娠前血压正常，妊娠 20 周后血压大于等于

18.7/12.0 kPa（140/90 mmHg）。先兆子痫是指妊娠高血压伴发蛋白尿和（或）水肿，分轻度和重度。子痫是指先兆子痫伴有抽搐。

大体标本：胎盘通常较正常者略小，常见的大体异常为梗死和胎盘后血肿。

镜下所见：大多数胎盘的绒毛发育成熟，与孕龄相符。但有些显示加速成熟或未成熟，轻度先兆子痫的胎盘几乎无甚异常，重度先兆子痫的胎盘其病理改变较明显，常见胎盘较小，多灶梗死和蜕膜血管病，尤其是急性动脉粥样坏死，有时可见底蜕膜螺旋动脉未发生妊娠期生理性改变或改变不完全，绒毛细胞滋养细胞增多及滋养细胞基膜不规则增厚，可见闭塞性血管内膜炎，绒毛血管可正常，但相当一部分绒毛血管灌注少，血管未扩张，这种情况与胎儿肝动脉闭塞性血管内膜炎的严重程度相平行，血管少的绒毛合体细胞结节增多，缺乏血管合体膜，间质胶原增多，纤维蛋白样坏死绒毛增多。

目前，多数学者认为先兆子痫患者由于 EVT 侵入胎盘床螺旋动脉受限，螺旋动脉没有正常转化为子宫胎盘血管，导致胎盘的母体血供减少，除纤维蛋白样坏死外，所有先兆子痫胎盘的病理改变都由母体血供减少引起。试验研究发现，子宫胎盘缺血缺氧引起胎儿血管收缩，可使进入胎盘的胎儿血量明显减少，在胎儿血流动力学上，降低胎盘血流可保证心、脑等重要器官的血供，这是对氧供减少的反应。闭塞性血管内膜炎是绒毛胎儿血管长期收缩的形态学标志。先兆子痫的胎盘梗死多被认为是没有完成生理性转化的螺旋动脉急性动脉粥样坏死的结果，所有绒毛的异常都是对缺血的直接或间接的反应。合体结节增多和绒毛间质纤维化是闭塞性血管内膜炎引起的绒毛灌注减少的结果。有些早产的胎盘，其绒毛显示与成熟胎盘者相似，此可能系对缺氧代偿加速成熟反应。

二、原发性高血压

原发性高血压孕妇胎盘的改变与先兆子痫引起的胎盘改变在性质上相似，但程度较轻。胎盘梗死的发生率与程度近似于先兆子痫者，绒毛的组织学改变也相似，如细胞滋养细胞增生，滋养细胞基膜增厚，但胎儿干绒毛血管闭塞性血管内膜炎比先兆子痫的更少见，且程度更轻，合体结节和间质胶原增多都不及先兆子痫，唯一在质上不同的是原发性高血压纤维蛋白样坏死绒毛未增多。原发性高血压与先兆子痫胎盘改变的相似性不仅在光镜下，而且在电镜下也得到证实。

尽管有研究发现原发性高血压孕妇的胎儿宫内生长受限的发生率增高，但大多数研究发现新生儿的体重正常或更重，可能原发性高血压孕妇的子宫胎盘缺血程度不及先兆子痫的，也可能血压升高有助于代偿血管阻力的升高。抗高血压治疗不影响胎儿生长。

三、糖尿病和妊娠糖尿病

妊娠糖尿病分为两组：一组为妊娠前已存在的糖尿病，通常为胰岛素依赖型（1 型）

糖尿病；另一组为妊娠时发生的糖耐量降低，以后发展为非胰岛素依赖型（2型）糖尿病的风险更高。胎盘的大体与组织学改变差别很大，与临床分型无直接关系。

按豪斯特（Haust）的研究，在妊娠糖尿病，约50%的胎盘在大小、重量、大体和镜下都是正常的，没有特异性的大体和镜下改变。然而，异常胎盘有共同的特征，较之孕龄相同的胎盘，糖尿病的胎盘更大、更厚、更重、易碎，脐带更粗，单脐动脉的发生率（3%～5%）比正常人群的（约1%）更常见。

胎盘组织学形态可正常，也可有一些明显的异常，常见绒毛不成熟、绒毛直径扩大、绒毛轻度水肿、霍夫鲍尔细胞易见、细胞滋养细胞增多。细胞滋养细胞的增生伴核分裂可能是对合体滋养细胞的坏死做出的反应，合体细胞结节增多。另一个显著的特点是纤维蛋白样坏死绒毛增多，也可见蜕膜血管病。常见胎儿血栓性血管病及绒膜血管病。孕妇患糖尿病时，胎儿和新生儿更频发血栓。当母体有血管性疾病、肾病或同时伴发先兆子痫时，胎盘可较小，有梗死灶和成熟加速。糖尿病高血糖的理想控制，似乎也不能明显改善或影响胎盘形态学。

四、贫血

孕妇纯合子 α- 地中海贫血和 β- 地中海贫血的胎盘和胎儿改变不同。α- 地中海贫血纯合子直接阻断胎儿血红蛋白的形成，引起严重的胎儿贫血，胎儿和胎盘都重度水肿，胎儿可死于宫内或产后不久；相反，β- 地中海贫血纯合子的胎儿和胎盘出生时正常，但出生后不久，当保护性的血红蛋白F降低时，婴儿变得严重贫血。妊娠罕见于重度地中海贫血患者，而仅见于中低度地中海贫血患者。

孕妇后天性（获得性）贫血，主要是营养性贫血，无特异性组织学异常。新近研究显示，贫血患者的胎盘种植更深（胎盘部位滋养细胞浸润更深），这与先兆子痫的胎盘改变完全相反。常见早产。

胎盘可比正常增大或变小，伴绒毛体积显著减少。组织学上，合体结节增多，有出芽、搭桥现象，绒毛水肿。绒毛毛细血管直径缩小，也有个别研究发现毛细血管直径增大的。

五、肝病

有关肝病患者的胎盘研究仅为零星报道。妊娠期黄疸患者可在其胎膜、绒毛膜板中见到含铁血黄素巨噬细胞；妊娠期感染性肝炎的患者也可在其胎盘中见到含色素的巨噬细胞（该色素被认为是胆红素）；罕见重度肝病患者妊娠，故无法了解肝功能不全对胎盘的可能影响。妊娠期肝内胆汁淤积患者的胎盘绒毛血管形成差，间质纤维化及合体结节增多，而另有研究却仅见胎膜胎粪浸染。

六、母体接触有害物质

（一）吸烟

吸烟与胎儿体重降低有关，但对胎盘重量无明显影响，结果胎儿、胎盘重量比下降。吸烟与前置胎盘、胎盘早剥的发病率升高有关。可见胎盘过度钙化，光镜所见绒毛细胞、滋养细胞增多及滋养细胞基膜不规则增厚，均经电镜证实。吸烟孕妇的胎盘异常提示缺血性损伤，可能是由于子宫胎盘血流减少。动物实验显示，给怀孕的动物注入尼古丁，引起子宫血流急剧减少，该作用可能是尼古丁诱发子宫血管的收缩，也可能还有其他因素协同作用。胎儿生长受限的原因可能部分为母体氧及营养物的供给不足，部分为穿过胎盘的一氧化碳的作用。

（二）乙醇

有关酗酒对胎盘影响的研究很少。可见胎盘梗死和绒毛周围纤维蛋白沉积增多，以及胎盘绒毛血流灌注减少的特点，如绒毛间质纤维化、合体结节增多。乙醇很容易越过胎盘屏障，对胎儿产生不良影响，如胎儿酒精综合征。

第六节　胎儿异常和疾病的胎盘

一、胎儿水肿和胎盘水肿

胎儿水肿是指胎儿全身性皮下组织及所有体腔内液体积聚，是各种胎儿疾病终末阶段的表现。胎儿水肿与囊性水瘤和局限性体腔积液的区别有时并不清楚。胎盘和脐带也会产生水肿，但有时即使胎儿重度水肿，胎盘在大体上却无明显水肿，仅在镜下可见绒毛水肿。无论胎盘水肿的原因如何，其大体形态都是相同的，但镜下的微小差别可提供病因学的线索，有助于某些病例的处理。现简述胎儿水肿的胎盘病理变化。

大体标本：可近乎正常或不同程度地均匀增大，质软，易碎，重量可超过 1 000 g。切面苍白，无血色，常见绒毛间血栓

镜下所见：部分胎盘组织学显示正常，尤其是临床表现较轻的病例；但多数病例有不同程度的异常。绒毛发育不成熟，绒毛粗大，间质水肿，霍夫鲍尔细胞易见；合体细胞变性，局灶坏死，细胞滋养细胞增生，偶见核分裂，绒毛毛细血管减少，血管腔内有核红细胞和成红细胞增多，甚至局部可成团，并使毛细血管扩张。与各种亚型相关的组织学特点后述。

目前，不少病例可通过产前超声明确诊断。由于多数病例是可治疗的，故应重视产

前检查，以找到特定病因。借助尸检找到胎儿疾病的病因，对患儿父母的咨询及下次妊娠的处理至关重要。因此，病理医生必须理解水肿的胎盘可能是由各种不同原因造成的。胎儿水肿和胎盘水肿可分为免疫性水肿和非免疫性水肿。

（一）免疫性水肿（胎儿成红细胞增多症、新生儿溶血性疾病）

免疫性水肿是由孕妇和胎儿之间血型不合引起的免疫性疾病。当 Rh 阴性孕妇怀有 Rh 阳性的胎儿时，胎儿红细胞的 Rh 抗原（主要是 D 抗原）刺激孕妇产生 Rh（D）抗体，通过胎盘进入胎儿血液循环引起胎儿或新生儿严重的免疫性溶血症，可导致胎儿宫内死亡或新生儿核黄疸。ABO 血型不合引起的溶血症较轻。根据上海市的调查，在母儿血型不合中，ABO 血型不合者占 85.3%，Rh 血型不合者占 14.6%，其他血型不合者占 0.1%。在我国，由于 Rh 阴性率低，故 Rh 血型不合的发生率远低于 ABO 血型不合。免疫性水肿所引起的胎盘水肿镜下特点同上述，无特殊组织学改变。

（二）非免疫性水肿

胎儿和胎盘的非免疫性水肿的病因有多种。1997 年，梅钦（Machin）在广泛复习文献的基础上，列出了 100 余种非免疫性水肿的病因。按病理生理机制分类，可分为三大类：心力衰竭、贫血和低蛋白血症。各种先天性心脏病可导致充血性心力衰竭，引起胎儿和胎盘水肿。胎儿贫血可包括地中海贫血、细小病毒贫血、胎儿向母体出血、双胎输血综合征等。非免疫性水肿的胎盘形态学与免疫性水肿者很相似，除一些病例有特征性的线索，如胎儿红细胞内出现细小病毒核内包涵体，对多数病例来说，病理医生无法从纯形态学的角度做出特异性的诊断或将其与免疫性水肿区别开来。

1. α- 地中海贫血

由纯合子 α- 地中海贫血引起的贫血系水肿的常见原因，是东南亚地区首先考虑的原因。纯合子 β- 地中海贫血在出生前由于存在胎儿血红蛋白而不发生溶血。

胎儿患有 α- 地中海贫血的胎盘形态变化很大，从接近正常到类似重度免疫性水肿的胎盘，有时胎盘水肿程度极其严重，有报道胎盘重达 3 500 g。

2. 细小病毒贫血

14% ～ 18% 的非免疫性胎儿和胎盘水肿是由细小病毒 B19 感染所致。水肿发生在妊娠中期，通常是致死性的，除典型的水肿绒毛外，一个重要的组织学特点是在大量的胎儿有核红细胞中出现病毒包涵体。病毒 DNA 的存在可由 PCR 检测证实，在组织切片中的病毒抗原可由免疫组化染色证实。在妊娠晚期的胎盘不能发现病毒 DNA 和抗原，即使已证实孕妇有感染，胎儿也有水肿，但病毒似乎不能持续到足月。

二、胎儿成红细胞增多症

正常胎盘的组织切片中很少在胎儿的血管中见到有核红细胞（NRBC），研究已显示 NRBC 在近妊娠第 3 个月末消失，如果在妊娠晚期的胎盘中见到 NRBC，则提示胎儿宫内缺氧，可能存在重要的临床问题和病理改变。引起胎儿成红细胞增多症有许多原因，急性缺氧（如胎盘急性剥离）、慢性缺氧（如大范围梗死、重度先兆子痫）及孕妇患糖尿病可能是最常见的原因，其他的原因包括胎儿贫血、绒毛膜羊膜炎及其他感染、胎儿宫内生长受限、胎儿血栓性血管病。

目前尚不确定到底需要多长时间产生胎儿成红细胞增多。据报道，与脑损伤相关的病例中，NRBC 计数较高且缺氧时间较长。

三、胎儿代谢贮积病

许多胎儿代谢贮积病可在胎盘检查中发现，这些代谢贮积病在光镜下通常表现为非特异性形态，可见绒毛滋养细胞、间质细胞和霍夫鲍尔细胞质内的泡沫状空泡。胎儿代谢贮积病包括许多特定类型，确诊需依赖电镜、生化分析及应用针对特定贮积物的分子探针。因此，在怀疑这些病症时，应考虑电镜检查的取材和组织固定。各种特定类型的胎儿代谢贮积病详情请参考有关专著。

四、胎儿宫内死亡

胎儿死亡后，胎儿血液循环终止，胎儿血管进行性硬化并最终闭塞。死胎胎盘有 3 个重要的组织学标志。

（1）血管内核碎解（推测为血管内退化的白细胞和内皮细胞的核），在胎儿死后 6 小时开始出现。

（2）干绒毛血管改变（注意与 FTV 鉴别），干绒毛血管腔内间隔开始出现在胎儿死后 48 小时。

（3）绒毛纤维化，绒毛间质广泛纤维化表示胎儿死亡在 2 周以上。

上述 3 个组织学特点可大概推断从胎儿死亡到分娩的时间。如 3 个特点都没有，则胎儿死亡时间少于 6 小时；若仅有核碎解，则胎儿死亡时间为 6～48 小时；核碎解＋绒毛血管异常和纤维化（范围＜50%），则表明胎儿死亡发生在分娩前 2～14 天；如病变更广泛，表明胎儿死亡滞留宫内超过 14 天。注意这些胎儿死后胎盘的改变，切勿将其误认为胎儿死亡时已发生或与胎儿死亡有关的病变，尤其是胎儿肝动脉的改变。不过，若已知胎儿死亡至分娩时间少于 48 小时，而且发现成群的纤维化绒毛和干血管间隔现象，则足以证明血管病变发生在胎儿死亡前。

另一个组织学特点是脐带血管平滑肌细胞的变性和脐血管无炎症反应。胎儿对宫内感染的炎症反应表现为脐静脉炎、脐动脉炎。胎儿死后出现急性绒毛膜羊膜炎时，不会有脐血管炎出现。如看到脐血管炎，则说明急性绒毛膜羊膜炎发生在胎儿宫内死亡之前。

死胎的组织学改变顺序与胎儿血栓性血管病类似，不过死胎的改变呈弥漫性，而后者呈局限性，发生在单个干绒毛大血管或绒毛膜板血管的闭塞性血栓。

五、宫内生长受限

出生体重低于 2 500 g 的婴儿称为低出生体重儿。其中又分为两组：第一组为早产儿，相对其孕龄来说，体重在正常范围；第二组是小于孕龄儿，指胎儿体重低于其孕龄平均体重的第 10 百分位数（世界各地标准有差异，有的标准是第 5 百分位数或第 3 百分位数），没有达到其宫内生长潜能。宫内生长受限是指第二组小于孕龄儿。

宫内生长受限的母体因素为营养不良、高血压、先兆子痫、慢性肾病、吸烟、滥用药物、血栓形成倾向、某些感染等。胎儿因素包括染色体异常、先天性畸形、多胎妊娠。胎盘因素包括：①影响子宫胎盘血流的血管病变（母体血管病、慢性胎盘剥离）。②减少胎盘胎儿血流的病变（胎儿血栓性血管病、大的绒毛膜血管瘤）。③增加母胎血交换膜弥散距离的病变（不明原因的绒毛炎、底板梗死、发育异常）。宫内生长受限的胎儿死亡率与发病率均升高。

（一）大体标本

胎盘一般较小，大多数大体检查无明显异常，少数可见胎盘梗死、底板梗死、大范围绒毛周围纤维蛋白沉积、胎儿动脉广泛血栓形成、巨大的或多发的胎盘血管瘤。

（二）镜下所见

约 25% 的病例光镜下无异常，其余的可见胎盘血流灌注不良、缺血的迹象，如终末绒毛血管形成差、绒毛间质纤维化、合体结节增多、细胞滋养细胞多、滋养细胞基膜厚等，少数可见绒毛发育未成熟，不明原因的绒毛炎较常见。

目前认为大多数宫内生长受限的发生可能是滋养细胞侵袭母体螺旋动脉的程度不足，导致子宫胎盘的血流减少，绒毛间隙血流的减少引起局部胎盘内干血管收缩，以减少绒毛间或绒毛内血流的不相称，绒毛间隙血流进行性减少导致进行性的胎儿胎盘血管收缩。推测在胎盘形成过程中，滋养细胞和母体组织之间的异常免疫反应导致胎盘形成缺陷，不明原因的绒毛炎和宫内生长受限的相关可能是异常免疫反应的标志。

第七节　脐带病理

一、脐带的发育

胚胎早期，胚囊内胚盘的周围充盈着疏松的胚外中胚层。胚盘的内胚层和外胚层分别扩展形成卵黄囊和羊膜腔，胚外中胚层形成胚外体腔，其内衬于滋养细胞壳的部分和被覆胚胎结构的部分由体蒂桥接，日后发展为脐带。卵黄囊及其尾端的外生物尿囊长入体蒂中，由于发育过程中胚胎的旋转，胚胎从原来面向宫腔转到面向种植部位。随着羊膜腔的扩大，胚胎凸入羊膜腔内，体蒂逐渐变长。卵黄囊和尿囊都形成血管。尿囊血管与绒毛血管相通，形成胎儿胎盘循环。两条脐动脉来自髂内动脉，右脐静脉在胚胎第 2个月时萎缩，左脐静脉注入肝静脉。绝大多数（96%）的脐动脉在脐带附着点 1.5 cm 处或融合或吻合，两条脐动脉间的交通对于平衡动脉间的血流、使之均匀分布于胎盘有着重要的意义。

二、正常脐带结构

正常脐带含有两条脐动脉、一条脐静脉，脐血管周围为疏松的黏液样物质，称为华通胶，表面被覆羊膜上皮。华通胶源自胚外中胚层，由肌成纤维细胞和丰富的基质组成，有较多的肥大细胞，但巨噬细胞不明显。

疏松的胶质与能收缩的细胞一起使脐带保持充盈，可防止其中的血管受压。脐动脉无内弹力层，平滑肌较厚，脐静脉有内膜下内弹力层，平滑肌层较脐动脉的薄。脐血管的收缩明显受局部生成的前列腺素的调节，在吸烟、糖尿病、先兆子痫时，前列腺素生成会发生改变。

正常情况下脐带呈螺旋形，多为逆时针旋转，螺旋指数界定为脐带螺旋卷曲数除以脐带长度，螺旋指数为每厘米 0.21 转。异常旋转可能导致妊娠不良的结局。

三、脐带内胚胎性残留

体蒂与脐带形成期的胚胎性残留是常见的镜下改变，与先天性异常、孕妇年龄和种族、产次等因素无关，无临床意义。

（一）尿囊管残留

尿囊管是卵黄囊尾端的小突起衍生物。15% 的脐带可见尿囊管残留，常位于脐带近端两个脐动脉之间。通常实性，被覆扁平或立方细胞，类似移行上皮。偶尔，尿囊管残留较大，使得脐带扩大或尿囊管未闭，导致尿液从脐带残端漏出。

（二）脐肠系膜管残留

脐肠系膜管连接胎儿回肠和早期胚胎的卵黄囊，脐肠系膜管残留可见于 1.5% 的脐带中，位于脐带周边，被覆柱状上皮，类似肠上皮，常有肌壁，偶含有肝、胰、胃或小肠的黏膜，常伴有成对的卵黄血管。脐肠系膜管残留无临床意义，偶与梅克尔憩室、小肠闭锁或肠管突入脐带有关，肠管突入脐带可无意中被钳夹或切断。

四、脐带附着异常

在正常情况下，脐带附着于胎盘中央或偏中心附着（占 90% 以上的胎盘）。

（一）脐带帆状附着和膜性血管

脐带帆状附着是指脐带附着于胎膜上。脐带帆状附着见于 1% 的胎盘，双胎中的发生率明显增高，是单胎的 9 倍。三胎及三胎以上的多胎发生率更高。在绒毛膜外胎盘、低位胎盘、单脐动脉胎盘中，脐带帆状附着的发生率也增高。脐带帆状附着还与孕妇吸烟及年龄较大有关。

脐带附着于胎膜后，脐血管在胎膜内分支，并朝向胎盘走行，这种没有华通胶保护和绒毛膜板支持的血管称为膜性血管。膜性血管易受创伤破裂、出血、受压、形成血栓，尤其是位于胎儿前方横跨宫颈口时（血管前置，vasa previa）。膜性血管的长短与其易受损伤的程度成正比。膜性血管并不只限于脐带帆状附着的胎盘，有些脐带边缘附着，甚至中央附着的胎盘也可出现膜性血管，如连接胎盘主叶和副叶的膜性血管。

脐带帆状附着可作为胎盘形成差伴绒毛膜及胎盘血管形成差的标志，这可解释为什么脐带帆状附着与低出生体重、低新生儿阿氏分值、异常胎心率模式相关。脐带帆状附着还与婴儿先天异常有关，多达 8.5% 的脐带帆状附着的婴儿有结构异常。

（二）脐带边缘附着

脐带边缘附着是指脐带附着位于胎盘边缘，这种胎盘称为球拍状胎盘。脐带边缘附着的发生率约为 7%，其临床意义仍有争议，有报道认为，其在流产和畸形婴儿中的发生率较高，与新生儿窒息、早产有关。

（三）分叉附着

分叉附着是指脐带在附着点之前，脐血管就从脐带基质分开，从而失去华通胶，分叉附着于胎膜或胎盘。无华通胶支持的血管易受创伤，引起胎儿出血。

五、脐带长度

脐带的长度是潜在胎儿不良结局的重要参数。要注意与胎盘一起送来做病理检查的脐带并不是其真实长度，产房记录的长度更精确。

脐带的长度反映了影响胎儿生长的因素、限制胎儿活动的状况，如羊膜带、羊水过少、拥挤（多胎妊娠），常与相对较短的脐带有关，唐氏综合征脐带也短。足月时，脐带平均长度为 55～60 cm。脐带过长或过短都与潜在的不良结局有关。

（一）脐带过短

脐带短于 30 cm 为脐带过短。约 2% 的脐带短于 35 cm。脐带过短与脐带破裂或出血有关，在无胎儿异常的情况下，脐带过短与新生儿阿氏分值低、肌张力降低、需施行抢救有关。

与脐带过短有关的产科并发症包括第二产程延长、胎盘早剥、子宫内翻。在极端情况下，脐带可完全缺如（无脐带），特征性地伴胎儿前腹壁缺损，胎儿直接附着在胎盘上，这是一种致死性畸形。

（二）脐带过长

脐带长于 80 cm 为脐带过长，发生率为 3.7%。脐带过长与脐带打结、脐带扭转、脐带绕颈、脐带脱垂、血管闭塞有关。脐带绕颈或绕胎儿肢体常见，发生率为 23%，非常长的脐带（大于 115 cm）有 90% 与脐带绕颈至少 1 周有关，脐带绕颈若在分娩前松解开则无临床意义，若脐带绕颈过紧，可引起第一产程延长，增加胎儿死亡率。

脐带绕颈是早期胎儿死亡和胎儿生长受限的原因，最新研究证明，脑瘫与脐带绕颈相关。脐带缠绕可看到明显的脐带和受缠绕胎体部分的缩窄，脐带受压可引起水肿、充血、出血、脐血管或大的绒毛膜血管的血栓形成等。

六、脐带血管数目异常

（一）单脐动脉

正常脐带有两条动脉，如仅有一条动脉称为单脐动脉，是脐带常见的重要异常，可通过产前超声检查诊断。其发生率一般低于 1%，在围生期尸检中发生率为 2.7% ～ 12.0%，在自然流产中发生率为 1.5% ～ 2.7%。检查脐带的方法影响单脐动脉发生率。正常的脐血管检查部位应离脐带附着处 3 ～ 5 cm，因为在附着处附近脐动脉可发生融合，故在附着处附近取材易导致单脐动脉的误诊。糖尿病孕妇、染色体异常的胎儿单脐动脉发生率较高。

1. 发生机制与病理

单脐动脉的发生机制是先天性血管未发育还是后天性血管萎缩仍有争论。镜下证实仅一条脐动脉，有些病例可见另一条十分细小的管腔闭塞的血管或萎缩血管残留的肌性或弹力纤维的痕迹，支持后天性萎缩的理论。反之，见不到萎缩血管的痕迹支持先天性未发育的理论。偶尔，可见两条大小极不相称的动脉，直径至少相差 1 mm，这种在血管直径上明显的差异与单脐动脉有着相同的临床意义。

2. 临床特点

单脐动脉与胎儿畸形相关，可影响任何器官，但不是特定的器官或特定的异常。畸形常呈多发性，在死产、流产和新生儿死亡中更多、更严重。出生时未发现其他畸形而有单脐动脉的婴儿，可能伴有无临床表现的肾异常，但无其他的重要异常。单脐动脉的围生期病死率较高（11% ～ 41%）。单脐动脉与低出生体重相关。

（二）脐血管数量过多

关于脐血管数量过多的研究甚少，脐血管数量过多（超过 3 条血管）的发生率为

16/310～40/644，大多数被认为是右脐静脉的持续存在。在脐带中多见血管过长及弯曲，考虑脐血管数量过多之前要先除外这些情况。据报道，脐血管数量过多与胎儿异常有关。

七、脐带局部病变

（一）脐带真结与脐带假结

脐带真结是胎儿运动时穿过环形的脐带而形成的，发生率为0.04%～1.50%。脐带假结是脐血管扩张迂回或华通胶过多而形成的，要注意二者的鉴别。脐带真结与胎儿运动有关，在多产次、脐带过长、男性胎儿、单绒毛膜双胎和羊水过多时，真结形成增多。

检查脐带真结要注意结的松紧度、结形成的时间长短及对循环的影响。时间较长的、拉紧了的真结有明显的受压痕迹、华通胶减少、脐血管的压缩痕迹，可见到真结远端静脉扩张、水肿及血栓形成这些有临床意义的病理改变，绒毛膜板血管也可有血栓或钙化。

临床意义：真结的围生期病死率为8%～11%。时间长的真结和拉紧的真结，可引起胎儿循环中断，导致胎儿宫内死亡或产时死亡。假结通常无临床意义，仅偶尔引起血栓。

（二）脐带异常扭转

正常脐带平均每10 cm扭转2转，使脐血管的走行呈螺旋状。每10 cm脐带扭转大于等于3转称为脐带过度扭转，每10 cm脐带扭转小于等于1转称为脐带扭转不足。有报道，120个未经选择的胎盘中脐带扭转不足者占7.5%，脐带过度扭转者占20%。无扭转的脐带发生率为4.3%～4.9%。脐带扭转被认为是胎儿运动的反映，影响胎儿运动的因素，如宫腔狭窄或胎儿异常使脐带扭转减少；脐带过度扭转在多次妊娠更常见，可能与胎儿的活动空间更大有关，孕妇使用可卡因、脐带过长、男性胎儿与脐带过度扭转有关；脐带扭转不足更常见于双胎妊娠和染色体异常的胎儿。

脐带过度扭转可影响整条脐带，但更常局限于脐带近胎儿端（近脐轮处），可伴该处脐带缩窄或脐血管、绒毛膜板血管的血栓形成。血栓血管的内膜垫和钙化提示这是一个慢性过程。扭转不足的脐带一般较细，华通胶较少，易发生血栓。

脐带异常扭转，不管是脐带过度扭转，还是脐带扭转不足，都与胎儿生长受限、胎儿死亡等胎儿不良结局密切相关。

（三）脐带缩窄

脐带缩窄是指一小段分界清楚的脐带华通胶减少、血管缩窄。发生机制不清，推测可能是原发性华通胶缺乏。

脐带缩窄最常见于脐带的胎儿端，偶尔也发生在胎盘端或其他部位，常与脐带过长、脐带过度扭转相关，许多见于浸软胎儿。镜下见缩窄段脐带华通胶减少，血管尤其是静脉受压，胎盘表面血管可能发生血栓病伴内膜垫。

脐带缩窄常与流产相关，下次妊娠可复发，是非免疫性水肿的原因之一。

（四）脐带血肿

脐带血肿是指血液积聚在华通胶中，是非常见的病变。其发生机制仍不清楚，可能与脐静脉曲张破裂、羊水穿刺或经皮脐带取材时的创伤、炎症或血管壁的结构异常有关。

大多数的脐带血肿表现为红紫色的梭形膨胀，通常位于胎儿端，常单发，也可多发，甚至累及脐带全长。一般局限于脐带内，偶尔破入羊膜腔内。小的新鲜血的积聚常是脐带取血或分娩时牵拉的结果。

据报道，围生期死亡率的40%～50%与脐带血肿有关。胎儿死亡可能与失血或脐血管受压导致的循环受阻有关。

（五）脐血管血栓

脐血管血栓分为闭塞性和非闭塞性。脐血管血栓发生率低，有报道为1/1 300，围生期尸检中为1/938，高危妊娠中为1/250。脐血管血栓与脐带受压、脐带异常扭转、脐带结、脐带缩窄、脐带血肿、脐带炎、脐带异常附着、羊膜带、脐带缠绕等因素有关。血栓常单独累及脐静脉（71%），也可同时累及脐静脉和脐动脉（18%）或仅累及脐动脉（11%），绒毛膜板血管和绒毛血管也可累及。脐血管血栓的胎儿发病率和死亡率非常高，2/3为死产，近1/3新生儿期发病或死亡。脐血管血栓与胎儿器官梗死、脑瘫、胎儿生长受限等有关。

（六）脐带血管瘤

脐带血管瘤发生率很低，仅有数十例报道。其来源于脐动脉分支，有些与脐动脉和脐静脉都相连接，有些似乎来自华通胶的毛细血管。脐带血管瘤为圆形或卵圆形的脐带膨大，通常直径为3～17 cm，有报道累及脐带全长的，镜下为毛细血管瘤或海绵状血管瘤，有时背景华通胶明显黏液变性（血管黏液瘤），与出血、母体甲胎蛋白升高、胎儿水肿相关。尽管大多数脐带血管瘤是单独发生的，但近年也有报道，与全身多发性血管瘤相关。

（七）畸胎瘤

畸胎瘤可能是由于妊娠早期原肠陷入脐带，原始生殖细胞从原肠游走到脐带结缔组织内而发生的。

（八）脐带水肿

1975年，库尔特（Coulter）将脐带水肿定义为脐带的可见水肿，其横切面最小面积为1.3 cm²，受累脐带整个呈肿胀外观，表面苍白、有光泽，切面疏松、湿润、果冻状，比华通胶更透明。脐带水肿占所有分娩的10%，更常见于早产、剖宫产，与胎盘早剥、孕妇患糖尿病、Rh同种免疫、浸软死胎有关。脐带水肿并不增加胎儿窘迫和新生儿窒息的发生率，但增加呼吸窘迫综合征的发生率。脐带水肿的原因可能是胎儿渗透压低、胎盘与脐带中的静水压升高及胎儿胎盘中总水容量增加。镜下可见水肿脐带华通胶内有大小不等的空泡。

（九）脐带破裂

完全性的脐带破裂罕见，通常发生在脐带的胎儿侧，可能与脐带扭转、脐带过短、创伤或炎症有关。部分性脐带破裂比完全性的更多见，往往是脐血管的撕裂或损伤，代表脐带血肿发生的机制。血液局限在脐带内，有时破入羊膜腔，其实称之为"脐血管破裂"比"脐带破裂"更确切。

第八节　胎膜病理

一、鳞状化生

羊膜上皮为单层立方上皮或单层扁平上皮，若出现局灶性成熟的角化鳞状上皮，称为鳞状化生。鳞状化生见于 60% 的成熟胎盘，早产胎盘少见，多位于脐带表面或胎盘的胎儿面。其可能与胎儿在宫内运动时的机械压力有关。大体检查呈不透明、有光泽的灰白色小斑点，直径为 1～2 mm。镜下见角化鳞状上皮。无临床意义。

二、羊膜结节

羊膜结节系羊膜表面的黄褐色或棕褐色的小结节，通常无光泽，发病率低，多见于重度羊水过少伴有胎儿肾发育不全、双胎输血综合征中的供血儿、胎膜破裂时间过长，以及子宫胎盘血流严重灌注不足者。镜下所见：嗜伊红无定形物质取代了羊膜，其中可见胎脂、鳞状上皮、胎毛、细胞碎屑，局部边缘可能被覆再生的羊膜上皮。羊膜结节的形成最初可能是由缺少羊水造成羊膜上皮缺陷，使胎脂得以附着在羊膜缺陷处。

三、胎膜早破

胎膜在临产前破裂称为胎膜早破，约占分娩总数的 10%，为常见的分娩并发症。胎膜早破是早产的重要原因，约 1/3 的早产是由胎膜早破引起的。感染是胎膜早破的主要病因，约占 55%，表现为绒毛膜羊膜炎。其他的病因包括胎膜本身的病变、宫内压力改变、外来创伤等。2003 年，麦克帕兰德（McParland）等研究发现，胎膜早破通常发生在"形态学改变区域"，该区域的羊膜和绒毛膜位于宫颈内口，表现为绒毛膜细胞滋养细胞减少、结缔组织水肿及羊膜上皮改变。病理医生应注意局限于胎膜破口周围的早期绒毛膜羊膜炎。

四、胎粪浸染

胎粪浸染一直以来都是围生期发病率的一个非特异性的指征，发生率为 7% ～ 25%，常见于过期妊娠，约占 31%，不发生于孕 30 周以前。

胎粪浸染的发生机制尚不太清楚。胎粪浸染并不是引起围生期损伤的唯一或较重的胎盘病变，常与绒毛膜羊膜炎并发，胎粪浸染与胎儿不良结局风险升高相关，主要与黏稠的胎粪浸染羊水有关。

（一）大体标本

胎盘的胎儿面、胎膜和脐带均呈深绿色，胎膜常水肿，呈黏滞状。

（二）镜下所见

吞噬胎粪的巨噬细胞质内见不规则褐色颗粒，这种颗粒曝光后褪色，有时放在切片盘中在病理医生阅片前就褪色。需与含铁血黄素鉴别，后者更具有晶体状、折光性、金色至黄褐色，有时二者较难区分，需做特殊染色鉴别，后者含铁血黄素铁染色（普鲁士蓝染色）阳性。

五、羊膜带和羊膜（粘连）带综合征

羊膜带是指分离的羊膜形成带状，缠绕胎儿肢体、手指或足趾，形成缩窄环，可造成宫内截肢、连指（趾）。重度者除影响肢体、指（趾）外，还造成颅面部、胸腹部缺损，内容物膨出等畸形，称为羊膜（粘连）带综合征。羊膜带是妊娠早期羊膜囊破裂造成的。羊膜囊破裂后，羊膜与绒毛膜分离，卷缩形成带，围绕在脐带或胎体任何部位，胎儿运动后使其肢体、指（趾）被羊膜带缠绕，羊膜带缩窄环的机械作用使其远端肢体萎缩和畸形，但羊膜（粘连）带综合征所致的重度畸形仅从机械方面很难解释，穆尔曼（Moerman）等认为是血管破裂的结果。

此类胎盘在大体检查时，最好将其浸入水中，这样更易见到纤细的羊膜带。大体检查可见胎盘的胎儿面失去光滑的羊膜，附着在脐带插入处附近的残留羊膜带常不明显。组织学检查可证实羊膜带的羊膜性质，胎盘的胎儿面缺乏羊膜层，可见绒毛膜板上胎脂附着，形成胎脂肉芽肿，其中混有胎儿鳞状上皮，伴有纤维化反应。

六、绒毛膜羊膜炎

见本章第四节"胎盘感染和炎性病变"。

第六章　Barrett 食管及相关腺癌的病理诊断

第一节　Barrett 食管起源

巴雷特（Barrett）食管（BE）被公认为因慢性胃食管反流病（GERD）而获得的一种改变。关于 BE 的起源，目前还没有共识。因为 BE 与食管异型增生、食管腺癌关系密切，所以对 BE 起源的研究能够更好地帮助我们认识这种疾病的本质和发生过程，甚至可能从中得到预防、治疗 BE 的佳法良方。

要研究 BE 的起源，就要明确 BE 上皮发生了哪些组织学变化，是否来源于邻近组织，这种组织学变化如何发生，是否在人类中曾经观察到胃食管反流疾病损伤上皮变成柱状化生的相关组织学转变。而对 BE 上皮的组织学及其与周围邻近上皮的研究应该能够提供一定的线索。

一、BE 上皮组织

BE 是在胃食管反流物长期作用下，远端食管黏膜发生的一种适应性改变，其复层鳞状上皮被柱状上皮取代。许多胃肠病学专家认为，内镜下疑似 BE 需要得到组织学的确认才能做最后诊断。由于 BE 具有发生异型增生继而进展为食管腺癌的风险，其发生过程中的组织病理学可能揭示了 BE 上皮的组织学来源。最近发现，BE 上皮中存在特殊细胞和多层上皮，可能与其发生发展密切相关。

（一）BE 上皮组织学变化

内镜下认为一个裂孔疝近端褶皱之上出现的粉红色胃黏膜代表 BE 的存在，然而通过内镜检查诊断的 BE 需经过组织学确认。目前大量的临床和实验材料说明，在反流性食管炎的病例中，有 10%～20% 合并 BE。BE 是由长期的胃、食管反流造成的，与食管裂孔疝、食管下端括约肌（LES）功能不全等关系密切，是后天获得的。内镜下确认 BE、找到特殊肠化生的可能性似乎与柱状上皮覆盖的范围直接相关。

施佩歇尔（Spechler）等人首先提出在鳞-柱交接部的活检标本中找到特殊型肠化生的频率从 15%（肉眼无柱状上皮覆盖的患者中）增加到 93%。有学者对 146 名疑似 BE

患者行内镜检查，发现长度小于 3 cm 的 BE 患者中的 25%、3～5 cm 的 BE 患者中的 50%、长于 5 cm 的 BE 患者中超过 65% 的人存在特殊型肠化生。经多元 logistic 回归分析，只有柱状上皮节段的长度和人种与活检标本中肠化生的发生有关。另一个连续实验研究了内镜下疑似 BE 的 65 名患者。内镜下诊断的 15 例长节段 BE 的患者有 14 位经过了组织学确认（93%）。然而，50 名疑似短节段 BE 患者中只有 19 位得到了组织学诊断确认（38%）。

这些研究表明，长节段 BE 的内镜诊断通常有超过 75% 的病例可由组织学确证，但内镜下短节段 BE 的诊断中只有少于 1/3 的病例能找到组织学证据。因此，组织学检查（而不是内镜）是做出 BE 诊断的金标准。

在组织形态学上，BE 黏膜与胃黏膜结构相似，它具有表面及内在结构。它的表面结构包括表皮和开口朝向表皮的管状结构。其内在组织结构为开口于表面组织的管状结构的腺体。关于什么是 BE 黏膜的说法还在不断变化，BE 黏膜是一种化生，黏膜内每一个细胞均发生化生变化的说法还未得到统一认识。

早期，保罗（Paull）等对 11 个 BE 患者的活检黏膜进行研究，发现 BE 黏膜有三种组织学类型。第一种位于最近端，含有特殊的或独特型杯状上皮细胞；第二种位于第一种类型的远端，或称为连接型，不含有杯状细胞，它与含有黏蛋白腺体的贲门黏膜相似；第三种位于最远端，或称为基底型，其数量最少，也不含有杯状细胞，它有壁细胞和主细胞，是带有胃底腺体的变形体型黏膜。实验中，11 例 BE 中有 2 例没有杯状细胞。很多年来，只要在食管末端活检组织中发现上述三种类型中的一种就可诊断为 BE。但在诊断 BE 黏膜时，要考虑到某些人的食管末端 2～3 cm 的黏膜组织为正常胃黏膜。

最近，美国胃肠病学会新规定，只有发现了含杯状细胞的食管黏膜组织，才可诊断为 BE。Paull 等提出的 BE 黏膜三种类型中的不含杯状细胞的连接型和基底型不再用于 BE 的诊断，而且 Paull 等的实验中无杯状细胞的 2 例活检黏膜也不能诊断为 BE 黏膜。那些无杯状细胞的黏膜经推测，可能是由食管裂孔疝造成的真正的胃黏膜。

具有诊断性的含杯状细胞的黏膜均有黏膜腺体，这些腺体几乎都是贲门型黏蛋白腺体，偶尔有胃底腺体。另外，有报道在 BE 黏膜中发现了第三种腺体结构，它由潘氏腺泡细胞组成，这种黏膜称为潘氏腺泡化生。另一研究显示，120 例 BE 黏膜中的 8 例找到潘氏腺泡细胞，它们不存在于含杯状细胞的 BE 黏膜中，却存在于不被认为是真正 BE 黏膜的变形体型黏膜中。因此，目前认为 BE 黏膜中存在的腺体仅为黏蛋白腺体。

如上所述，BE 黏膜组织包括表面上皮及上皮下被称为隐窝的管状结构，这些管状结构还没有被命名。BE 黏膜含有诊断性杯状细胞，但它不是最多见的细胞类型。此外，还可见到类似胃黏膜上皮且分布于胃小凹的高柱状细胞，称为"中间细胞"，杯状细胞散在其间。一些中间细胞含有胃型中性黏蛋白，另一些含有非胃型的酸性黏蛋白。中间柱状细胞的酸性黏蛋白经苏木精－伊红染色染成淡蓝色，经阿尔辛蓝染色染成深蓝色，被称为"柱状蓝"。光学显微镜下可观察到中间细胞的超微结构：一些中间细胞类似于正常胃小凹和腺颈部的上皮细胞，一些具有胃黏膜上皮的黏液细胞和肠吸收细胞的特点，且有着数量不等的胃型黏液颗粒和肠微绒毛，另一些含有胃型黏液和杯状细胞型黏液的混合型黏液。

此外，许多 BE 节段有鳞状黏膜岛，部分或大多数鳞状黏膜是一种不完全化生改变，因此鳞状黏膜是 BE 黏膜自身的继发性改变。这种鳞状改变可解释内镜下许多鳞状岛和偶尔可见的短节段 BE。

在慢性胃食管反流患者中，哪位患者可形成 BE 并不清楚，这是因为 BE 没有特殊的临床症状，它只能引起反流疾病所共有的反流症状，所以它的发生是不可预知的，一旦发现，它就已经是 BE 了。而且，一经确诊，病变范围就不再扩大。因此，无从得知 BE 黏膜是如何发展形成的。人们推测它可能是食管末端鳞状黏膜上皮被反流物质损伤后形成的，但连续内镜检查和组织活检没有发现一例 BE 黏膜是遵循上述过程发展而来的。

关于 BE 黏膜细胞类型的讨论很多，但是否每一种细胞类型都有相关的基因标志物仍不清楚。不同细胞有不同的基因表达，BE 上皮中的柱状细胞、正常鳞状上皮和正常胃黏膜均有不同的细胞因子和酶表达，还没有发现参与形成化生细胞的特殊基因及参与 BE 上皮化生形成的最初基因。显然，BE 黏膜中有许多不同类型的细胞，但它们是如何形成的却不清楚。

（二）来源假说

早在 20 世纪 50 年代，艾利森（Allison）和巴雷特（Barrett）就报告了慢性胃食管反流导致 BE 发生的问题，认为 BE 是在反流性食管炎愈合过程中出现的。其起源可能为：①胃柱状上皮向食管方向的移行。②胃贲门腺的肠上皮化生。③黏膜下层的食管腺体。④食管上皮基底细胞层的多功能干细胞。一些研究中心建立了与 BE 相似柱状上皮的动物模型，以期发现 BE 的发病机制。

布雷姆纳（Bremner）等就此问题详细观察了食管-胃黏膜连接处的食管黏膜形成糜烂病变的治愈过程，发现在胃食管反流存在时，发生溃疡的犬模型其末端食管会发生 BE，BE 上皮由邻近的贲门柱状上皮移行而来。在无反流的对照组中，裸露的管状上皮被向下生长的食管鳞状上皮所取代。

他们根据"糜烂面有胃黏膜柱状上皮覆盖"这一点推测 BE 的发生机制可能为上述之①，即胃柱状上皮向食管方向的移行。曼格尔（mangle）等通过比较 BE 与上消化道各部位组织在形态、黏液性质、免疫组织学等方面的不同，认为 BE 应由②发生，即由胃贲门腺的肠上皮化生而来。但有研究指出，胃全切术后食管-空肠吻合处有 BE 发生，用以上假设①、②均不能给予满意解释。

格里恩（Gilien）等将 Brenner 的实验模型加以改进，观察食管-胃黏膜连接处食管端糜烂的过程，发现糜烂面周围覆盖有鳞状上皮，在愈合过程中糜烂面下出现了鳞状上皮被柱状上皮替换的现象，而胃黏膜不可能在糜烂处移行，因此笔者根据食管组织处复层鳞状上皮外还含有食管腺组织并分泌黏液、碳酸氢根离子、上皮生长因子等，认为 BE 由黏膜下层的食管腺体起源，即为假说③。有学者重复了 Gillen 的试验，但更为深入。他们对再生的黏膜进行了 3 个月的研究，发现这种再生的上皮由食管腺导管相连，近端 2/3 为柱状上皮，远端 1/3 为鳞状上皮。再生上皮类型由黏膜或腺导管损伤程度决定。柱状上皮修复较鳞状上皮占优势，因为其生长周期较鳞状上皮快。有趣的是，反流控制炎症治愈时，新生柱状上皮在杯状细胞、壁细胞和特殊黏蛋白组化方面与 BE 上皮颇为相似。

卡德萨（Cardesa）等根据试验和电镜检测提出了假说④。最近在鳞状 –BE 交界处发现了一种独特的浅表细胞（特殊细胞），同时具有鳞状上皮和柱状上皮细胞的特征。在 BE 患者中发现，特殊细胞被覆于正常鳞状上皮之上，提示 BE 上皮的发生可能是鳞状上皮来源的多潜能基底细胞。哈特托里（Hattori）等设计了一个新的小鼠十二指肠反流模型，对导致 BE 黏膜的形态学改变进行了连续研究。他们发现 BE 起源于食管鳞状上皮基底层内干细胞的幽门小凹化生，其后出现杯状细胞，变成典型的特异柱状上皮。在这一阶段出现同源基因 CDX2 的表达，提示 CDX2 在 BE 的肠分化中有作用。他们发现，整个消化道再生过程中通常会出现幽门小凹化生，继而出现杯状细胞，提出了消化道再生细胞谱（GRCL）的概念。消化道再生细胞谱在消化道致癌作用中的意义仍需要大量工作探索研究。

今后，BE 和其他组织基因表达的比较研究和食管上皮干细胞分析等的探索，将有助于进一步了解 BE 的真正起源。

（三）特殊细胞

BE 代表远端食管鳞状上皮的化生转变，在某些患者中作为损伤、溃疡、不寻常环境（尤其是酸性环境）的修复，结果鳞状上皮转变为腺上皮。导致 BE 产生的细胞起源还不十分清楚。然而，实验和临床观察支持上述观点，即 BE 不是产生于胃近端腺体组织的上行生长，而是产生于食管内的多能干细胞，主要是鳞状上皮的基底部细胞和食管黏液腺导管内衬细胞。

如果上述理论是正确的，那么在 BE 的形态学评价中可以检测到从鳞状上皮转变为腺上皮的各个阶段的假说是有可能的。支持这一说法的是"特殊细胞"的检出，这种细胞兼有鳞状上皮和腺体上皮所特有的顶端表面特征，多见于鳞状上皮和 BE 柱状上皮交界区，呈扁平状，多边形，表面有微绒毛（柱状细胞特征），互相之间以浅的凹陷或细胞间桥（鳞状细胞特征）相连。透射电镜发现，这种特殊细胞是立方体的，有丰富的顶部微绒毛和分泌囊泡。有趣的是，这些电镜扫描下的特征与出现在子宫宫颈转化区黏膜细胞的特性是相同的，宫颈的这个区域是生理性上皮化生的地方，腺上皮的鳞状化生在激素的影响下始于月经初期。经过透射电镜检查，食管末端的"特殊细胞"具有表面微绒毛，顶部发育不全的细胞被膜和胞质中的许多囊泡，其中有些包含分泌物质。

"特殊细胞"在正常的鳞状细胞、腺细胞之间交错，似乎是 BE 特有的。最近的研究发现，37.5% 的 BE 患者的鳞状 -BE 交界处检出了特殊细胞，而非 BE 的患者和鳞 - 柱交接部位于胃食管连接处的正常患者中则没有检出。有特殊细胞的 BE 患者，其鳞状 -BE 交界是过渡的，正常鳞状上皮之上被覆这种形态学杂交体的特殊细胞，具有鳞状细胞和柱状细胞的特征，它可能是鳞状上皮来源的多潜能基底细胞转化的结果。因此，特殊细胞很可能代表 BE 上皮发生或愈合中的过渡阶段。它与最近被描述的"多层上皮"的关系仍未被发现，多层上皮可能是 BE 化生的另一个表现。

（四）多层上皮

目前，BE 黏膜的前体细胞仍不清楚，可能的来源包括近端胃黏膜、鳞状黏膜的基底细胞和覆盖黏膜下腺管的细胞。在 BE 患者新生鳞 - 柱交接部和柱状黏膜内观察到了一种特殊类型的多层上皮，兼有鳞状上皮和柱状上皮的形态学、超微结构、细胞化学的一些特征，它可能代表了化生柱状上皮的早期或过渡阶段，被推测为 BE 黏膜的前体。

多层上皮发现于 BE 中，位于柱状上皮和鳞状上皮的连接处。24/58（41%）的 BE 患者有多层上皮，而只有 1/21（5%）非 BE 患者发现多层上皮，并且只有发生杯状细胞化生的患者才有多层上皮。在 GERD 患者中，多层上皮检出率也较高。BE 和 GERD 患者中的多层上皮有相似的免疫表性，可见肠标志物黏蛋白 2（MUC2）和 CDX2 的表达，这些标志物的表达与非杯状上皮明显不同。由此可见，多层上皮与内镜下食管柱状上皮的杯状细胞化生关系密切。

博赫（Boch）等对正常鳞状上皮、BE 柱状上皮和 BE 的多层上皮进行细胞角蛋白免疫组化染色。结果发现鳞状 -BE 交界处的局部多层上皮既表达鳞状上皮角蛋白标志物（CK4、CK13），也表达腺上皮细胞角蛋白标志物（CK8、CK19），此研究提示多层上皮可能是 BE 的起源，而一种多潜能细胞可能是 BE 的起源细胞。还有研究观察到多层上皮中也有细胞周期相关核抗原抗体（MIB-1）、转化生长因子 α（TGF-α）、表皮生长因子受体（EGFR）、雌激素调节蛋白（PS2）和人解痉多肽（hSP）这些上皮增殖和分化调节肽的表达，提示多层上皮细胞具有较高的增殖和分化能力，并且其表达规律与 BE 的柱状上皮类似。有趣的是，在 1 例病例中，黏膜腺管上皮表面观察到多层上皮，并表现与多层上皮相似的表型规律。这些数据提供证据支持了多层上皮代表食管柱状化生的早期或过渡阶段的假说，而黏膜腺管上皮可能包含能够产生多层上皮的祖细胞。

最新的 BE 上皮动物模型研究发现，食管十二指肠吻合术后的小鼠在不伴化学致癌物处理的情况下能导致柱状内膜食管，包括化生、异型增生、食管腺癌，与人类的相应病变类似，这提示吻合术后的小鼠可以作为模型，用于研究人类 BE 和食管腺癌的发病机理、分子生物学和化学预防干扰。另一项研究使用食管十二指肠吻合术小鼠模型，通过一系列转录因子和食管鳞状上皮、肠型柱状上皮相关分化标志物的免疫组化染色，比较了小鼠和人多层上皮的表型。结果发现，多层上皮可见于 56.3%（18/32）的吻合术后小鼠标本及所有的人类标本。所有的鼠、人鳞状上皮表达鳞状转录因子和分化标志物 p63、SOX2（SRY-related HMG-box 2）、CK14 和 CK4，而肠化生上皮则不表达。鼠、人肠化生上皮表达肠转录因子和分化标志物 CDX2、GATA4、肝细胞核因子 1α（HNF1α）、绒毛蛋白和 MUC2，鳞状上皮则不表达。鼠、人多层上皮兼有鳞状上皮（SOX2、CK4）和肠化生上皮（CDX2、GATA4、villin、MUC2）标志物的表达。这些资料提示，小鼠多层上皮与人多层上皮在标志物的表达方面有相似之处，支持多层上皮可能是 BE 中鳞状上皮转化为柱状上皮的过渡阶段。

但是，也有资料发现多层上皮与子宫颈的鳞状上皮的不完全化生相似，所以它也有可能不是 BE 黏膜的前体，而是食管鳞状黏膜受到反流物的长期刺激所并发的不完全化生。对多层上皮是 BE 上皮前体的这一假说还有赖于更大范围的体内和体外研究证实。

二、异位胃黏膜

食管中胃黏膜的入侵是指大多位于颈部食管的孤立的岛状异位胃黏膜。虽然病因不清，但是很可能来源于柱状黏膜被鳞状上皮的不完全胚胎替代。这些岛状黏膜似乎不是来源于与 GERD 相关 BE 黏膜的化生改变。

报道发现，食管异位胃黏膜的发病率是 4%～10%，颈段食管异位胃黏膜的发病率是 0.1%～10%。由于很难评估食管上括约肌之下的范围，其真正的发病率还存在争议，曾经报道过最高的发病率是 70%。颈部食管异位胃黏膜的最高发病率报道为 50%，但是大部分学者认为发病率可能低于报道水平。

异位胃黏膜被认为是由食管上皮形成过程失败，残留柱状上皮所致的先天性发育异常。其与胃黏膜的组织学特征相似，泌酸黏膜是最常报道的组织学类型，也存在胃窦型或贲门型黏膜。虽然大多数异位胃黏膜患者没有症状，但是一些患者也有吞咽困难或吞咽疼痛的症状，证明酸分泌在引起异位胃黏膜的症状中有重要作用。更重要的是，酸分泌可引起形态学改变，如狭窄和黏膜溃疡。多种方法已经证实了异位胃黏膜的酸分泌，并发现是由壁细胞分泌的，其产酸能力和引起症状的严重程度取决于壁细胞的数量。

虽然异位胃黏膜与 BE 不同，但是在异位胃黏膜患者中报道了渐增的 BE 患病率（20%），反之亦然。有学者发现异位胃黏膜与食管裂孔疝、胃溃疡和 BE 关系密切。他们推测异位胃黏膜是 BE 严重程度的一个标志。另一个很重要的研究是，在异位胃黏膜中发现了胰高血糖素反应阳性的内分泌细胞，这种细胞只存在于早期胚胎胃，不存在于成年人的胃。在 BE 的特殊分化黏膜中也发现了这种细胞，此外还发现了胃黏膜中没有的神经降压素免疫反应细胞。异位胃黏膜与 BE 在人体的共存，结合相似的上皮特征，使有些人相信二者有共同的胚胎学来源。

由于异位胃黏膜很少发生异型增生及继发腺癌，所以并不认为是类似 BE 的癌前病变，因此没有受到内镜医生足够的重视。但是某研究在 33 位异位胃黏膜患者中发现了 2 例食管肠化生、3 例食管萎缩。值得注意的是，其中一位肠化生患者之后被诊断为早期胃腺癌。也有报道异位胃黏膜内或周围发生肠化生。所以，虽然异位胃黏膜很少发生恶变和严重的异型增生，但是出于预防，内镜医生应该仔细检查食管上括约肌，留意异位胃黏膜，对确诊的异位胃黏膜患者行早期活检以排除真正的伴或不伴化生的 BE 上皮，还要加强对异位胃黏膜伴黏膜化生或萎缩的随访。

三、BE 上皮和贲门上皮

由于 BE 紧邻胃贲门，特别是 BE 黏膜中存在只有正常胃黏膜才有的杯状细胞，这两种位置相邻且有相似特点的组织看似关系非常密切。

（一）贲门黏膜

近年来，几乎所有正规医学教科书均认为胃黏膜根据解剖学和组织学分为三种类型。传统上，近端胃黏膜称为贲门黏膜，它覆盖了一小段胃组织，长度不定，位于食管向胃开口处的远端。胃体部和胃底部的黏膜可分泌胃酸和各种胃酶，而远端的胃窦和幽门部黏膜则分泌黏液，并含有可产生促胃液素的 G 细胞。

世界卫生组织（WHO）《消化系统肿瘤病理学和遗传学》一书中定义胃食管交界处（GEJ）为食管并入胃的解剖学区域。鳞-柱交接部（SCJ）可能就在 GEJ 交界处或其上。只要 SCJ 位于 GEJ 之上，就会存在一段被覆柱状上皮的食管，当 SCJ 与 GEJ 交界相同时，食管完全被覆鳞状上皮。有研究发现，在个别人群中，贲门黏膜位于食管末端大约 2 cm 处，这样正常 SCJ 就接近于解剖学上定义的胃食管连接部。

除了杯状细胞外，BE 黏膜与贲门黏膜类似，具有表面上皮和凹陷结构，相当于贲门黏膜的表面上皮和深层黏液分泌腺体。很多研究证明，大约 1/5 的成年人经上消化道内镜检查发现贲门黏膜内存在杯状细胞。虽然相关文献报道不多，但似乎含有杯状细胞的贲门黏膜与 BE 黏膜非常相似。贲门部产生杯状细胞的原因并不清楚，不同的研究分别探讨了反流因素和幽门螺杆菌感染的影响，但至今没有定论。

发现贲门杯状细胞的同时也提出了两个问题：①含有杯状细胞的贲门黏膜是否等同于 BE 黏膜？②它们具有同样的恶变危险度吗？搞清楚这些问题是非常必要的。如果两种黏膜相同的话，就不用从病理学角度再对其进行区分，临床上也可以通过在 GEJ 以上查得杯状细胞而轻易发现 BE 患者。

最近的研究中，钱德拉索玛（Chandrasoma）等提出原先被认为是正常解剖结构的贲门黏膜实际上是非正常的，它是一种化生上皮。这种化生由胃食管反流所致，发生部位不在胃起始处，而在末端食管鳞状上皮。

以下论据支持这一观点：①在成人中，酸反流越严重，GEJ 处贲门黏膜和泌酸贲门混合黏膜的长度就越长。②在 72 例尸检报告中，显微镜观察每一例的 GEJ 切面，74％没有发现贲门黏膜。实际上，29％的病例在 GEJ 处甚至没有发现贲门型黏液腺，但邻近食管鳞状上皮的地方却存在单纯泌酸黏膜。这与年龄貌似无相关性，但研究所涉及的儿童很少，还不足以排除年龄因素的影响。在另外 18 例尸检中，用显微镜观察全部 GEJ 发现有 10％或 56％缺乏单纯贲门黏膜。然而，所有病例中存在泌酸贲门混合黏膜，且随年龄的增长，这种现象的发生率和单纯贲门黏膜的长度均增加。

这些研究结果受到了另外一些有关儿童 GEJ 研究的质疑。对 30 例 18 岁以下患者进行尸检，结果所有标本中均存在贲门黏膜，但很短，平均长度不超过 2 cm。其他一些包括胎儿在内的研究显示，泌酸黏膜首先在胎儿胃中发生，随着年龄增长，逐渐与食管鳞状上皮以一条短带分开。在大多数病例中，妊娠 21 周前这条短带没有腺体存在。21 周后混合的黏液胃底腺体出现，出生一周后大约一半具有贲门黏膜。这些学者认为，食管末端贲门黏膜是胃黏膜的衍生物，而不是化生上皮。在另一组对 59 例儿科患者（年龄在 0.1～18.0 岁）的尸检中发现，41％具有含贲门黏膜和胃底腺体的混合黏膜，且其和年龄无关。这提示至少有一小部分黏膜是正常的。有两项研究报道，单纯贲门黏膜大大多于混合黏膜，但原因不明。

澳大利亚的一个规模为 170 人的研究同时支持以上两种观点，63％的患者 GEJ 存在贲门黏膜，且不具有年龄相关性，但与反流持续时间和有无食管炎症侵袭有关。笔者认为，既然贲门黏膜存在与否与年龄无关，那么它可以从很小就发生，但此研究平均年龄为 52 岁，几乎均为成人，所以该研究不能说明贲门黏膜在儿童中是否正常。

最后，一项研究从手术切除的食管标本和尸检研究中发现一小段不含杯状细胞的 BE 黏膜酷似贲门黏膜。由于这些病灶集中地带都在 BE 黏膜化生区，那么假定其也是化生上皮，这表明食管鳞状上皮中存在一种类似于贲门黏膜的化生上皮。这些化生是否与位于 GEJ 以下的传统贲门黏膜相同？贲门黏膜是正常还是化生？这些研究结果还不能够给出令人满意的答案，这一问题还需要我们继续进行深入的研究。

（二）BE 上皮和贲门上皮

BE 是食管鳞状上皮被柱状上皮替代的产物，与胃上皮有连续性。在肠化生上皮和胃上皮之间没有鳞状上皮存在。长期观察 GERD 患者可发现长节段 BE 发生率增加，同时在犬模型中也发现柱状上皮替代鳞状上皮的现象，这些都说明柱状上皮替代鳞状上皮的过程是一个迁移、化生的过程。

这种肠化生上皮是从哪里起源的呢？无论是胃上皮，还是贲门上皮，都不是食管化生的柱状上皮发展的先决条件。首先，胃切除术后还是会发现 BE 上皮。其次，BE 上皮起源于切除了胃食管连接处的患者的鳞-柱交接部。最后，在食管十二指肠吻合术的鼠模型中也可以发现 BE 上皮。

目前认为 BE 上皮是鳞状上皮自身的柱状上皮化生改变，而不是柱状上皮向食管端生长的结果。鳞状上皮的第一个改变是贲门样化生上皮（化生后的柱状上皮不含壁细胞，但含黏液腺细胞），即 Paull 提出的连接型 BE 黏膜。这种贲门样上皮代表胃食管反流的组织学标志。肠化生发生率伴随贲门黏膜的长度增加而增长，贲门黏膜长度大于 2 cm 的人 100% 存在肠化生，贲门黏膜长度小于 2 cm 的人 39% 存在肠化生。另外，在鳞状上皮和 BE 上皮连接处可观察到"过渡细胞带"，这种细胞的电子显微镜特征也是在鳞状上皮和柱状上皮之间，这也证明了 BE 上皮来自鳞状上皮肠化生而非贲门柱状上皮向上替换。

奥伯格（Oberg）等对"胃食管连接处贲门样黏膜是胃食管反流物损伤鳞状上皮的结果"这一假设进行了研究。他们在 9 例尸检标本中发现 1 例直接从鳞状上皮过渡到 Paull 提出的基底型变形体型黏膜，无贲门样黏膜。对患者 GEJ 的活检，95% 标本有炎症，其中只有 29% 有基底型黏膜，71% 有贲门样黏膜。他们认为检测的贲门样黏膜几乎都伴有炎症，这和酸暴露时间延长及侵犯长度增加有关。

Chandrasoma 等对 71 名患者的活检标本和酸反流度做了研究。他认为肠化生的发生和贲门样黏膜＋泌酸贲门黏膜的长度有关。在贲门样黏膜＋泌酸贲门黏膜长度大于 2 cm 的 22 例中，全部发生肠化生，在贲门样黏膜＋泌酸贲门黏膜长度小于 2 cm 的 49 例中，只有 20 例发生肠化生。

然而，关于贲门上皮的来源问题仍有争议，一些研究还不能确定贲门上皮大多是异常的，但其范围似乎与年龄增长有关。在对 223 例样本研究后发现，小于 18 岁组、19～50 岁组、大于 50 岁组的贲门上皮长度分别为 1.7 mm、2.6 mm 和 3.3 mm。

因此，BE 黏膜是胃食管反流作用下，从鳞状上皮至贲门样上皮再到肠化生的化生过程，而不是已有的胃贲门上皮上行生长的结果。

（三）BE 和贲门炎

既然 BE 黏膜和胃贲门上皮不是同一种组织，那么贲门炎和 BE 之间到底有什么关系？这是人们一直期望认识清楚的问题。

2000 年，胃肠学会上的大部分委员一致同意将 BE 定义为"正常食管鳞状上皮化生为含有杯状细胞的典型柱状肠上皮"。相反，"贲门炎"的定义就不那么严格，而且较难统一。如文献报道，某些研究人员认为发现任意数目的贲门黏膜炎症细胞即可定义为贲门炎，另外的则认为每高倍视野至少有 5 个中性粒细胞才能称为贲门炎。依据这两种定义来研究贲门炎的流行情况，从前者可得出贲门炎在成年人中易感的结论，而后者则恰恰相反。

最早的有关贲门范围的研究记载是在希波克拉底（Hippocrates）的研究中。尽管公元前 5 世纪就已开始涉及"贲门"这一解剖部位，但在 1730 年的英国文献中才首次提到这一概念，当时切泽尔登（Cheselden）将贲门形容为"从食管到胃的部分"。1994 年，根塔（Genta）等首次对贲门部幽门螺杆菌感染所致炎症进行研究，认为如果胃其他部分有幽门螺杆菌感染所致的炎症时，在贲门部也会发生细菌感染和炎症，同胃其他部分的病变一样，贲门病变也和胃炎有关。研究中将贲门定义为鳞 - 柱交接部远端 2 cm 以内的区域。因此，其定义的贲门包括泌酸黏膜（现在认为其是胃体的一部分）和贲门型黏膜（含有大多数黏液腺，很少或不含壁细胞及主细胞）。

这之后还有一些报道研究不同人群中贲门病变的情况，调查人群包括无幽门螺杆菌感染者或 GERD 患者，研究中用贲门炎来特指贲门的感染，而不考虑病因学。这种定义很快被接受了。

1994 年，美国休斯敦国际胃炎工作会议中的一大难题就是定义发生贲门炎时炎症细胞的数量，因为在正常人的胃中也存在这些炎症细胞。对于这一问题，学者的看法是有分歧的，在京都认为是正常生理情况的，在西雅图就被认为是病理状态。进行组织病理学分类及分级（如发育异常、萎缩、肿瘤形成等）时，病理学家间的意见也很难统一。

实际上，在最近关于贲门炎（包括伴有或不伴 GERD）发病率的流行病学调查研究中都没有明确一个最基本的问题 —— 什么是贲门炎？ Genta 等认为，如果没有幽门螺杆菌感染，贲门炎就不会发生。另外，有学者称 GERD 患者中有超过 50% 并发贲门炎，但由于对贲门炎缺乏统一的诊断标准，以致很难对多个研究的数据进行比较和分析。

在病理学家讨论出一系列贲门炎诊断和分级的组织病理学标准后，才能正确分析贲门炎和其他病变之间的关系，通过继续对各类疾病及正常人群进行研究，明确贲门炎的发生、发展，以及其与反流、BE、食管腺癌等疾病的关系。

四、BE 上皮和邻近的鳞状上皮

BE 被认为是长时间、严重的胃食管反流的结果。其组织学定义为食管内出现肠化生上皮。多数基础及临床认为，BE 柱状上皮来源于食管鳞状上皮化生。

一些研究通过免疫组化的方法研究正常食管、BE 上皮及贲门黏膜中的细胞角蛋白（CK）亚型来证实 BE 上皮和邻近鳞状上皮的关系。中间丝是胞质的纤丝，在哺乳动物的组织中，大部分细胞的类型（如间叶细胞、肌细胞、上皮细胞、神经细胞、星形细胞）含有特殊的中间丝类型，用免疫组化的方法不能鉴别。CK 是上皮细胞中间细丝的蛋白亚单位，是一种细胞质结构性交联纤维，可由免疫组化染色技术识别。免疫反应蛋白的组织特异性表达和中间丝细胞角蛋白的上皮特异性已经广泛用于肿瘤起源与发展，尤其是分型的研究。到目前为止，人类的上皮细胞中 20 余种 CK 多肽已被识别。每种上皮都有其独特的 CK 表型，其由基因决定，反映了不同上皮组织的来源和发展。例如，鳞状上皮有不同于单纯上皮的特殊角蛋白表型。CK7 在导管上皮中表达，但在正常的食管和胃肠道则不表达。CK20 表达于结肠和小肠的浅表上皮与隐窝上皮，以及胃的小凹上皮表面（不是胃小凹或胃腺）。奥姆斯比（Ormsby）等人记述过两种表现 CK7 和 CK20 的独特的染色方式，被称为 BE 的 CK7/CK20 表型和胃 CK7/CK20 表型。BE 的 CK7/CK20 表型就是浅表上皮和浅表腺体的带状 CK20 染色加上 CK7 在浅表腺体和深层腺体的染色。胃 CK7/CK20 表型呈现两种规律：不完全型是指浅表和深层腺体被 CK20 染成斑驳状，同时深层腺体被 CK7 染成微弱的、深浅不一的斑驳状。完全型是指浅表腺体和深层腺体被 CK20 强染色而看不到 CK7 的反应。

通过使用 CK 可以区分长节段 BE 和胃的肠化生，所以用这些抗体来区分短的或超短 BE 与贲门的肠化生是有可能的。有些研究显示了这种可能性，但也有些人认为 CK7/CK20 不能可靠地将其区分。希望有深入的研究，以验证 CK7 和 CK20 是否能用于区分组织起源是食管还是胃。

另一研究包括 35 名符合诊断标准的 BE 患者及 10 名正常对照者，通过内镜取正常食管黏膜、BE 黏膜和贲门黏膜行免疫组化，并取结肠及十二指肠黏膜做对照。用免疫组化的方法研究不同 CK 亚型在以上组织中的表达，结果发现 BE 上皮相对于人正常食管和贲门上皮来说有不同的角蛋白表型，在正常食管和 BE 上皮中均有 CK13 表达，而在贲门上皮中尚没有发现。CK13 是食管、子宫颈、阴道上皮等类似的非角化鳞状上皮所特有的，单纯贲门腺上皮中则没有。因为 CK13 有很强的器官特异性和遗传决定性，由此可以推测 BE 上皮起源于食管鳞状上皮的肠化生，而不是贲门柱状上皮向食管远端的扩展。用免疫组化的方法检查食管黏膜下腺体和贲门腺体均未发现 CK13 表达。食管腺体 CK13 的缺乏可能提示它们不是 CK13 阳性免疫反应上皮的起源。BE 黏膜和贲门黏膜中 CK8、CK18 的发现可以认为是新生上皮特征性的再表达。BE 上皮化生也由 Gillen 的实验所证实，他们发现实施了黏膜切除术的犬食管再生的柱状上皮来源于食管内细胞。

此外，热激蛋白（HSP7）作为特异的鳞状上皮标志物被发现在 BE 组织中表达下调，而在鳞状上皮中表达水平较高。此外，几种特异的腺型标志物，包括三叶肽、hSP、CDX、MUC2 被发现在 BE 柱状上皮的表达较鳞状上皮高，证明从鳞状上皮到 BE 上皮的转变可能是对持续感染涉及分化和增殖的反应。环氧合酶 -2（COX-2，涉及感染和癌变机理的一种酶）在 BE 上皮表达的增加进一步支持了这个理论。而且在体研究表明 COX-2 的基因表达是被胆汁酸和胃液诱导的，且可能是潜在的化学预防靶标。

最近的研究将焦点集中在单一基因、酶和蛋白上。通过使用不同表达的 mRNA，鳞状上皮与 BE 上皮间有超过 1 000 个基因产物是不一样的。这项技术可识别关于鳞状上皮转变为 BE 化生中有潜在治疗位点的基因。

这种研究不是过去大家感兴趣的焦点，但假如能够通过此类研究发现有潜在进展的癌前病变（如 BE），也许能够早预防、早治疗。

第二节　Barrett 食管细胞增殖与胃食管反流

一、Barrett 食管细胞损伤与酸暴露

胃食管反流和 Barrett 食管（BE）的病原学有密切的联系，这点提示在周围环境异常的反酸情况下，BE 细胞因为其化生的鳞状细胞具有明显的生存优势。BE 被定义为部分存在杯状细胞和其他黏液分泌细胞，它们可能有助于保护 BE 上皮对抗酸和碱的反流。

慢性胃食管反流病患者可发展成 BE，食管酸暴露是 BE 形成的重要病因。这一疾病的发生可伴随或不伴随食管的损伤，对患者生活质量有着负面的影响，特别是有夜间酸暴露症状的患者。食管黏膜长期暴露在酸性胃内容物环境下——含有胃蛋白酶和胆汁等，可以增加食管黏膜损伤的危险。症状的频率、严重程度和食管炎都与酸暴露的频率、严重程度及持续时间相关。

1964 年，米勒（Miller）首先提出延长食管 pH 监测时间，但直到 1973 年，约翰逊（Johnson）和德米斯特（De Meester）才将此技术的临床价值和前景进行了描述。

Johnson 和 De Meester 认为，监测食管酸暴露应包括以下 3 项基本内容：①酸暴露的频率，就是酸的总反流次数。②总酸暴露时间，即 24 小时酸暴露总的 pH < 4 的时间百分率，包括立位与卧位。③连续酸暴露持续的时间，即酸暴露时间 ≥ 5 分钟的次数和最长反流持续时间。便携式 24 小时食管 pH 监测显示，BE 患者的食管酸暴露要多于正常人和轻度胃食管反流病患者，它的酸暴露程度与重度食管炎相似。与目前已存在的多种检测手段相比，因为其高敏感性和特异性，24 小时食管 pH 监测技术被很多人认为能够成为诊断 GERD 的标准。这项技术可在胃食管反流病患者内镜检查下见到或未见到黏膜损伤时，明确食管酸暴露的病理特性，将食管黏膜暴露于胃液的时间定性，衡量食管清除反流酸的能力，并将食管酸暴露和患者症状相关联。研究发现，BE 酸暴露的增加与食管长时间酸反流有关，而与食管酸反流的次数无关。BE 患者多有反流时间长于 5 分钟的酸反流现象存在。

（一）酸暴露和黏膜损伤

对于 BE，有很好的证据证明酸暴露的频率、严重程度和持续时间与食管黏膜损伤是 BE 发展为肿瘤的长期危险因素。有回顾性研究指出，对 BE 患者使用质子泵抑制剂（PPI）治疗，使这些患者食管上皮发生异型增生的危险降低。这些对 BE 患者长期治疗是重要的信息。奥瓦图－拉斯卡尔（Ouatu-Lascar）等人的研究也支持这些证据。他们的研究表明，在给患者使用质子泵抑制剂治疗后，食管病理切片检测中的绒毛密度明显增加，这

种绒毛密度被用来测量细胞增殖，但在未使用质子泵抑制剂治疗的患者食管病理切片中并没有增加。而且，这些改变也反映在对同样标本增殖细胞核抗原的测量方面。在对这些患者进行 6 个月的质子泵抑制剂治疗后，细胞增殖明显降低。质子泵抑制剂治疗能有效控制食管内酸暴露，也能减少食管内胆红素吸收时间。菲利普（Philip）等对 197 例患有明显增加的食管酸暴露患者使用 24 小时 pH 监测，并在食管远端取活检进行病理检查，其中 17 例为鳞状上皮，126 例为贲门上皮，54 例为 BE 上皮。所有患者可排除幽门螺杆菌感染和抑酸治疗。酸暴露在 24 小时内设置 pH 在 0～1、1～2、2～3、3～4、4～5、5～6、6，相比具有鳞状上皮和贲门上皮的患者，具有 BE 上皮的患者可以在 2～3、3～4、4～5 的 pH 内消耗更多时间。提示在 pH 为 2～5 的酸暴露环境下，干细胞可能引起贲门上皮向肠上皮的分化。

还有其他临床证据表示，酸暴露的严重程度和食管损伤是相关的。马丁内斯（Martinez）等对 149 位 GERD 患者的研究发现，异常食管内 pH 的患者比例呈升高的趋势，从内镜下 45% 的非糜烂性反流性食管炎患者（n=71），到 75% 的糜烂性反流性食管炎患者（n=36），而在 BE 患者中则占 93%（n=42）。因此，食管反流得越严重，黏膜损伤就越严重。对其中 25 位患者进行食管内 pH 监测，发现 pH < 4 呈持续状态的在 BE 患者中占 26%，相比其他酸暴露模式，夜间反流是主要的具有差异性的模式。但目前夜间酸暴露模式与 BE 的关系仍存在疑问：延长的夜间酸暴露持续时间是不是 BE 形成的危险因素？这种酸暴露模式持续时间的延长是否能导致 BE 的异型增生，甚至发展成为食管腺癌？

（二）酸碱反流和 DNA 损伤

酸和碱是组成胃食管反流的两种基本成分，可协同作用导致黏膜损伤。人类胃食管反流病的分子机制已经通过食管活检和腺癌细胞序列进行研究。酸和碱中任何一个单个成分的作用都可增加细胞生存率和增殖率，同时伴有细胞凋亡的减少，这些有可能是通过丝裂原激活蛋白激酶（MAPK）诱导 COX-2 表达所致。酸和碱被认为可以通过转录因子 NF-κB 和 CDX2 增进食管角蛋白细胞肠型的分化。通过器官培养，人们已经发现酸暴露可以诱导绒毛蛋白在正常食管活检组织中表达。也有研究发现，酸反流可以导致严重的 DNA 损伤，提示明显的对抗酸反流导致的增殖效应是对基因损伤的反应，从分子学机制支持临床对 BE 患者进行积极的抑酸药物治疗。而碱反流在 pH 中性情况下可引起食管细胞的 DNA 损伤。

二、反流与细胞增殖

（一）细胞增殖是反流的物理性适应

长期以来，人们认为 BE 存在异常的细胞增殖和细胞周期间期，而一些研究发现增加的细胞增殖指数似乎是对反流的物理性适应。一项小范围研究发现，微小染色体维持蛋白的表达被认为与食管腺癌增殖的危险性相关。一项病例对照研究发现，29 例发展为食管腺癌的患者和 6 例在观察终点只发展为高度异型增生的患者，p53 的表达是细胞增殖的危险因素（OR=11.7；95％ CI：1.93 ～ 71.4），但 Cyclin D1、COX-2 和 β- 连环蛋白（β-catenin）则被否定。然而，一项早期的病例对照研究对 307 例 BE 患者中发展为食管腺癌的 12 例患者进行研究，发现 p53 的免疫活性与增殖没有明显的相关性（OR=2.99；95％ CI：0.57 ～ 15.76），而 Cyclin D1 的表达则与增殖相关（OR=6.85；95％ CI：1.57 ～ 29.91）。这些差异的原因尚不清楚，人群差异、样本量和 BE 片段 p53 克隆的大小，以及其他染色体基因的改变都可能起到作用。

一项对 362 例患者进行的群体研究，平均随访 6.3 年，总后续随访 1 752 人，评估二倍体细胞增殖和细胞循环间隔分数（G1，sand4N）。较高的总增殖率或 G1 片段与食管腺癌的增殖没有相关性，增加的 S 期与增殖有轻微相关性（P=0.03）；而与 TP53 等位基因失活高度相关 4N 片段的增高，与增殖则明显相关（P ＜ 0.000 1）。因此，一些增殖改变似乎是由适应反流引起，而其他的是肿瘤抑制基因失活的序列。那些与 TP53 失活相关的序列，如 4N 片段，是食管腺癌细胞增殖强有力的预测因素。

（二）细胞增殖的体外实验研究

酸暴露对食管细胞增殖和分化的影响可通过来自 BE 和正常食管活检标本的体外实验进行研究。为了模仿人体的生理状态，将 BE 标本和正常食管标本分别持续 24 小时或每间隔 1 小时放置在 pH 为 3.5 的酸性培养基中，并将 pH 为 7.4 的中性培养基作为对照研究。绒毛蛋白的表达多少用于细胞增殖的定量分析，在组织培养开始前已有 25％ 的 BE 有绒毛蛋白的表达。BE 标本在酸性培养基中连续放置 6 小时和 24 小时后，分别有 50％ 和 83％ 的标本可检测到绒毛蛋白的表达，而中性培养基中无绒毛蛋白的表达增加。绒毛蛋白的表达与刷状缘超微结构的成熟有关，在刷状缘顶端表面可见均匀、一致的微绒毛形成。但间隔 1 小时组的 BE 标本和正常食管标本中绒毛蛋白的表达未增加。可见，酸对 BE 细胞增殖的影响依赖于酸暴露的形式。连续酸暴露促进 BE 细胞分化，而间断酸暴露造成 BE 细胞的未分化。食管酸暴露的不同形式有助于 BE 异种上皮的形成和 BE 发展成腺癌危险性的不同。连续或无酸暴露的细胞将不断分化，它们发展成异型增生的危险性较小。由于 BE 很少发生连续酸暴露，并且 BE 患者多有间断酸暴露，那么酸抑制必须完全地控制食管酸暴露，这有助于 BE 上皮形成较好的分化状态。

另外，体外 BE 上皮细胞在酸暴露下可产生活性氧，提示酸暴露可能是 BE 的致癌物质。戈德曼（Goldman）等人对细胞进行胆汁酸环境暴露，伴有抑制剂一氧化氮合酶和氢交换子，氮氧化合物在酸性条件下导致双链 DNA 断裂，引起细胞内酸化和 DNA 损伤，并因此导致细胞变异和肿瘤增殖，提示胆汁酸反流也可引起细胞内 pH 改变，并导致细胞 DNA 损伤，因此从正常食管细胞转变为 BE。目前关于胆盐在 BE 细胞分化和增殖中所起到的作用日益受到重视。将胆汁和酸共同加入 BE 活检标本中共同体外培养，BE 的细胞表型发生了变化；若在 pH 为 3.5 的酸和胆汁环境下培养超过 24 小时，BE 细胞将发生更多的分化和增殖。

（三）酸暴露和长短节段细胞增殖

BE 目前被认为出现在存在肠化生的短节段病变和常规的长节段病变。长节段 BE 更频繁地出现在双向反流模式，但却很少出现短节段 BE。可能的解释认为在双向反流模式下，远端食管缺少收缩性及远端食管无力所导致的酸清除障碍，而使食管远端上皮细胞长期暴露在胃液内。相比其他没有特殊肠化生的上皮，短节段 BE 黏膜具有明显增高的酸暴露程度。短节段 BE 中具有特殊肠化生上皮细胞的病例具有明显的癌前病变的性质。长节段 BE 的肠化生上皮显示明显增强的增殖活性，这是肠化生 — 异型增生 — 腺癌这一过程的早期阶段。与未发生肠化生上皮的患者相比，食管远端或胃食管连接处的肠化生上皮显示出明显增强的细胞增殖活性，这也表示食管远端或胃食管连接处的肠化生上皮具有明显升高的致癌风险。

三、BE 细胞分化增殖与组织结构变化

BE 细胞形成的确切原因并不完全清楚。目前已经提出三种主要假设：①胃底或交界处的柱状上皮细胞移行代替损伤的食管鳞状上皮细胞，即移行区域的化生。②发生炎症的食管鳞状上皮，其暴露的乳头组织中受损的干细胞产生细胞分化，即乳头化生。③食管鳞状上皮损伤后，食管导管腺体颈部的干细胞发生迁移，即导管细胞化生。

在食管慢性反流环境下，BE 柱状上皮细胞的形成都离不开细胞的化生。因此，BE 的形成过程是在慢性反流环境下，食管上皮鳞状细胞受损，导致对消化液抵抗能力较强的柱状上皮细胞化生的病理过程。而在这一化生过程中，经常会出现溃疡、肠上皮化生、异型增生，甚至腺癌。BE 上皮细胞可经过上皮化生、异型增生、腺癌三个阶段而演变为食管腺癌，这一过程与细胞的增殖、分化密切相关。

英国外科医生诺曼·巴雷特（Norman Barrett）在 20 世纪 50 年代最早描述的 BE 病变中，包括了食管先天性柱状上皮化生及被胸段胃柱状上皮覆盖的先天性短节食管这两个方面。到了 20 世纪 70 年代，Paull 等通过研究患者食管病理标本，将 BE 的组织分型定为三型，即胃底型、交界型和伴有杯状细胞的特殊肠化生型。胃底型分布在 BE 的远端，接近贲门处；交界型也称为贲门型，其上皮类型和贲门上皮相似，具有胃小凹和黏液腺体；特殊肠化生型分布于鳞状细胞和柱状细胞的交界处，伴有杯状细胞，这一型癌变的风险最大。

在病理学形态方面，BE 上皮大多呈乳头状，其中多数为细乳头状，部分呈较粗的低

乳头状。另有部分病例可见到柱状上皮前端突破黏膜上皮，代替鳞状上皮。BE 演变所致的食管或贲门腺癌，在肉眼上与食管鳞癌相类似，多呈现为髓质型或溃疡型。而在组织学上，食管或贲门腺癌呈现与胃或肠腺癌的相似性。

BE 上皮细胞的异型增生分为两型：①低度异型增生组织结构尚正常，可见到萎缩的杯状细胞。②高度异型增生表现为明显的结构变形，如绒毛状改变，隐窝分支和筛状变化。

BE 的柱状上皮细胞是由于胃食管反流长期的炎症刺激所化生而来，而癌变率最高的是特殊肠化生型。对 BE 病例进行活检发现，低度异型增生和高度异型增生几乎仅发生在伴有杯状细胞的特殊肠化生型。发现早期肠化生的发生，对 BE 的早期诊断可能有重要的价值。

恩多（Endo）等通过使用放大内镜观察 BE 黏膜，将黏膜小凹形态分为五种类型：小点状型、长直线型、长椭圆型、树枝状型和绒毛状型，其中树枝状型又被称为脑回样管型，他认为这五种类型中，小点状型和长直线型属于胃型上皮，而树枝状型和绒毛状型为肠型上皮，长椭圆型则兼具了胃型和肠型两型上皮的特点。我国有学者研究观察 BE 黏膜上皮的点状型、条纹状型及绒毛状型三种黏膜，发现 BE 黏膜上皮的这三种类型中，绒毛状型中肠化生的检出率几乎为 100%，条纹状型中肠化生的检出率仅有 25%，而点状型未发现有肠型杯状细胞。另外，有研究发现，在 BE 发展而来的食管乳头状癌的标本中，可见到绒毛细胞，这种绒毛被发现生长在 BE 与乳头状癌交界处的黏膜腺体中。

四、细胞分化增殖与绒毛蛋白的表达

绒毛蛋白是细胞支架的肌动蛋白耦合蛋白（Mr，95kDa），在小肠微绒毛中广泛表达，被视为肠分化的早期标志。联合电子显微镜和免疫印迹的研究显示，绒毛蛋白的表达与肠细胞微绒毛的外形关系密切，因此绒毛蛋白能视为癌前 BE 黏膜（BE 黏膜表示出特殊型肠化生的特性）中肠分化的一个有用的标记。

在一项对 23 位 BE 患者的研究中，除 7 位外，其他患者的 BE 活检标本中均发现了绒毛蛋白的表达。当对同一患者的十二指肠绒毛蛋白的表达进行比较时，这些患者中绒毛蛋白带的光密度分析发现绒毛蛋白的表达不同。绒毛蛋白在十二指肠表达的范围为 0%～67%。超微结构研究揭示了绒毛蛋白的表达与化生上皮表面微绒毛的构成密切相关。具体的制图研究，评价了 BE 上皮表面不同地方绒毛蛋白的表达，揭示了病灶的分子特异性。能够想象出两种可能来解释 BE 中绒毛蛋白表达的设想。首先，与结肠相似分化（而不是小肠）的一种表型可能存在于 BE 中。其次，绒毛蛋白的表达存在于那些分化较好的细胞中。后一种说明似乎更有可能，因为绒毛蛋白的表达对酸暴露表现出有力的反应。在活体外 BE 的器官培养模型中，长期的酸暴露（24 小时）加强绒毛蛋白的表达，这是一个与 BE 刷状缘的超微结构成熟有关的作用。

在一项临床试验中，42 名 BE 患者，其中 14 名为异型增生，分别在服用兰索拉唑之前及每日 15 ～ 60 mg 连续服用 6 个月后，在内镜下取活检标本进行研究。只有 1 名患者为糜烂性食管炎，其余均未见食管炎、食管溃疡或食管狭窄。当患者没有任何症状时，他们在继续服用 PPI 制剂的同时行 24 小时便携式 pH 监测。根据食管内 pH 的不同分为两组，即食管内正常 pH 组 26 人和食管酸暴露组 16 人。然后对两组患者进行人口统计学、服用 PPI 之前反流症状的轻重、BE 的长度、有无食管裂孔疝及其长度和食管内压力的比较研究。采用增殖细胞核抗原（PCNA）和绒毛蛋白分别作为细胞增殖和分化的标志对活检标本进行研究。在食管正常 pH 组中，服用 PPI 之后 PCNA 表达从 22％下降到 4.8％，绒毛蛋白表达增加 4 倍。相反，在食管酸暴露组中，服用 PPI 之后 PCNA 和绒毛蛋白表达基本无变化。PCNA 和绒毛蛋白有很强的负相关（R=0.79，P ＜ 0.001）。PCNA 表达与上皮细胞异型增生密切相关，而绒毛蛋白与异型增生无关。

上述研究显示，上皮细胞异型增生与细胞增殖密切相关，而与细胞分化无关。因此，可以通过减少细胞增殖来有效地抑制食管内的酸暴露，从而减少细胞的异型增生。在 6 个月的研究期间，正常食管酸暴露组的异型增生未明显减少。实验前，正常食管酸暴露组有 4 个低度异型增生（LGD）；经过 6 个月的 PPI 治疗后 3 个 LGD 减轻，1 个 LGD 仍存在。然而，有 1 位患者出现不确定的异型增生和 LGD。实验前，在异常食管暴露组中，1 名患者有高度异型增生（HGD），3 名患者有 LGD；PPI 治疗 6 个月时，HGD 患者异型增生减轻，1 名 LGD 患者发展为 HGD，1 名 LGD 患者变为不确定的异型增生，1 名 LGD 患者的异型增生减退。由于实验研究时间太短及研究对象的例数太少，所以很难在减少细胞增殖和促进细胞分化对减少异型增生的作用方面获得有意义的资料。

目前，BE 可以被看作代表了已分化细胞的范围。假定绒毛蛋白高表达的分化细胞是成熟的，这些细胞不太可能进展到发育异常和腺癌。然而，只有能执行一个直接可预期的评估，评估 BE 进展至发育异常和癌症时绒毛蛋白在 BE 中的表达，那么 BE 中绒毛蛋白表达的重要性才能确定下来。

五、反流对瘤性细胞增殖作用的活体克隆研究

（一）BE 增殖与活体克隆

BE 是一种特殊的细胞增殖组织，这种病变可以在活体上发现肿瘤发展的克隆演变。肿瘤发展的克隆演变假设由诺埃尔（Nowell）提出，这一假设应该可以应用于所有肿瘤新生物的细胞增殖与分化，然而其他疾病的肿瘤新生物很难在活体上得到所有克隆演变的过程，因为多数病例发现时就被切除或需要被切除，只有 BE 适合在活体进行研究。

BE 是食管的一种癌前病变，是目前唯一知道的食管腺癌前期变化。BE 被定义为具有食管隐窝结构、肠化生代替正常鳞状复层上皮。BE 作为慢性胃食管反流疾病的并发症，

出现在 5%～12%的胃食管反流疾病患者中。已被证实的有效治疗方式是食管部分切除术。但不幸的是，在经过手术治疗的患者中，在不同水平的医院都有一定程度的病死率。因为每年有 0.5%～1.0%的 BE 患者会发展成为食管腺癌，系统的活检程序检测对肿瘤的早期诊断十分重要。因此，BE 护理的临床标准使得人们对该病活体克隆发展的纵向研究成为可能。

（二）BE 细胞增殖的突变率

突变率在人类活体很难研究。大部分突变率的估测来自细胞结构或大鼠模型。然而，BE 患者瘤性增殖细胞比正常组织具有更高的突变率，因为 BE 表现出更高频率的基因表观缺损的变化。利用一种稀薄的卫星标志物散在于染色体周围研究等位基因，发现 BE 细胞几乎每个染色体臂都存在杂合体的丢失。这些结果不能区分单纯物理丢失或是染色体臂的遗失，仅留下一个等位基因，由基因分化或有丝分裂重组，并留存两个相同的同一等位基因的拷贝。然而，分析技术如荧光原位杂交和比较基因组杂交技术，能测量那些拷贝变化的数量，并区分基因转化时基因的物理丢失，尽管它们仍不能区分出缺失杂合子的野生型。荧光原位杂交技术和比较基因组杂交技术的研究已经发现 BE 上皮获得的和缺失的染色体。

染色体的不稳定性仅是 BE 一种形式的基因不稳定性。微卫星等位基因大小的改变也经常被观察到，尽管不如微卫星的稳定性那样经常用于鉴定其基因不稳定性。

BE 基因序列的突变已经检测到，分别为 p16、p53 和 K-ras 基因，其中 K-ras 基因突变仅在细胞增殖瘤性分化的后期被检测到。p16 基因突变导致其失活发生在 15%的 BE 患者中。一种更加常见的 p16 失活是由于 p16 催化剂的超甲基化，这一变化在大约 61%的 BE 患者中都被检测到，而 p16 基因杂合子丢失则在 57%的 BE 患者增殖细胞内发现。

（三）BE 细胞变异数量

变异细胞的数量是限制突变率的基础，在这一基础上细胞可以积累突变并完成进化。直到 20 世纪 70 年代中叶，有关 BE 节段增长的报告曾非常多。然而，在之后一段时期内，这样的报道再没有出现。这可能不是一个偶然，因为 20 世纪 70 年代中叶，首个有效的酸抑制药物 H_2 受体阻滞剂被人们应用。如今，大量病例可以看到，BE 节段的长度经过这么长的时间一直保持稳定，尽管有些时候部分上皮退行生长为鳞状上皮。这一观察结果导致一个令人惊异的结论，BE 节段的起始和形成非常迅速，必须依赖医生的检测能力来发现，因此观察 BE 形成的活动几乎是不可能的。

如果进化率依赖于变异细胞的数量，那么有关瘤性进化的一个逻辑性预测就是那些具有更长的癌前病变的患者相比较于较小的癌前病变范围的患者，具有更大的可能性发展成为癌。BE 进化的证据是模棱两可的。病例对照研究说明了已经发展为癌症的 BE 患者相对于对照组倾向于具有更大的 BE 节段范围。一项前瞻性队列研究解释这种方法发现较长节段的 BE 可能发展为癌症，但这种倾向并不具有统计学意义。然而，更进一步的研究显示，p53 杂合子丢失克隆的数量、非整倍体或四倍体和腺癌的发展之间有明显的相关性。因此，基因不稳定的细胞数量是发展为肿瘤强有力的预测。

在特定对偶基因上选择突变的强度是突变率最为有效的衡量，并通过突变细胞数量的增加而扩散开来。这种选择的强度在大多瘤性新生物上很难衡量，因为很少有瘤性新生物能够经过一段时间的追踪，并且很少研究者会通过多切片分析来衡量对偶基因出现瘤性新生物的频率。

（四）BE 自然选择的分子机制

一个横断面分析研究了 BE 不同基因缺失稳定的频率，发现强有力的证据提示 p16 的缺失，无论是杂合子缺失、变异还是甲基化，都在突变克隆中有明显的选择优势。这更能成为那些 BEp16 缺失的高频率证据。

p53 的缺失在那些没有 p16 缺失的上皮中也未被发现，这提示那些 p53 缺失克隆的扩散，除非它也具有 p16 基因的缺失。在具有 p16 基因缺失的 BE 基因背景下，相较于偶尔地出现 p53 杂合子缺失，p53 基因损伤的克隆更高频地倾向于稳定，而 BE 的基因序列突变则具有选择性的优势。

大量的基因缺失已经在 BE 发现，但还未能与那些通常成长稳定的基因克隆联系到一起。最有力的证据是非整倍体和四倍体，尽管它们不倾向于成长稳定，但与成长为肿瘤的危险性相关联。另外，位于 5q、18q 和 13q 的杂合体缺失和 Y 染色体的缺失也经常被发现。

一旦 BE 新生细胞开始出现，BE 细胞会快速聚集，出现基因或表象的改变。其基因和表象的不稳定性，特别是在早期，改变的原因尚不清楚。尽管大多数 BE 患者使用质子泵抑制剂，但很多患者仍然出现反流，包括酸和碱的反流。酸反流和碱盐的反流都可能诱导基因突变，并直接引起基因的不稳定性，而它们也可能通过增加细胞周期来增加基因的不稳定性。大多数 BE 组织活检切片显示出了炎症，这也可能通过氧自由基突变或增加细胞周期引起基因的不稳定性。也可能出现修复酶的错配，或其他保护基因稳定性的基因表位的错配，这些目前尚不清楚。

（五）BE 干细胞的辨认

多年来，胃肠道肿瘤被认为来自基因改变的逐步积累，而使得一个具有增殖优势的上皮细胞最终发展为独立生长的肿瘤细胞。这一优势上皮细胞克隆的增殖被认为能引起新生瘤性细胞的聚集，并最终形成肿瘤块。上皮肿瘤包含一群异种的不同数量的新生瘤性细胞，但现在还不清楚多数不同种细胞类型如何从一个单独上皮细胞发展而来。另外，在恶性肿瘤形成过程中，仅有少量细胞能够承受其自身的不断增殖而变为肿瘤，并转移到躯体的其他部位。以上信息引出一个概念，即恶性肿瘤来自很少数量的肿瘤干细胞，这些肿瘤干细胞在自身细胞更新的过程中能保持其永久存活，并且这种特性导致更多不同分化类型的新生细胞，而新生类型的细胞中大部分同样不能形成新的肿瘤，只有少数同分化前一样，再次增殖并永久存活。

如果肿瘤干细胞的概念是正确的，那么肿瘤可能通过对特殊的肿瘤干细胞靶向治疗而阻止其形成或者被剔除掉。因此，可靠的干细胞标志物研发对于临床应用十分重要。BE 的肿瘤进化包括了一个"肠化生 — 异型增生 — 腺癌"的细胞分化程序。可能肠化生就是 BE 干细胞，它支撑这一过程的早期生长分化转变。或者，可能存在一种更具有分化潜能的祖细胞，它具有 BE 干细胞潜能。在一些其他情况下，这种分化祖细胞能够引起不同的细胞类型成长为比其他邻近的正常细胞更具有优势的干细胞。这些优势克隆的扩散能引起组织的形态学改变，并在病理学上形成可辨认的异型增生。这些异型增生干细胞进一步分化可能引起腺癌细胞，浸润邻近组织，并能同时在其非自然生长部位增殖。因此，BE 导致的肿瘤可能通过剔除 BE 干细胞而得到阻止或治疗。

第三节　Barrett 食管与肠化生

一、肠化生定义

化生是指一种发育成熟的组织转变为另一种形态结构组织的过程，化生并非由已分化的细胞直接转变为另一种细胞，而是由该处具有多向分化功能的未分化细胞分化而成，并且只能转化为性质相似的细胞，不能转化为性质不同的细胞。

化生是局部组织在病理情况下的一种适应性表现，在一定程度上对人体可能是有益的。常见的化生有上皮化生、骨与软骨化生、浆膜化生、脂肪化生和骨髓化生。肠上皮化生（IM）是指在慢性炎症作用下，正常的成熟细胞被肠型上皮细胞所代替的现象，形成肠化生。

通过病理学的研究，目前对肠上皮化生做了一系列的分类，根据化生上皮的功能，可分为完全性肠上皮化生和不完全性肠上皮化生。完全性肠上皮化生与小肠黏膜吸收细胞相似，有刷状缘，不分泌黏液，具有帕内特细胞、杯状细胞和吸收细胞，含蔗糖酶、海藻糖酶、亮氨酸基肽酶和碱性磷酸酶；而不完全性肠上皮化生刷状缘不明显，微绒毛发育不全，胞质内有黏液分泌颗粒，含蔗糖酶，但氨基肽酶和碱性磷酸酶活性低，无海藻糖酶。

二、Barrett 食管

（一）Barrett 食管定义

Barrett 食管（BE）的最初定义：食管远端的正常鳞状上皮被柱状上皮所替代，其受累长度大于等于 3 cm，也称为长节段 BE（LSBE）。BE 的最新定义：食管远端组织活检有肠化生柱状黏膜存在，而不考虑其受累长度，也称为短节段 BE（SSBE），在此重点强调和食管腺癌发病有关的肠化生上皮。肠化生是指病理发现绒毛样肠型上皮伴杯状细胞，也称作特殊肠化生（SIM）。

（二）BE 组织学分类

1976 年，Paull 提出将 BE 的组织学类型划分为三型：①胃底型（泌酸－贲门）：和胃底上皮相似，可见主细胞和壁细胞，但 BE 上皮较萎缩，腺体较少且短小。此型分布在 BE 的远端近贲门处。②连接型（贲门型）：和贲门上皮相似，有胃小凹和黏液腺，但无主细胞和壁细胞。③ SIM：又称Ⅲ型肠化生或不完全肠化生型，分布于鳞状细胞和柱状细胞交界处。具有结肠表型，此型癌变风险最大。和小肠上皮相似，表面有绒毛和隐窝，杯状细胞是其特征性细胞。此型特点是含酸性黏液唾液酸和硫酸黏液，并以唾液酸黏液为主，此型与癌症的发生密切相关，这已为大家所公认。但是有学者分析了 141 例经内镜切除的食管腺瘤细小组织片段，结果发现食管腺癌与贲门型上皮之间存在相关性，而与肠化生型上皮无关，与之前报道的结果不一致，他们认为只要有化生的柱状上皮就能诊断为 BE，而不需要有组织学证实的杯状细胞的存在。

BE 特殊肠化生上皮具备正常食管鳞状黏膜所没有的功能，它能够适应慢性胃食管反流病造成的不利的食管内环境，增强食管黏膜的防御功能，但是肠上皮化生也容易发生癌变。引起 BE 肠化生的细胞目前还不清楚，可能来自食管干细胞或迁移到食管的骨髓干细胞不断分化，维持 BE 肠化生的形成。肠上皮化生的具体生物学过程目前还不清楚，推测与反流的病程有关，反流存在的时间越长，对食管黏膜造成的损伤越重。在反流物的不断刺激下，食管黏液腺上皮中的多能干细胞表面的促上皮生长因子受体被活化，导致细胞分化异常，引起肠化生的形成，以适应改变的食管内环境。随着 BE 黏膜长度的增加，肠上皮化生的发生率亦逐渐增高，提示 BE 长度可能是 IM 发生的相关因素之一。研究显示，BE 患者中长度较长的一组比较短的一组异型增生的发生率高，动态观察 12～40 个月后，长 BE 较短 BE 异型增生和腺癌的发生率高，长度究竟通过什么机制影响 BE 的预后，目前尚不清楚。

三、食管腺癌与肠化生

（一）食管腺癌的癌前病变

BE 已被证实与食管腺癌的发生密切相关。作为食管腺癌的癌前期病变，BE 发生食管腺癌的危险性为普通人群的 30～125 倍，有 80% 以上的食管腺癌都来自 BE。过去三十年，在美国，BE 相关食管腺癌比任何其他恶性肿瘤增长的速度都快，在西方国家，BE 相关食管腺癌被称作第 5 个最常见的恶性肿瘤。BE 相关食管腺癌的增加与 BE 肠化生的增加相关。

现在大家一致认为肠化生是反流引起食管腺癌的癌前病变。据报道，不含有杯状细胞的其他类型的食管柱状上皮因为没有形成肠化生而不能发展为恶性肿瘤。Spechler 通过回顾性研究发现，食管腺癌与不含有肠化生的食管柱状上皮之间不存在相关性。在西方国家，肠上皮化生是食管贲门交界部腺癌的重要癌前病变，几乎占 100%，BE 以 Ⅱ 型为主，而中国人贲门部 IM 发生率为 30%，Ⅰ 型占 65%，胃远端肿瘤 IM 以 Ⅲ 型为主。肠化生的发生与肿瘤大小和分期之间的正相关性表明，肠化生是食管腺癌必需的癌前病变。BE 的最新定义由美国胃肠病学会于 1998 年提出，重点强调与食管腺癌发生相关的肠化上皮。但是解立怡等人通过阿尔辛蓝（AB）染色杯状细胞判断肠化生，发现 53.3% 的胃 - 食管交界处腺癌与 BE 相关，与国外报道一致；但只有 60.0% 的食管末端腺癌与 BE 相关，与国外报道的几乎 100% 的相关性存在差别。

胃酸、胃十二指肠液、胆汁反流引起 BE 和 BE 中的肠上皮化生，有 80% 的 BE 患者柱状上皮中的 BE 黏膜包括不完全肠化生及含有特征性杯状细胞的特殊肠上皮，从胃与食管联合部的活检常提示存在肠上皮化生，该处肠化生的发生率为 5%～25%，并且容易发展为贲门食管腺癌。食管黏膜的肠化生与食管的腺癌发生密切相关，通过随访研究发现，在二十年内，食管腺癌发病率超过 70%，其中肠化生者占 9%～32%，因此肠化生是食管腺癌的重要危险因素，尤其是长节段 BE 的肠化生被认为是最大的危险因素。

最新的荟萃分析（Meta 分析）显示，在 BE 中食管腺癌的发生率为 0.6%～0.7%。通过对高度异型增生患者进行随访，发现食管腺癌的平均发病率为 6.6%。研究表明，我们所采用的研究规模的大小与 BE 中食管腺癌患病风险呈相反的关系，样本量较小的研究，其食管腺癌的患病风险明显高于样本量大的研究。因此，有的文献可能高估了食管腺癌的患病风险。

BE 癌变是在先天遗传因素和后天环境变化的基础上，经历特殊肠化生 — 低度异型增生（LGD）— 高度异型增生（HGD）— 原位癌 — 浸润性腺癌的病理过程。BE 肠化是发展为食管腺癌的第一步，通过 LGD 和 HGD 最后发展为食管腺癌，因此食管特殊型肠上皮化生是食管腺癌的癌前病变。

关于肠化生的长度与食管腺癌的关系，过去二十年，由食管特殊型肠上皮化生引起的食管腺癌发生率有所增加，在一项回顾性和前瞻性研究中，通过对 BE 化生患者随访多年，结果发现食管腺癌的发生率为 1/285～1/175。

过去认为，食管腺癌的发生只与 LSBE 有关，最新研究显示，在食管胃结合部以下胃贲门处的标本中也发现存在肠化生，SSBE 的肠化生也是食管腺癌潜在的危险因素。沙瓦玛（Sharama）等对 32 例短节段 BE（5 例肠化生）患者跟踪随访 3 年，结果显示，有 1 例高度肠化生的 BE 患者发生了食管腺癌，因此异型增生和腺癌的发生也与 SSBE 有关。

有研究发现，LSBE 和 SSBE 相比，异型增生和食管腺癌更多见于 LSBE。近来研究表明，化生的长度越长，发生异型增生的概率越高，尤其是高度间变更明显。戈帕尔（Gopal）等人的研究显示，不小于 3 cm 的肠化上皮发生异型增生的可能性明显高于长度大于 3 cm 者（23%比 9%），且肠化生的长度每增加 1 cm，异型增生的发生概率就增加 14%。

（二）肠化生发生癌变的概率

在西方国家，食管腺癌的发病率是所有肿瘤中增加速度最快的，并且 5 年生存率较低，为 5%～15%。众多研究表明，BE 与食管末端腺癌、胃－食管交界处腺癌的发生密切相关，达奇（Dutch）等人的研究发现，内镜下诊断为 BE 的发病率由 1997 年的 19‰上升到 2002 年的 40‰，而食管腺癌的发病率由 1.7/10 万上升到 6.0/10 万，增加了 3 倍。其中，肠上皮化生是形成食管腺癌的主要危险因素，是 BE 癌变的基础，每年 BE 肠化生发生癌变的概率为 0.5%～1.0%，因此 BE 肠化生的形成很重要。BE 的最新定义强调只有肠化生的柱状黏膜存在，而不考虑其受累长度，重点强调和食管腺癌发病有关的肠化生上皮。可以说，只有"肠化生"的食管才算真正的 BE。Chandrasoma 等人的研究发现，肠化生是腺癌所必需的癌前病变。

迈克尔（Michael）等人选取组织学证实存在特殊肠化生的 BE 患者，经随访研究发现，食管腺癌的标准发病率是 16.42，95% CI 为 8.20～29.38，这也是首次计算伴有特殊肠化生的 BE 患者发生食管腺癌的标准发病率。

现已明确的是，食管的肠上皮化生作为 BE 的构成部分，是腺癌发生、发展的土壤。有数据表明，约 1/4 的 BE 肠化生会发展成腺癌。现在比较一致的观点认为，肠化生会导致食管黏膜内腺癌，发生率一般在 0.5%～1.0%。食管远端 BE 肠上皮化生是腺癌的前驱病变，具有潜在恶性，可能是唯一可靠的癌前病变。

四、肠化生发生癌变的途径

（一）BE 肠化生发展的主要危险因素

胃食管反流是引起 BE 肠化生发展的主要危险因素。BE 肠上皮化生形成的一个关键转录因子是 CDX2，即尾型同源盒转录因子家族成员之一，是人体肠道中特异表达的核转录因子，在胃肠道发育过程中，在肠黏膜上皮细胞早期分化和维持肠上皮细胞的表达具有重要作用。在 BE 中，CDX2 呈高表达，这表明其在 BE 肠化生形成的早期阶段发挥重要作用。体外实验表明，在正常食管细胞或 BE 上皮形成过程中，胆酸尤其是脱氧胆酸，通过 NF-κB 的转录活性和启动子去甲基化作用，诱导 CDX2 的 mRNA 产生，促使柱状上皮形成，因此胃食管反流造成的炎症可能通过该机制导致化生的形成。

酸、胆盐等胃食管反流的物质可以引起食管细胞 DNA 的损坏。食管黏膜接触反流物质的时间延长，黏膜上皮受损，从而激活黏膜上皮中多潜能干细胞向着柱状细胞分化，在损伤修复过程中定植而形成上皮化生。柱状上皮具有抗酸侵蚀作用，反映了有克服酸反流的性能。但是，长期反流对已经发生的 BE 上皮化生仍然具有损伤作用，不仅引起相应的并发症，还会促使黏膜发生异型增生改变。一项病例对照研究发现，反流症状使 BE 发生的危险增加了 6 倍。长期持续的重症反流症状，发生 BE 的危险性最高。病理研究发现，BE 癌变将经历特殊型肠化生—异型增生—原位癌—浸润性腺癌这一病理过程。根据异型增生细胞增生的程度及核多肽性，将异型增生分为低度异型增生和高度异型增生。在食管腺癌进展过程中，高度异型增生能准确预示患食管腺癌的风险，同时参与食管腺癌形成的遗传因素可作为分子生物标志物，用于食管腺癌的诊断和治疗。

（二）肠化生发生 BE 癌变的遗传通路

在上皮组织中，肠化生—异型增生—癌症形成这一过程是致癌基因变化的典型模式。在 BE 肠化生进展为腺癌的过程中，发生许多遗传因素的改变，赋予肿瘤细胞生存的基本生理功能，为其创造有利的生存环境，如无外源性刺激下的促细胞增殖、抑制生长抑制信号、避免引发细胞凋亡、抵抗细胞衰老、形成新的血管及浸润和转移。在肿瘤形成过程中，许多基因控制着细胞的增殖，细胞增殖调控失调导致细胞分裂，最终形成癌症。

1. 细胞信号基因

细胞信号基因编码的蛋白质促进细胞有丝分裂。异常信号会导致细胞无限增殖，这是癌症形成的表现。在细胞信号通路中，下面这些基因起重要的作用。

（1）c-erbB2 基因：c-erbB2 基因又称 neu 基因，位于 17 号染色体长臂，编码一种具有酪氨酸蛋白激酶（TPK）活性的物质，其表达产物是一种分子量为 185kD 的细胞膜受体，简称 p185 蛋白。研究发现，p185 蛋白与表皮生长因子受体（EGFR）有高度的同源性，它可能与未知配体结合后，通过增加蛋白激酶的活性，促进细胞的分裂、增殖和转化。该基因扩增或过表达见于某些肿瘤组织，提示参与肿瘤的发生和发展过程，这些基因主要在晚期食管腺癌中不断扩增，提示患者预后较差。

（2）表皮生长因子受体基因：表皮生长因子受体基因位于 7 号染色体短臂上，是原癌基因 c-erbB1 的表达产物，本身具有酪氨酸激酶活性。在大多数食管腺癌中都会发现，预示癌症已经进展到晚期，EGFR 的扩增与淋巴结转移相关。

（3）转化生长因子基因 -α：转化生长因子（TGF-α）与 EGFR 结合，可以刺激细胞分裂。研究显示，在食管腺癌进展中，TGF-α 不断地扩增表达。BE 组织中，TGF-α

也会促使血管内皮生长因子（VEGF）的产生，VEGF 与血管生成密切相关。因此，VEGF 对腺癌的新生血管形成发挥重要作用。

（4）SRC：SRC 是一种酪氨酸激酶，在表皮生长因子信号通路中，降低细胞之间的黏附性。SRC 通路激活转录因子 c-myc，促进细胞增殖，SRC 在肠化组织中过多地表达，在腺癌中，SRC 激酶的活性增加了 6 倍。因此，SRC 在食管腺癌的早期发挥作用。

（5）K-ras 基因：信号转导时，K-ras 基因编码一种蛋白质。40％的 HGD 患者及 30％的腺癌患者中存在 K-ras 基因的突变，K-ras 基因在腺癌的晚期进行表达，有 40％的腺癌患者出现 K-ras 基因不断扩增，而肠化生组织中没有发现该基因的表达。

2. 细胞周期调控基因

癌症又被称作细胞周期疾病，细胞周期蛋白依赖性激酶（CDK）促进细胞周期的进程，而 CDK 抑制剂阻止细胞周期的进程。在肿瘤形成过程中，许多基因控制着细胞的增殖。细胞增殖调控失调导致细胞功能的改变，促使 BE 肠化生进展为腺癌。首先，细胞通过消除不利因素及不断复制的凋亡信号进行独立的生长。其次，细胞通过血管再生来获得浸润和肠化生的能力。肠化生 — 异型增生 — 癌症的形成，这是一个多阶段的过程，伴随着体细胞的不断改变。这些过程主要包括非整倍体的合成、p53 的突变、Cydin D1 的过表达、E- 钙黏蛋白表达的下降，以及 APC 的失活。

（1）Rb 基因：Rb 肿瘤抑制基因位于 13 号染色体长臂上，与调节 p53 基因的凋亡通路相互作用。36％～ 48％的食管腺癌及肠上皮化生中发现有 Rb 基因位点的杂合性丢失。杂合性丢失是指一条常染色体上 2 个等位基因中任何一个基因的缺失。在 28％的食管腺癌中发现 Rb 的 mRNA 基因异常表达。

（2）Cyclin D1 和 E 基因：Cyclin D1 原癌基因位于 11 号染色体长臂上，在食管腺癌中不断进行扩增。在 BE 肠化早期阶段，可以检测到 Cyclin D1，在 46％的肠化生组织中，随着核蛋白的累积，Cyclin D1 含量也明显增加。Cyclin D1 过度表达不仅是早期遗传学的改变，还显著增加了肠化生发展为食管腺癌的危险性。近来研究发现，Cyclin D1 过度表达发展为食管腺癌的可能性是那些没有过度表达的 6 ～ 7 倍。此外，在食管腺癌中还发现了 Cyclin E，位于 19 号染色体长臂上，通常在腺癌细胞增殖中发挥作用。

（3）p53 基因：p53 基因位于 17 号染色体短臂上，由这种基因编码的蛋白质是一种转录因子，其控制着细胞周期的启动。像所有其他肿瘤抑制因子一样，p53 基因在正常情况下对细胞分裂起着减慢或监视的作用。关于是否开始进行细胞分裂就由这个细胞决定。如果这个细胞受损，又不能得到修复，则 p53 蛋白将参与启动过程，使这个细胞在细胞凋亡中死去。p53 缺陷的细胞无此作用，甚至在不利条件下能够促使细胞继续分裂。细胞中抑癌基因 p53 可以用来辨别 DNA 变异的程度，如果变异较小，这种基因就促使细胞自我修复，若 DNA 变异较大，p53 就可以诱导细胞凋亡。

在肠化生的所有阶段，都有 p53 基因的突变，不断进行克隆、扩增，如最为常见的 17 号染色体等位基因杂合性丢失。研究显示，79％腺癌患者中存在 p53 基因杂合性丢失。p53 突变发生在肠化生 — 异型增生 — 腺癌（M-D-A）这一过程的早期阶段，40％～88％ 的腺癌、30％～66％的 HGD 和 60％的肠化生患者中都检测到 p53 基因突变。p53 功能的丧失与 BE 患者预后较差密切相关。

（4）p16 基因：p16 基因是一种 CDK 抑制剂，位于 9 号染色体短臂上。这是一种细胞周期中的基本基因，直接参与细胞周期的调控，负向调节细胞增殖及分裂。在 BE 肠化组织及异型增生组织中，p16 等位基因的缺失比 p53 等位基因的缺失更为常见。事实上，在 BE 肠化生形成过程中，p16 等位基因的缺失提示着早期的遗传学改变。检测 p16 基因有无改变对判断患者肿瘤的易感性及预测肿瘤的预后，具有十分重要的临床意义。

（5）p27 基因：p27 肿瘤抑制基因是另一个 CDK 抑制剂，位于 12 号染色体短臂上，p27 蛋白是一种细胞周期抑制因子，可阻断细胞周期从 G1 期至 S 期的转换，阻断细胞增殖及肿瘤形成。通过免疫组化染色研究发现，所有食管腺癌的 p27 的 mRNA 的表达水平都是增加的，但是 83％的食管腺癌 p27 蛋白表达水平是较低的。p27 为了阻止细胞周期的进程，必须转移到细胞核内发挥作用，大约在 50％的 HGD 组织中，p27 都位于细胞质内，这就使 p27 活性丧失。这表明，基因失活的另一个机制是基因产物位于异常部位。

（6）p21 基因：p21 基因位于 6 号染色体短臂上，编码 p53 诱导的 CDK 抑制剂。从 LGD 到腺癌形成的所有阶段都发现 p21 基因过度表达，这些研究进一步证实，在细胞 DNA 损伤时，p53 介导细胞周期的进程。

这些改变没有一个是腺癌发生的基本病变，而是由各种遗传学改变的相互作用引起。肠化生通过低度 / 高度异型增生最后发展为癌症，因此细胞的增殖和凋亡之间存在严密的相互调节。细胞周期调控细胞的增殖，重要的是，Cyclin 和 Cyclin 依赖性激酶的抑制剂调节细胞周期，在食管癌细胞的细胞周期中，发生许多异常的改变。在 BE 肠化生及食管腺癌中都发现 Cyclin D1、p21 表达的增加及 p16 表达的下降。在肿瘤中，经常会发现 p53 基因突变及杂合性丢失。突变的 p53 蛋白存在于 BE 的异型增生及 BE 腺癌中，这些改变主要发生在异型增生的早期阶段。17 号染色体上杂合性丢失意味着非整倍体的形成，更容易发展为食管腺癌。

3. 细胞黏附分子作用

细胞间的黏附性在癌症形成过程中起重要的作用，可以阻止肿瘤细胞的浸润和转移，细胞之间黏附性缺失会减少邻近细胞对癌症的抑制信号，促使肿瘤浸润。因此，在肿瘤发生转移时，常常会发现细胞黏附分子。同时，在 BE 肠化生发生的早期阶段，细胞之间黏附性降低也起重要的作用。

（1）钙黏蛋白基因：腺癌发生转移时，E- 钙黏蛋白和 P- 钙黏蛋白基因开始表达。

在肿瘤转移过程中，这些蛋白的丢失引起细胞的迁移。在 M-D-A 这一系列过程中，钙黏蛋白水平呈渐进性下降，导致细胞与细胞之间的黏附减低。食管炎中存在大量的炎症调节因子，如 α- 肿瘤坏死因子，可以降低 E- 钙黏蛋白的水平。在一些患者中，生殖细胞 E- 钙黏蛋白的突变也会促使食管腺癌的发生。

（2）环孢素：环孢素通过 2 个机制发挥作用。①环孢素存在于细胞黏附分子中，与钙黏蛋白联合起来发挥作用。②环孢素蛋白与腺瘤性结肠息肉（APC）肿瘤抑制蛋白相互作用，介导自身的降解。

未被降解的环孢素转移到细胞核内，引起细胞增殖和 c-MyC、c-Jun 和 Fra-1 等致癌基因的分泌。食管癌中经常可以发现细胞核 / 细胞膜上表达数量的改变，导致细胞内 β- 环孢素表达增加。当 APC 功能失调时，细胞核内 β- 环孢素不断积聚，驱使促生长因子转化。在 M-D-A 这一过程中，磷酸化的环孢素不断增加，发生细胞核移位，促进转化。最新研究表明，β- 环孢素也能激活促进细胞周期进程的原癌基因 Cyclin D1 的转化。

（3）APC 基因：APC 基因位于 5 号染色体长臂上，存在于细胞黏附分子中，与环孢素 - 钙黏蛋白相互作用。此外，染色体分离时，APC 蛋白与微管末端结合形成纺锤体。因此，在有丝分裂中期，APC 调节染色体的不稳定性。APC 基因是一种肿瘤抑制基因，在 M-D-A 这一过程中，发现 APC 基因丢失，在形成腺癌时，发现 5 号染色体丢失。近来研究表明，在 HGD、腺癌及邻近 HGD 的肠化生组织中，5 号染色体常出现杂合性丢失。在肠化生与腺癌进程中，APC 通常发生过度甲基化。因此，APC 的变化引起许多基因功能的缺失，是早期恶性肿瘤的表现。

（4）DCC 基因：DCC 基因编码一种细胞黏附分子，位于 18 号染色体长臂上，18 号染色体的杂合性丢失促进肠化生进展为腺癌。在肠化生和腺癌中都发现了 DCC，并在 M-D-A 这一过程的早期发生改变。

五、肠化生的诊断

BE 是食管异型增生和食管腺癌重要的危险因素，为了提高食管腺癌的检出率和患者的生存率，因此对伴有特殊肠化生的 BE 的检测与随访在临床上显得非常重要。目前组织活检发现肠上皮化生仍然是诊断 BE 的金标准。在常规内镜实际操作中，因活检块数过多、延长操作时间，以及增加出血、穿孔等并发症发生，传统活检方法并没有作为内镜检查常规操作。近十余年来，将染色剂与内镜检查技术联合应用于 BE 诊断研究已广泛开展。

染色内镜又称色素内镜，是应用对比、吸收、功能、荧光等原理，在常规内镜检查的过程中，采用喷洒管在黏膜表面喷洒染料来进一步观察病变。常用不吸收或吸收后对人体无害的色素，包括靛胭脂、亚甲蓝、卢戈碘溶液等。亚甲蓝可使肠化生的上皮呈现蓝色，正常的食管和胃黏膜不染色；卢戈碘液可使鳞状上皮呈褐色，BE 上皮不染色；乙酸可使食管上皮变苍白，BE 上皮呈微红色。拉古纳（Ragunath）等采用前瞻、随机、交叉试验，比较亚甲蓝染色下活检（MB-DB）与随机活检对长节段 BE 中 SIM 和异型增生的检出率，结果发现 MB-DB 能显著提高 BE 患者 SIM 的检出率，但不能显著提高异型增生或癌变的检出率。该方法耗时、操作复杂、缺乏标准操作方法及统一的染色黏膜形态评价方法。同时，使用亚甲蓝染色会导致 DNA 的氧化损失，限制了其临床应用。

窄带成像技术是一种新出现的内镜成像技术，它能代替染色内镜技术对消化道进行成像。窄带成像技术是应用光的穿透深度取决于波长这一工作原理，将光滤器安装于内镜系统上，将其他光滤去只剩下蓝光。由于蓝光波长短且落在血红蛋白吸收的光谱内，能更清晰地显示黏膜的表面结构、毛细血管及隐窝的形态。夏尔马（Sharma）报道，窄带成像技术能清晰显示脊状或绒毛状、环状、不规则状等 3 种黏膜图像和正常或异常等 2 种毛细血管图像。脊状或绒毛状黏膜图像对检测肠化生的敏感性和特异性分别为 93.5% 和 86.7%；不规则形图像检测高度上皮内癌变的敏感性和特异性分别为 100% 和 98.7%。由于窄带成像技术在判定和分析食管柱状上皮表型的敏感性和特异性高，且耗时短、患者依从性好，能清晰地显示血管网，因此建议首选窄带成像技术来筛查 BE。目前，将窄带成像技术与放大内镜相结合，利用窄带成像的放大内镜观察 BE 黏膜的细微结构及 GEJ 的特异性肠化生上皮和 BE 浅表腺癌，发现窄带成像的放大内镜在显示黏膜形态的同时，增加了对毛细血管结构的精确显示，这显著提高了对特异性肠上皮化生和 BE 浅表腺癌的诊断，因此窄带成像的放大内镜对 BE 中的特殊肠化生具有很高的诊断价值。

近年来，新的用于 BE 和异型增生的诊断方面的技术还有放大内镜、荧光光谱技术、激光共聚焦显微内镜（CLE）、光学相干断层成像、计算机虚拟色素内镜等。上述这些新技术的单独或联合应用对临床早期诊断 BE 中异型增生和早期癌变起到了推动作用，通过将这些新的技术联合起来，用于指导内镜下获取更为可靠的组织标本，提高对肠化生、异型增生的检出率。

BE 及其相关病变是一组极其复杂的疾病，病变的各个阶段可以在同一患者中同时表现，因而需要内镜和病理医生密切配合，利用各种内镜学检查诊断技术，提高 BE 的诊断水平，可显著增加早期食管腺癌的检出率，改善患者的预后。每个新的内镜诊断技术都有各自的优缺点，技术的不成熟限制了其在临床上的实际应用，对于多数 BE 患者仍推荐要明确诊断 BE 或含有反流引起的食管柱状上皮化，最终有癌变风险的 IM，既应有内镜诊断，还应有病理诊断。内镜用于确认 SCJ 上移常见活检并非全部来自贲门黏膜，而病理学家确认只要在检查时间内进行多处活检就会发现 IM 的存在，且证实 IM 有癌变的风险。部分内镜专家很难辨别 SSBE 或 GEJ 处的 IM，尤其合并有食管裂孔疝（HH），食管又有运动，很难分辨 GEJ。

综上所述，BE（尤其是伴有肠上皮化生）是食管腺癌最重要的危险因素，为提高食管腺癌的早期诊断率，唯一切实可行的措施是早发现和诊断 BE，对已检出有 BE 的患者应纳入内镜监测计划。维多利亚·斯威泽－泰勒（Victoria Switzer-Taylor）等人提出在 BE 癌变的过程中，只有内镜发现溃疡和异型增生的患者可以进行随访，并制订随访计划。如果内镜活检证实有 BE 伴多灶性异型增生者，应进行内镜下治疗或外科手术治疗。

目前，对 BE 肠化生患者进行内镜随访是唯一可以评价癌症发生危险性的方法。食管癌患者的生存情况与早期肿瘤的诊断时间密切相关，早期肿瘤手术后的 5 年生存率是 70%，而浸润性肿瘤术后 5 年生存率不到 20%，因此对 BE 肠化生患者进行内镜随访更适合用于食管癌高危人群的筛查。异型增生的组织学评估及癌症发生的预后判断都具有一定的主观性，容易受到各个观察人员的影响。

现在还不能准确预测 BE 肠化生发生高度异型增生和腺癌的危险性，对患者进行内镜随访，会增加患者的身体负担。因为只有一部分 BE 肠化生的患者最终发展为腺癌，对 BE 肠化生患者进行常规的内镜随访也会加重患者的经济负担，因此急需寻求分子标记来准确检测其发展为腺癌的危险性。尽管激光消融术和光动力疗法已经取得了较好的疗效，但是如何逆转肠上皮化生的状态或者消除肠化生发展为腺癌的危险因素，目前还没有可靠的治疗方法。

第四节　Barrett 食管上皮异型增生

一、异型增生的分类体系

异型增生被定义为发生在上皮组织的一种明确的瘤性改变，有特定的细胞学和组织学特征，其范围局限在上皮基底膜以内。事实上，异型增生被认为代表一种瘤性状态，这种状态表示这种上皮组织至少存在恶变潜质。目前，BE 在组织细胞学上产生的异型增生，其分级是评估 BE 患者具有潜在癌变危险的金标准。这种特殊的组织学标准最初是从一项研究肠道炎症性疾病的过程中获得的。BE 的异型增生在肠道炎症疾病中被分为阴性、可疑及阳性（低度或高度异型增生）。临床上，病理学家多使用 1988 年胃肠病理学家制定的 5 层分级诊断，包括不伴有异型增生（NEG）、异型增生可疑（IND）、伴有异型增生（包括低度异型增生和高度异型增生）、原位癌（CIS）及浸润性腺癌。浸润性腺癌意味着肿瘤浸润到黏膜下层或更深的肠壁层内，如肌层。

异型增生的命名来自异型增生形态研究组的分类，美国多使用这种标准来评估 BE 转变为食管腺癌的危险性。而大部分欧洲和亚洲国家的病理学家更倾向使用"维也纳胃肠异型增生分类体系"。

西方国家和日本的病理学家对诊断腺癌的标准有相当大的差异性。例如，在西方，只有对那些有明确的组织学证据证明异型增生上皮已突破基底膜的，才能诊断为腺癌；而在日本，诊断腺癌主要依靠异型增生的细胞学证据，而不重视其在组织学的证据。因此在日本，腺癌的诊断可能在缺乏组织学上间质浸润的证据情况下就已经确诊。维也纳胃肠异型增生分类体系能用来填补上述西方国家与日本诊断中存在的差异导致的这种空缺。这一系统中规定的诊断分类很大程度上与上文所述的西方国家分类类似。体系中用上皮内瘤变（IN）代替异型增生。将低度异型增生用未浸润的低度异型增生代替，而高度异型增生用未浸润的高度异型增生代替。原有的高度异型增生、原位癌与可疑的浸润性癌都归为高度异型增生一类。不伴有异型增生的 BE（异型增生阴性）代表具有正常的柱状上皮基底伴随再生改变。低度和高度异型增生通常在结合细胞学和组织学特征的基础上对再生上皮进行区分。这种分类强调了日本病理学家应该单独靠细胞学异型增生的同时，将明确的组织病损的恶性度考虑在内。并且，这种分类也提到一些特定的病例可能高度怀疑腺癌，但诊断尚不能明确。

二、维也纳分类体系

（一）异型增生可疑

为什么病理学家会对异型增生提供"异型增生可疑"的诊断？一些病例可能因为多种因素而难以确定是否伴有异型增生，其中原因很多，这些因素包括不典型改变表现为正常再生和真正异型增生的交界水平，或取样组织难以定位，或切片缺乏表面上皮都使得病理难以解释。不伴有异型增生的 BE 的细胞再生水平维持在一种正常的基线水平。这表示，在正常情况下，不存在异型增生的典型细胞学或组织学特征。再生的上皮细胞一般显示出一种渐进性增加的黏蛋白含量，伴有细胞核浆比例的降低，这种含量的改变从腺体的基底一直到黏膜表面。这种现象被称为"表面成熟"，并且成为再生上皮的一种基本特征。化生上皮还可能存在轻微的组织学基底膜的扭曲，如偶尔产生的隐窝分支或新芽、萎缩、不规则形态及有丝分裂活动。隐窝内细胞的有丝分裂不常见，通常局限在隐窝内基底的增生区域。不幸的是，在伴随活动性炎症的病例中，如组织中出现大量中性粒细胞、糜烂或溃疡，其病理性的增生上皮可能表现得非常不典型，并且使一些病例的病理标本难以与异型增生区分开来。在这些情况下，异型增生可疑（IND）的诊断就十分必要。在一些很难明确诊断的病例中，可引起"良性"诊断的确切证据包括上皮萎缩区域的局限范围、最严重炎性活动的黏膜和溃疡，以及伴随周围非炎性黏膜组织增生的上皮不典型性的逐渐减少的组织。但这些都是相对主观的特征，并且不是所有的不"异型增生可疑"都不能表达一种离散的生物学本质，而是表达了一种暂时性的诊断，表示这些标本的病理学并不确定是否存在异型增生，而这种异型增生通常是低度异型增生。

这种不确定性通常因为活动性炎症、糜烂或溃疡的影响，它们在细胞学或某些组织学特征上表现出异型增生的假象，冒充异型增生细胞或组织。这一诊断偶尔也可能是技术原因，如切片过厚的和过染的区域，或表面上皮缺失等，排除对异型增生的评估。

（二）低度异型增生与高度异型增生

一般来说，低度异型增生区别于高度异型增生，是通常较少出现的严重细胞学异常和没有或者极轻微的组织学异常。通常低度异型增生表现出不典型上皮，具有细胞多层性，伴随多倍染色体伸长的细胞核，染色体聚集，边缘不规则，核浆比增大，可见有丝分裂相，细胞极向轻微消失，但保留有隐窝结构。随着其发展为高度异型增生，细胞学和（或）组织学的异型性都有了相应增加，包括隐窝结构复杂，如聚集、不规则和分支的产生；而细胞学异型更明显，细胞大小不一，细胞核多形性、呈复层，细胞极向明显消失，出现核多倍染色体及不典型的有丝分裂相。但由于异型增生的发展呈连续性的线性水平，因此区分低度异型增生和高度异型增生的过渡点是十分困难的。

（三）黏膜内癌和浸润性腺癌

黏膜内癌被定义为瘤性新生物到达基底膜，并且侵入固有层或黏膜肌层（MM），但未侵及黏膜下层。这一分类包括固有层内的肿瘤及那些已经侵入MM却并未穿透的类型。在食管内，这种组织损伤有低的淋巴结转移危险，并被定义为肿瘤分级的 T_1a 级。当单个或小群的恶性细胞侵入黏膜固有层，即可诊断为黏膜内癌。侵入黏膜下层的癌被称为浸润性腺癌。在这些病例中，淋巴结转移的危险随着浸润的深度迅速增高。

（四）临床应用

虽然这种分类体系被人们广泛认可，但临床上使用这种分类的频繁程度存在很大的差异，这依赖于病理学家个人对BE异型增生标本的诊断经验。因为正常再生和异型增生上皮的重叠，以及BE上皮轻微再生改变伴随异型增生的发展，病理学家在诊断异型增生方面存在明显的差别。这中间诊断差异最明显的表现在不同诊断的最低限度和最高限度，如区别低度异型增生和正常再生，或区别高度异型增生和腺癌。因此，当一些病例不能明确给予异型增生的诊断时，建议在首次治疗前，至少由一位有经验的胃肠病理学家能明确诊断。但目前通常情况下，病理学家存在过高诊断高度异型增生的倾向。有研究发现，在由一位一般的病理学家诊断为高度异型增生的患者中，40％的诊断被3位有经验的胃肠病理学家改为低度异型增生。

这对于隐藏的异型增生的诊断更为重要，若诊断为可疑的异型增生，临床医生和病理学者双方都应该存在明确的诊断理由，同时计划长期的随访管理。再次做病理标本的检查通常要求在随访的3～6个月，并且在这一时期内给予患者积极的抗反流治疗。这次病理检查用于对炎症反应平息后细胞萎缩范围的重新评估。对于那些用于技术性检查的"异型增生可疑"病例，需要立即获取第二次的病理标本。

三、异型增生的评估

（一）内镜取材的影响

超过 40% 的伴有高度异型增生的患者缺乏非常明显的食管损伤，这一点限制了内镜对异型增生区域取样的可行性。然而，系统的四象限黏膜取样程序对 BE 患者检测出异型增生是最有效的方法。从胃食管连接处到新生鳞柱状上皮交界以上的食管，每 2 cm 进行四象限取样是目前广泛提倡的取样标准。阿贝拉（Abela）等人经过十年时间，评估比较了使用四象限黏膜活检和未使用系统采样而诊断的 BE 患者。研究结果发现，系统采样检测的低度异型增生和高度异型增生有明显增高的检出率（检出率分别为 18.9% 和2.8%），而未使用标准采样的样本检出率则较低（低度异型增生和高度异型增生分别为1.6% 和 0%）。另外，对于存在异型增生的患者，提倡采用每隔 1 cm 进行四象限取样的方法。里德（Reid）等人的一项研究提示，间隔 2 cm 的系统采样可遗漏 50% 的早期肿瘤患者，这些患者最终都检测出了肿瘤，而间隔 1 cm 的标准采样则能够完全检测出而没有遗漏。

另外，目前收集到的标本数据显示，BE 患者异型增生的存在，与内镜显示的黏膜变化有重要联系。异型增生通常在内镜下不能看到，但偶尔会表现为内镜下可辨认的黏膜异常，如结节状、息肉状、板状、溃疡或大块缺损。在这种情况下，人们主要关注的异型增生可能仅仅是潜在腺癌表层显示的结构。一些研究发现，BE 患者自然发展过程和恶性肿瘤的危险程度主要依赖不典型损伤的宏观特征。例如在一项研究中，相比那些没有内镜下可识别损伤的患者，具有一个或多个宏观的组织缺损的患者更可能发展为高度异型增生和肿瘤。另一项研究显示，60% 的具有结节状损伤的异型增生患者进展为恶性肿瘤，相比较而言，那些没有结节状损伤的异型增生患者只有 23% 进展为恶性肿瘤。食管溃疡的出现也同样被认为与高度异型增生和腺癌有更高的相关性。

内镜下表现黏膜平整、没有缺损的患者，异型增生的程度与其发展为恶性肿瘤相关，并依赖于异型增生是不是广泛存在的或是偶然检测到的。

异型增生诊断的遗漏目前已经明显改善，但仍然存在，特别是区分高度异型增生和早期浸润性腺癌十分困难。当然，诊断的失误很大程度上是因为 BE 异型增生的自然发展过程的不一致性。

（二）病理观察者的影响

BE 异型增生的评估根据不同病理观察者的观察存在显著的差异。观察者之间对诊断异型增生存在差异主要是在区别异型增生上皮和再生、低度异型增生和高度异型增生，以及高度异型增生上皮和早期浸润性腺癌。

这主要源于以下因素：①细胞活性的改变，特别是处于活动性炎症阶段并协同出现异型增生特征的细胞。②异型增生的变化发展是连续性的形态学改变，类似低度异型增生和高度异型增生的区别实际上是一种人为分类。③不存在区别高度异型增生和黏膜内腺癌的客观诊断证据。④内镜活检实际上从未取样到黏膜腺体，因此从这些标本中很难判断异型增生浸润的深度。⑤有同样基础的病理学者评估 BE 标本时，对 BE 新生物标本的观察经验有明显差异。

Reid 等在 1988 年首次对 BE 异型增生的变化进行了研究。在制定了一致的标准后，8 位胃肠病理学家对 70 个病例分别进行了诊断。他们在区别高度异型增生或黏膜内腺癌与其他诊断达到了 80% 的一致性，然而其他诊断之间则有不同程度的较大差异。随后，蒙哥马利（Montgomery）等认为观察诊断的可重复性在异型增生和腺癌的形态频谱最终端是最高的。唐斯－凯莉（Downs-Kelly）等人报道了胃肠病理学家对于高度异型增生的诊断仅有中度的一致性。有学者评估了不同学科病理学者之间诊断和分级 BE 标本的一致性。他们取了 5 张切片，包括 2 张不伴有杯状细胞的柱状黏膜的切片，以及不伴有异型增生、低度异型增生及高度异型增生的切片各 1 张。20 位病理学家对这 5 张切片进行评估。对 2 张不伴有杯状细胞的柱状上皮，尽管没有杯状细胞，但 58% 的病理学家错认为是 BE。所有病理学家都将不伴有异型增生的标本诊断为 BE，但对异型增生诊断的一致性非常低，其中 35% 认为不伴有异型增生，10% 认为异型增生可疑，15% 认为中度异型增生，35% 认为低度异型增生，5% 认为是腺癌，没有人诊断为高度异型增生。

评估伴随异型增生的 BE 患者肿瘤的发生率，其变化范围十分广泛。低度异型增生患者 5 年肿瘤患病率为 3%，而高度异型增生患者 5 年内肿瘤的患病率为 59%。肿瘤发展的不同程度是由多种因素引起的，如在患者群体差异研究中，分析结合流行和偶发的异型增生、检测频率和活检程序的变化，以及病理学者诊断水平的差异等。对于有明确内镜下证据的 BE 患者，临床医生和病理学家的作用就是明确杯状细胞和异型增生的存在，并且对存在异型增生的患者，明确其范围和内镜下表现。临床医生和病理学家之间的交流对病理学家确认 BE 的杯状细胞肠上皮化生和异型增生有明显的帮助，并且能帮助临床医生决定什么治疗方法对每个患者是最合适的。

（三）肿瘤的评估

由于对异型增生形态学的评价很大程度上依靠观察者的水平，很多学者致力于找到一种更客观的替代方案来评估 BE 患者发展为肿瘤的危险程度，包括内镜下异型增生病损的外观、异型增生的程度及免疫组织化学和分子生物学标记的差异。一些研究甚至发现食管裂孔疝的存在和 BE 节段长度与其发展为肿瘤有一定的关系。

四、异型增生形成的自然过程

（一）隐窝基底

病理学和分子学数据提示，早期的异型增生形式可能仅仅包括了隐窝，而不存在表面上皮。异型增生开始于基底隐窝，发展过程中向上扩展，表现为基底以上分布的隐窝和表面上皮。近来一些研究证据支持一种观点，认为异型增生来自隐窝基底的干细胞，并随着时间的推移在隐窝基底部增殖，逐渐填满整个隐窝。例如，洛莫（Lomo）等的一项研究发现，7.3%（15/206）的 BE 患者存在"隐窝基底异型增生样异型细胞"。在具有前异型增生或协同伴有异型增生或食管腺癌的患者中，87%（13/15）发现了"隐窝基底异型增生样异型细胞"。p53 的免疫活性更强，而隐窝增生指标与不伴有异型增生的病例对照相比则更高。另外，这些患者的 DNA 表现出频繁的 17p 杂合性丢失及非整倍性。随后 Zhang 等分析了 105 例 BE 组织切片的 DNA 组成的异常，发现存在隐窝异型增生的隐窝基底细胞同不伴有异型增生的 BE 的隐窝基底细胞相比，其 DNA 表现出增多的非整倍体。

（二）腺瘤样改变

在形态学上，异型增生被定义为"局限在基底膜的瘤性上皮"。事实上，BE 的低度异型增生在细胞学上经常表现出传统结肠腺瘤的特征，这种异型增生被称为腺瘤样异型增生。这些病例的异型增生的细胞核呈现增大、延长、浓染及假复层等特征，尽管这些细胞核通常局限于细胞质的一半范围之内。细胞质呈典型的黏蛋白缺失，而胞核与胞质比例则明显升高；杯状细胞通常并不明显，这些改变出现在隐窝和表面上皮。腺体可能呈现轻微的聚集，并表现出其他微弱的组织结构异常，如萎缩、扩张或分支。相比较而言，高度异型增生呈现出较多的细胞学和（或）组织学异常。特征性的组织学改变包括增加的芽体、分支和聚集、绒毛状上皮、层间筛状和乳头状改变。高度异型增生的细胞学特征包括细胞核大小和形状显著变化、极性缺失，以及细胞核呈复层分布于上皮全层，核分裂多见，特别是非典型性有丝分裂相，经常出现并且可能出现在表面上皮层。

低度异型增生和高度异型增生可在多种原因作用下极易出现变化：①人们从未能够明确高度异型增生的程度是否需要从低度异型增生的标本演变而来。②异型增生呈一条线状发展，但并未呈现不连续的阶梯式增长。③一些类型的异型增生没有典型特征，并且可能难以与不伴有异型增生的上皮区分开来。

（三）低度异型增生的演变

考虑到低度异型增生的潜在生物学改变和自然过程，人们对低度异型增生的认识存在很多争论。Sharma 等人的一项研究认为，多数患有低度异型增生的患者实际上表现出细胞的"退化"，在诊断低度异型增生之后的活检中，发现几乎再也找不到异型增生。研究中，患者平均的随访年限为 4.1 年，而只有 12 位患者的低度异型增生发展为肿瘤。每年低度异型增生的患病率为 4.3%，而研究中诊断为低度异型增生的 156 位患者中，66% 在之后的随访中活检未再发现异型增生，21% 仍为低度异型增生，而剩余的 13% 发展为高度异型增生或肿瘤。

有证据证明,病理学家诊断的一致程度与低度异型增生的诊断结果呈正相关。如斯卡塞尔(Skacel)等人报道由 1 位病理学家诊断为低度异型增生的患者中发展为肿瘤的占 8%;由 2 位病理学家诊断为低度异型增生的患者中 41% 发展为肿瘤;而 3 位病理学家都诊断为低度异型增生的患者中 80% 发展为肿瘤。卡雅(Kaya)等也做出了类似的研究结果,当几位病理学家对低度异型增生的诊断达到一致时,10 年内患者的食管切除率或肿瘤导致的死亡率相比诊断不一致的患者有显著的升高。斯里瓦斯塔瓦(Srivastava)等的研究发现,3 位胃肠病理学家在 31 个患者中对 14 个(45%)患者的低度异型增生达到最高一致性,这 14 个患者在之后的随访中都发展成为腺癌。这些研究都表示,对BE 患者危险性的评估至少需要 2 位病理学家的一致诊断。

相较于高度异型增生,低度异型增生的自然过程还不是很清楚。但是已经有证据提示目前人们所认为的低度异型增生发展为高度异型增生或癌症的概率在 2%~12%,这一数据是被低估了的。

(四)高度异型增生的发展

相比低度异型增生,高度异型增生的自然过程更明确。如病理诊断为高度异型增生的患者 5 年内发展为肿瘤的概率为 16%~59%。一项对 1 099 位 BE 患者的研究发现,高度异型增生患者有 16% 在随访中发展为肿瘤。另一项研究发现,患有普遍高度异型增生的患者 5 年内发展为肿瘤的概率为 59%,而偶发高度异型增生的患者 5 年内发展为肿瘤的概率有 31%。由于患有高度异型增生患者发展成为肿瘤的概率很高,这些患者需要立即进行彻底的治疗。

五、内镜下黏膜切除术与异型增生的评估

内镜下黏膜切除术(EMR)是用于移除黏膜和表面黏膜下组织的镜下手术。与其他移除治疗技术相比,内镜下黏膜切除术不会损伤肿瘤组织,这种技术可以整个移除黏膜和表面的黏膜下组织,因此可得到更准确的组织学评估及异型增生分级,并且当腺癌存在时,评估和确定肿瘤浸润的部位与深度。事实上,内镜下黏膜切除术已经成为一种有价值的辅助诊断方法,并被用于与消融术协同治疗。

目前,内镜下黏膜切除术推荐用于治疗患有低度异型增生、高度异型增生的 BE 患者,以及肿瘤范围小于 20 mm 并且不伴有其他危险因素的黏膜下腺癌,这些危险因素包括内脏淋巴结的转移、血管的转移或低分化腺癌等。

病理学家通过评估内镜下黏膜切除术所取的病理标本,能够明确异型增生的程度和腺癌浸润的深度。并且对于明确内脏淋巴结是否存在转移、组织的外部边缘及深部的情况起到重要评估作用,这些都是评估预后的重要参数。例如,当腺癌在手术组织的边缘

被发现时，其再发的危险达到 50%。评估内镜下黏膜切除术病理标本浸润的深度也十分重要，因为淋巴结转移的概率被认为与标本内组织浸润的深度相关。侵及黏膜固有层的肿瘤的淋巴结转移概率为 0%～10%，当侵及较深的固有层，处于新生的表面 MM 层和原有深 MM 层之间，或者到达黏膜下层时，肿瘤淋巴结转移的概率分别升高为 8%～10% 和 20%～36%。

内镜下黏膜切除术所取病理标本能帮助病理学家提高诊断异型增生的准确程度。一项研究发现，在内镜下黏膜切除术组织病理检查前后，BE 病例中 37% 的异型增生患者的异型增生程度的诊断发生了改变。研究中，活检发现异型增生程度的低估率在 21%，而高估率在 16%。有学者研究发现，BE 伴有高度异型增生的患者，在切除组织病理检查后，其诊断升级为黏膜下腺癌；而 40% 的黏膜下腺癌患者在切除组织病理检查后，诊断也升级为黏膜下浸润性腺癌。彼得斯（Peters）等人的研究也有相似的结果。内镜下黏膜切除术前后，在对 150 个病例的诊断中有 62% 被重新诊断，并引起临床治疗策略的改变。在一项研究中对 48 位患者进行研究，发现内镜下黏膜切除术后，25 位诊断为高度异型增生的患者中有 6 位（24%）升级诊断为黏膜内腺癌，而 15 位诊断为黏膜内腺癌的患者中有 6 位（40%）升级诊断为黏膜下浸润性腺癌。近来一些研究也表示，病理学家对内镜下黏膜切除的组织病理标本诊断有更高的一致性。

内镜下黏膜切除术是否能够作为移除高度异型增生或黏膜下腺癌的方法还存在争议。一个常见的问题是在使用这种技术切除高度异型增生或黏膜下腺癌后，新生鳞状上皮岛在隐藏的 BE 或高度异型增生上皮上的生长。这种变化很难在内镜下发现，并且可能在未被提前检测到的情况下迅速发展为肿瘤。新生鳞状上皮岛在组织学上与正常食管鳞状上皮类似，并且在分子生物学上与 BE 没有明显差异。相比之下，未被切除的 BE 病理学表现较稳定，而分子学上转化为肿瘤则需要相当长的时间。内镜下黏膜切除术后，未被切除的残余 BE 转变为肿瘤的潜力和概率尚不清楚，但一些初步的研究提示这种危险可能降低。在这种情况下，隐藏的不伴有异型增生的 BE 似乎表现出降低的生物学潜力，而这可能与覆在上层的未发生异型增生细胞形成的内腔对其的保护作用有关。但到目前为止，在对于诊断和治疗 BE 方面，还不存在比内镜下黏膜切除术更为优越的方式或技术。

BE 早期腺癌经常在内镜活组织检查时被漏诊，很多病例都在食管切除术或其他相关手术后的组织病理检查才发现。因此，一些研究对食管手术前后高度异型增生和腺癌的分布和深度进行对比研究。卡梅伦（Cameron）等人对内镜诊断为 BE 但未到达浸润性癌阶段的患者，其食管按圆周每 2 cm 在其四分象限处切除高度异型增生组织，然后进行组织病理活检。结果发现 19 例术前诊断为高度异型增生的患者中，2 例（10.5%）被确诊为腺癌。同样类似的研究，如 Michael 等人对传统食管切除术前后 BE 患者高度异型增生诊断程度进行对比，发现内镜诊断为高度异型增生的 BE 患者，在食管切除后有高达 41% 的病理标本显示其诊断为腺癌。一项外科系列报道的流行病学分析指出，对活检病理诊断为高度异型增生的患者立即进行食管部分切除手术，结果显示 119 例患者中 56 例（47%）实际上为腺癌，尽管其中 41 例处于肿瘤 I 期，12 例处于肿瘤 II 期，而仅有 3 例处于肿瘤III期。

目前尚无能够客观地确诊 BE 异型增生病理分级的分子生物学标记，因此手术后的病理是一种合适的诊断因素。上述术前与术后高度异型增生与腺癌诊断的差异，提示对患者食管进行手术或者黏膜剥离治疗前，应该得到第二位病理专家对活检病理结果一致的诊断。而相对应地，对低度异型增生或不伴有异型增生的研究，则认为对这些病例进行重复病理检查并没有十分的必要性。

另外，少数报道提到，内镜活检诊断为高度异型增生的病例，在术后未发现有浸润性腺癌。因此，也有学者提出高度异型增生与早期浸润性腺癌是可能区分开的。他们认为可以采取以下手段：①非常积极地进行活检程序，对 BE 黏膜圆周四个象限每 2 cm 进行活检，并同时对任何内镜下可见病损进行活检。②专业的胃肠病理学家对这些活检标本进行连续切片检查。③活检病理发现任何可疑病变都立即进行重复内镜检查和病理活检。但由于这些手段要求过高，临床很少有人能够实现。

长期的高度异型增生的诊断表现出更高的发展为腺癌的危险性。例如，在一项对 33 例活检诊断为高度异型增生的 BE 患者的研究中，仅仅经过平均 8 个月的发展，有 20 例发展为浸润性腺癌。同样地对 119 例高度异型增生病例进行分析研究，发现其中 5 例病例在 5 ～ 21 个月（平均 14 个月）发展为浸润性腺癌。更多地，有 76 例（59%）病例在 5 年内发展为浸润性腺癌。另一项研究对 100 例内镜活检诊断为高度异型增生的病例进行随访观察，并将焦点放在仅在一张活检病理切片发现 5 个及以下隐窝的病例，其余在一张活检病理切片发现 5 个以上或在 2 张以上活检病理切片发现隐窝的病例作为散在观察。结果显示，3 年内作为焦点的病例有 14% 发展为腺癌，而散在观察的病例有 56% 发展为腺癌。这一数据提示当诊断为高度异型增生，特别是在多个显微镜视野下发现高度异型增生的病例，应该立即进行临床治疗，如有必要，应该立即进行食管部分切除术。

内镜下黏膜切除术已经在很大程度上扩展了内镜在胃肠道的诊断功能，它有助于明确异型增生的分级诊断。这种技术的广泛使用，解决了长期以来人们对 BE 等胃肠疾病从治疗时明确异型增生浸润深度和异型增生边缘范围以获得组织学信息的需要，这在没有黏膜剥离技术之前是无法做到的。

六、胃息肉与异型增生

BE 的异型增生是其演变为食管腺癌或贲门腺癌的前驱阶段，这种变化通常在食管上表现为一种较平的、较难检测出的病损，很少部分的 BE 异型增生能长成息肉样的病变。

胃食管连接处的息肉在近十年来才发现，而目前的临床病理资料非常有限，并且存在很大争议。阿斯塔纳（Asthana）等人就发现一例 69 岁患者在食管远端存在一大片固有层内息肉样黏膜病变，经手术切除后病理检查，发现存在低度异型增生、高度异型增生和局部黏膜内腺癌，同时也存在不伴有异型增生的肠化生。有人认为大部分 BE 相关的息肉样异型增生病变与食管腺癌相关联，因为这二者之间存在组织学的相似性。而梅尔顿（Melton）等人对 330 例临床患有贲门息肉的患者进行研究，病理检查是否存在肠化生、异型增生，结果发现贲门息肉在病理上与 BE 不能完全吻合。关于胃息肉与 BE 异型增生是否真的存在关联仍有待进一步研究。

第五节　Barrett 食管相关标志物

Barrett 食管（BE）是指食管下段正常的复层鳞状上皮被化生的单层柱状上皮所取代的一种病理现象，与食管腺癌的发生有密切的关系。国内外有关流行病学和临床研究结果表示，近年来 BE 发病率呈上升趋势，是食管腺癌和部分贲门癌的癌前病变，其癌变的危险性比普通人群明显增高，在临床上日趋受到广泛重视。

食管腺癌和其他肿瘤一样，癌变以前需经历一个相当长的演变过程，即癌前期阶段。BE 是食管和食管胃结合部腺癌的最重要的发病因素，特殊型肠上皮化生是食管腺癌发生过程的第一步，肠上皮化生的食管上皮随后逐渐发展，经过异型增生发展为腺癌，即肠上皮化生 — 异型增生 — 腺癌的发展顺序，预测腺癌发生最可靠的方法是从组织学上早期发现高度的非典型性增生。

食管异型增生是指食管上皮在细胞形态和组织结构上与正常组织相比有不同程度的差异，但尚未达到肿瘤的诊断要求和标准。食管黏膜上皮异型增生是最直接的癌前病变，目前食管病理组织活检标本对于异型增生的诊断一般分为异型增生阴性、异型增生可疑、LGD、HGD。

HGD 又进一步被分为局灶性和弥漫性两种病变，食管远端的柱状 BE 上皮可分为 3 种类型：胃底上皮型、贲门上皮型和特殊柱状上皮型。成年人大部分为特殊柱状上皮型，有癌变倾向，特殊型肠上皮化生异型增生的发病率为 10%～ 20%，但有时从临床和病理学的角度区别异型增生和组织增生性改变尚有一定困难。

随着分子生物学的发展，以及对 BE 和早期食管腺癌流行病学研究的深入，人们逐渐探索到生物标志物在 BE 和食管腺癌早期诊断和判断预后方面的重要意义。为了早期诊断食管腺癌，提高其生存率，最有希望的方法是对生物标志物的鉴定。对 BE 和食管腺癌的生物标志物研究主要有以下几类。

一、原癌基因和抑癌基因

癌症的发生是一个多阶段逐步演变的过程，细胞通过一系列进行性的改变而向恶性发展。在这一过程中，常积累多种基因改变，其中既有原癌基因的激活和高表达的发生，也有抑癌基因和凋亡基因的失活，还涉及大量细胞周期调节基因功能的改变。癌症的本质实际上已经被归结为各种原因引起的基因结构和功能的异常，各种环境和外源性因素的影响最终会体现为基因的改变。原癌基因与抑癌基因一同决定着癌症，一旦抑癌基因发生多次突变就会引发癌症，这时称原癌基因和抑癌基因为癌基因。原癌基因所编码的产物多数都是一些在胚胎期为生长发育所必需的蛋白质，这种蛋白酶广泛存在于各种活细胞中，为生命活动所不可或缺。但是在成年动物中，这类基因的表达受到严格的控制，其活性一般很低。这种控制机制在很大程度上又受专门基因产物所控制，这就是后来发现的"抑癌基因"，这类基因的正常功能就是对抗原癌基因的作用，抑制细胞分裂。这些基因功能的丧失理所当然地导致细胞不受限制地增长和癌症的发生。

（一）c-myb 基因

c-myb 是一种核内癌基因，编码一种与细胞增殖有关的核蛋白，控制细胞周期 G1/S 期过程。研究显示，其在诸多恶性肿瘤细胞增殖调节中起关键作用。布拉本德（Brabender）等对正常食管鳞状上皮、BE 肠化生上皮及腺癌组织中 c-myb 的 mRNA 进行测定，结果显示 BE 的肠化生组织和源于 BE 的腺癌组织中 c-myb 的 mRNA 含量，均明显高于正常食管鳞状上皮组织，且含量与组织病理分级有关，分化越低的组织含量越高。提示 c-myb 的 mRNA 表达上调是 BE 癌变过程中的早期事件，是临床检测原位癌的一种有用的生物标志物。

（二）c-erbB2 基因

金（Kim）等用免疫组织化学的方法检测出 c-erbB2 癌基因在高度异型增生的 BE（31%）及 EA 中（10%）的表达；另有研究却发现，c-erbB2 蛋白过度表达仅发生在早期腺癌中（11%），且与 EA 的预后差有关，而其周围的异型增生及 BE 上皮内均无表达。

（三）ras 基因

梅尔泽（Meltzer）等在 mRNA 水平检测癌基因 c-Ha-ras，发现在正常食管或 BE 上皮内均检测不到它的表达，其他研究亦证实 ras 基因家族突变并不发生于 BE 及其相关的肿瘤中，说明在结肠癌内高度表达的 c-Ha-ras 基因是高度组织特异性的，其在 BE 相关的肿瘤中作用不大。

（四）Bcl-2 家族相关基因

应用寡核苷酸芯片技术高通量分析 BE 与正常食管黏膜组织的基因表达，结果显示在 2 倍差异表达基因中，上调基因共 142 个，下调基因共 284 个。其中包括 Bcl-2、Bax、Bik 和 BCLAF1 等 15 个异常表达的 Bcl-2 家族相关基因，BE 的发生和发展涉及多基因、多步骤，是一个复杂的过程；Bcl-2 家族相关基因异常表达可能涉及 BE 的发生和发展过程，确切机制有待深入研究。

（五）p53 基因

p53 基因位于 17 号染色体短臂（17p13.1），是研究最为广泛、深入的肿瘤基因之一，参与细胞增殖的负调控。p53 蛋白主要功能是引起细胞周期阻滞，诱导凋亡与促进分化，当其功能缺失可使细胞恶性增殖且有抗凋亡作用，最终导致肿瘤发生。野生型 p53 蛋白在维持细胞正常生长、抑制恶性增殖中起着重要作用，p53 基因时刻监控着基因的完整性。一旦细胞 DNA 遭到损害，p53 蛋白与相应基因的 DNA 部位结合，起特殊转录因子作用，活化 p21 基因转录，使细胞停滞于 G1 期；抑制解链酶活性，并与复制因子 A 相互作用参与 DNA 的复制与修复；如果修复失败，p53 蛋白即启动程序性死亡过程，诱导细胞自杀，阻止有癌变倾向突变细胞的生成，从而防止细胞恶变。当 p53 发生突变后，不单失去野生型 p53 抑制肿瘤增殖的作用，而且突变本身又使该基因具备癌基因功能。

费恩（Fein）等对无 p53 基因的小鼠和正常基因型的小鼠进行食管空肠吻合术以造成胃肠内容物食管反流，发现所有小鼠均出现反流性食管炎，但 p53 基因缺失小鼠中 50% 发生 BE 及 EA，100% 发生上皮异型增生，而正常基因型小鼠无一例出现这些病变，证实 p53 基因在反流性食管炎并发 BE 及 EA 的过程中起非常重要的作用。夏特兰（Chatelain）等取 10 例 BE 黏膜组织，用免疫组化检测发现其中有 3 例表浅腺癌和 4 例高度异型增生都有 p53 的过量表达，提示 p53 功能失调在 BE 从异型增生到腺癌过程中起重要作用。

p53 基因是最先被发现的与 BE 引起的肿瘤相关的肿瘤抑制基因，p53 基因位于 17p，其杂合性丢失、突变及过度表达可导致肿瘤的发生。正常野生型 p53 蛋白半衰期仅 20 分钟，而突变型 p53 蛋白却延长为几小时以上，这导致核内 p53 蛋白积聚。Kim 等对人食管的研究显示 36% 的 BE、30% 的低度异型增生、85% 的高度异型增生及 90% 的 EA 中出现 p53 蛋白积聚，说明 p53 蛋白积聚发生于 BE 癌变的早期；发现联合检测 p53、PCNA 和 C-erbB2 的表达用来诊断 BE 发生高度异型增生或癌的敏感性达 100%，特异性达 81%，总准确度为 83%。BE、异型增生及 EA 中常发生 p53 关键的外显子，如外显子 5～9 突变，最常见鸟嘌呤转换为腺嘌呤，用聚合酶链反应-单链构象多态性（PCR-SSCP）及 DNA 测序进行检测，常可用于检出 BE 上皮异型增生。内镜下多点活检取食管组织并经流式细胞仪筛选后进行基因突变检测，发现 GERD 并发的 BE 中 p53 突变率高达 50%。

动物实验亦发现食管致癌过程 p53 基因突变率很高，GERD 并发 BE 及食管腺癌过程中 p53 除表达异常和突变外，杂合性丢失（17pLOH）也较常见，冈萨雷斯（Gonzalez）等发现食管腺癌中 p53 的 LOH 率为 90%，若先用流式细胞仪检出 DNA 含量异常的细胞，再对核 DNA 进行检测会发现 17p 的 LOH 发生率更高。

由于突变型 p53 蛋白的半衰期可延长为 6～12 小时，用抗 p53 蛋白的抗体通过免疫组化的方法可以检测组织，若过量表达常提示 p53 基因存在突变，应用这一方法可作为检测 BE 癌变危险程度及食管腺癌临床预后的指标。有证据表明，在 BE 中，17p 的等位基因缺失片段内包含编码 p53 蛋白的 p53 抑癌基因，布朗特（Blount）证实 38 个有 17p 等位基因缺失的非整倍体细胞中至少有 26 个细胞包含 p53 基因的缺失。施耐德（Schneider）等证实了 BE 中抑癌基因 p53 的突变，并进行了多机构的联合研究，以确定 p53 突变作为癌变标志的重要性。他们研究了 98 例患者，48 例 BE 患者存在化生或异型增生，但经平均 2.2 年的随访，没有恶变证据，被划分为单纯化生无异型增生 32 例、低度异型增生 13 例、高度异型增生的 3 例；另外 50 例为在 BE 基础上发生早期腺癌，分别取活检经染色体单链形态多形性分析探查有染色体突变，然后经脱氧核苷酸排序进一步证实。结果表明，单纯 BE 无异型增生患者或低度异型增生患者均无基因突变，3 例高度异型增生患者中 1 例发生 p53 基因突变。50 例在 BE 基础上发生的早期腺癌中，23 例有 p53 基因突变，其中 16 例仅发生于肿瘤细胞上，4 例发生于肿瘤细胞和 BE 上皮细胞，3 例仅发生于 BE 上皮细胞。98 例患者中，共 8 例 p53 突变仅发生于 BE 上皮细胞，其中 1 例未合并早期腺癌，另外 7 例均合并早期腺癌，提示 p53 基因突变在早期腺癌的发生上有直接的作用，亦提示这种突变也可能是基因不稳定的一个标志。突变主要见于外显子 5、7 和 8，鸟嘌呤转换为腺嘌呤是最常见的改变。可见，p53 基因突变可能成为 BE 处于癌变高危状态的监测指标之一。

（六）p16 基因

p16 基因是 1994 年发现的一个比 p53 更直接与正常细胞癌变有关的肿瘤抑制基因，定位于人染色体 9p21，其缺失和突变与多种肿瘤的发生有关，又称为多肿瘤抑制基因。p16 基因编码产物为细胞周期依赖性激酶（CDK4）的抑制蛋白，p16 蛋白能与 Cyclin D 竞争结合 CDK4、CDK6，而使后者失活，G1/S 期过渡取决于 Cyclin D 与 p16 蛋白的相对活性。当其与 CDK4 结合后能特异性抑制 CDK4 的活性，达到抑制细胞增殖、阻止细胞生长的作用。当 p16 基因异常而不能正常表达时，Cyclin D1 与 CDK4 优势结合使细胞生长失去控制，细胞表型发生变化，进而发生癌变。王（Wong）等从 107 例 BE 患者的组织切片中发现，9p21 杂合性丢失、p16 的 CpG 岛甲基化和 p16 突变的发生率分别为 57%、61% 和 15%，表明大部分 BE 化生都有 p16 基因的异常，是癌变的高危因素之一。研究发现，食管癌中 p16 不表达或低水平表达。用 DNA 印迹法测定，发现食管癌

p16 基因纯合性缺失发生率极高（92%），其他研究发现食管腺癌中还可见 p16 基因突变及 LOH，p16 的 LOH 在 EA 中发生率为 89%，但在 BE 及异型增生中较少见，说明 p16 的 LOH 在 BE 癌变过程中较晚出现。

研究报道，在人类肿瘤中 p16 失活率仅次于 p53 基因。p16 是位于 9p21 上的重要肿瘤抑制基因，p16 失活可以由突变引起，但是在许多有 9p21 等位基因缺失的原发性肿瘤中（包括早期食管腺癌），p16 突变或缺失较少见。戈德斯坦（Goldstein）等对 p16 的失活机制做了研究，发现 21 例 BE 腺癌患者中，19 例有 9p21 等位基因的缺失（90%），其中仅 5 例（26%）伴有 p16 的基因突变。但是在 14 例有 9p21 等位基因缺失而无 p16 突变的患者中，有 8 例（57%）发现了 p16 启动子过度甲基化，即 21 例早期食管腺癌中 8 例有 p16 启动子的过度甲基化，提示 p16 甲基化伴有 9p21 等位基因的缺失是早期食管腺癌患者中 p16 失活的一种常见机制。14 例有 9p21 等位基因缺失的患者中尚有 6 例既无 p16 突变，亦无 p16 启动子甲基化，提示 9p21 基因位点上有第二个肿瘤抑制基因或有因技术限制未能探测到的 p16 突变或缺失。

（七）p21 基因

$p21^{WAF1/CIP1}$ 基因定位于染色体 6p21.2，启动区含有与 p53 及 TGF-β 等结合的特异序列，可被 p53 诱导并介导 p53 的抑癌功能，其 mRNA 的表达是受 p53 或其他外源性因子在转录水平调控的，主要功能在于参与 p53 介导的 DNA 损伤后细胞周期抑制及损伤修复。p21 还可不依赖 p53 而广泛地抑制各种细胞周期蛋白 -CDK 复合物，其末端可与 PCNA 结合，使 PCNA 不能与 DNA 聚合酶 δ 形成复合物，抑制 DNA 复制，从而使细胞周期停滞。卡雷（Khare）等用半定量 RT-PCR 及免疫组化的方法研究了大鼠食管癌变过程中 p21 的表达，发现癌前病变中 p21 表达比正常上皮少 1.6，而乳头状瘤中减少 3.1。用免疫组化法研究人食管癌中 p21 表达发现 44% 有不同程度的阳性；同时，发现所有 p53 突变的病例 p21 表达均阴性，而 18 例无 p53 突变的病例中 11 例有 p21 表达。研究 p21 与肿瘤分化程度的关系，发现高分化的食管癌出现 p21 阳性表达，而低分化癌则 p21 表达阴性；p21 阳性的病例凋亡细胞明显更多，说明人食管癌中 p21 的表达受 p53 诱导，影响癌细胞的凋亡和分化。

细胞增生异常是所有肿瘤组织的基本特征，广义来说调节细胞生长、转化的诸多因子，如激素、生长因子、细胞因子等，都要通过调节细胞增生周期起作用。细胞周期中各因子相互作用形成级联调控网络，Cyclin 依赖性激酶（CDK）是细胞周期调控的核心，而 CDK 活性取决于正向调节因子 Cyclin 和负向调节因子 CDK 抑制因子（CKI）二者之间的相对水平。Cyclin D/CDK4 复合物通过 Cyclin D 的 N 端 LXCXE 序列与 Rb 蛋白结合，使之磷酸化，随后激活一系列基因，促使细胞进入 S 期。Cyclin D 在多种肿瘤组织中过度表达，具有强促细胞增殖的作用，现已被看作癌基因。免疫组化染色显示 Cyclin D1

在 BE 癌变过程中，癌前病变及癌灶内表达均较正常黏膜高，但是在鉴定 BE 癌变的危险度时，仍然需要其他的生物标志物，以提高其敏感性和特异性。

细胞周期蛋白分为 A、B、C、D、E 五种，在不同的细胞周期，不相同的细胞周期蛋白水平顺序性升高，分别与相应的 CDK 结合形成复合物，使细胞内多种蛋白磷酸化及去磷酸化，从而调节 DNA 的合成及有丝分裂，使细胞完成各个时相转换。根据调控细胞周期时相的不同，细胞周期蛋白分为 G1 期和 M 期两类，前者包括 C、D、E 三种，可促进 DNA 合成，在 G1/S 交界处发挥作用并启动细胞周期，其中 Cyclin D 研究较多。在 G1 中期开始合成增多，与 CDK4、CDK6 结合后作用于其底物 Rb 蛋白（视网膜母细胞瘤基因编码的蛋白），后者磷酸化失活并释放转录因子 E2F，E2F 启动进入 S 期必需的酶蛋白基因的转录，从而完成 G1 至 S 过度，由于其在多种肿瘤组织中过度表达，且具有强促细胞增生的作用，现在 Cyclin D 已被看作癌基因。Cydin E 与 CDK2 结合，亦作用于 G1/S 期，机制尚不明了，Cyclin C 研究更少。动物实验显示，亚硝基甲基苄胺（NMBA）致大鼠食管癌变过程中，Cyclin D 和 Cydin E 的表达逐渐增强，癌前病变及癌灶内均较正常黏膜明显为高，对人类 BE 及食管腺癌的研究亦发现，46% 的 BE 及 63% 的食管腺癌中 Cyclin D 表达增强（基因扩增或转录增加），BE 癌变过程与 Cyclin D 高表达有密切关系，说明细胞周期蛋白表达增强可能为食管癌变过程中较早期发生的分子事件，还有研究发现 BE 癌变过程中 Cyclin D 基因突变及重排。M 期细胞周期蛋白包括 A、B 两种，在 G2/M 交界处发挥作用，诱导细胞分裂，与肿瘤的关系亦很密切，但与食管炎及 BE、食管腺癌的关系研究很少。

二、APC 基因突变

Blount 等已证实，早期腺癌患者 5q 等位基因的缺失含有 APC 基因。APC 基因的改变已在结肠、胃和食管肿瘤中发现，以往对结肠癌 APC 基因的改变研究较多。庄（Zhuang）等研究了从 BE 到早期腺癌不同组织学类型的 APC 基因改变。选择了 10 例早期腺癌患者，每 1 例分别从 5 个部位取标本，即正常食管黏膜、远离异型增生部位的化生黏膜、邻近异型增生部位的化生黏膜、异型增生组织及腺癌组织，然后分析其 APC 基因改变情况。结果 5 例 BE 合并异型增生及浸润性腺癌者有 APC 基因位点的等位基因缺失，在这 5 例患者中，腺癌细胞和异型增生组织全部探查到 APC 基因位点的等位基因缺失，所有远离异型增生的 BE 组织及正常黏膜均未发现 APC 基因位点等位基因的缺失。这表明一个组织区域的基因型改变先于早期腺癌病理组织学表现改变，而组织的化生及增生先于基因型的改变。

三、与肿瘤转化有关的酶类

（一）鸟氨酸脱羧酶

鸟氨酸脱羧酶（ODC）是生物体的天然活性物质，在细胞的增殖、分化及大分子生物合成中起重要作用，与多种疾病，尤其是肿瘤的发生密切相关。有报道 ODC 的异常调控在肿瘤转化及生长中起重要作用，ODC 活性在多种肿瘤组织都有提高，如结肠癌、直肠癌、胃癌和食管鳞癌。Brabender 等用 RT-PCH 方法研究 BE，BE 相关腺癌组织中 ODC 的 mRNA 的表达，发现其平均表达水平显著高于正常食管组织，且与 BE 发展为腺癌这一过程成正相关。这一结果也暗示 ODC 的 mRNA 表达上调是 BE 发展为腺癌中的一个早期事件，有助于食管腺癌早期诊断。加雷瓦尔（Garewal）等不仅对 BE 组织中 ODC 活性进行一系列的研究，而且还研究了 ODC 活性在 BE 癌变中作为生物标志物，以及在临床上使用 ODC 抑制剂二氟甲基鸟胺酸（DFMO）作为干预实验的意义。

（二）谷胱甘肽硫转移酶和一氧化氮合酶

谷胱甘肽硫转移酶（GST）是一组由同一基因超家族编码参与代谢外来化学物质，包括致癌、致突变剂和抗肿瘤药物等的重要酶系。GSTP1 是 GST 家族的主要成员，在正常食管上皮中有较高表达。有研究表明，GSTP1 多态改变是食管腺发生的重要影响因素，是 BE 发展为腺癌的基因基础。Brabender 等研究结果显示 GSTP1 表达下调发生在 BE 癌变过程中的早期，GSTP1 表达的缺失在腺癌的发展中起重要作用。一氧化氮（NO）是近年研究较多的具有明显生物学活性的小气体分子，NO 合酶有两类，其中诱导型一氧化氮合酶（iNOS）可介导巨噬细胞的细胞毒性和瘤细胞刺激的免疫抑制作用。威尔逊（Wilson）等发现一氧化氮合酶（NOS）基因及蛋白质水平在 BE、非典型性增生及腺癌组织中的表达比对照组明显增高，提示 iNOS 及其基因可能是化生、非典型性增生、BE 发生癌变的高危标志物。

（三）COX-2

Wilson 等用 RT-PCR 的方法证明 80％的 BE 的 COX-2 的 mRNA 表达增加。研究发现，COX-2 持续表达于正常食管和十二指肠上皮，但在正常的基底细胞和鳞状食管上皮 COX-2 免疫活性较低，而在肿瘤细胞和溃疡后的基底细胞中表达高活性的 COX-2。将 BE 发展为食管腺癌的患者手术切除的腺癌标本进行 COX-2 免疫组化，仅少数标本（20％）的 COX-2 免疫活性低，而大部分（80％）免疫活性较高，COX-2 免疫活性高的患者较 COX-2 免疫活性低者更容易发生远处转移和原位复发。在 BE 中，COX-2 表达的提高可出现于不同程度的异型增生，而处于良性化生阶段的标本仅少量表达或不表达 COX-2，因而 COX-2 的过度表达可看作 BE 柱状上皮向食管肿瘤转变的早期事件。但另有研究还发现 COX-2 表达的增加是一个病变区域的变化，而并非只在高度异型增生的细胞内，即与肿瘤或高度异型增生相连的良性或低度异型增生的区域也表达相当水平的 COX-2。

用 BE 细胞进行细胞培养发现，无论是胃酸、胆汁酸的单独还是混合使用，都能使食管上皮 COX-2 蛋白表达增高，以单独使用胆汁酸作用最明显。胆汁酸中脱氧胆酸和鹅脱氧胆酸这两种二羟基胆汁酸最能诱导 COX-2 的 mRNA 的转录，其机制可能是作用于依赖蛋白激酶 C/ 活化蛋白 -1 的通道。胆汁酸同样能促进食管腺癌细胞表达 COX-2。COX-2 是调节细胞连接的一个重要因素。过度表达 COX-2 可以减少细胞中的 E- 钙黏素的表达，这样就改变了细胞连接中的一些结构蛋白。贝利（Bailey）等研究发现 E-钙黏素水平的降低预示 BE 向着化生 — 异型增生 — 腺癌这一过程发展，同时也改变着COX-2 的表达。穆拉塔（Murata）等发现肿瘤中 COX-2 过度表达与肿瘤侵袭淋巴管和发生淋巴结转移显著相关，且患者的预后较差，而转变为侵袭性组织的可能性与 COX-2改变细胞表面糖抗原的表达、细胞基质中金属蛋白酶的活性与形式的转变，以及上调CD44、促进细胞间的黏附有关。Wilson 等研究表明，COX-2 在 BE 组织中的升高与其他的炎症前细胞因子的变化无关，由此表明 COX-2 的变化是一种特殊现象，而不是炎症的一部分。野生型 p53 基因能抑制 COX-2 的转录，该基因转录水平的降低可使 COX-2 表达增高，它可能是 COX-2 表达的决定性因素之一。选择性 COX-2 抑制剂具有预防 BE及食管腺癌的作用，COX-2 在炎症和肿瘤中诱导性的高表达，表明 COX-2 可能是预防和治疗上的一个靶点。目前已经证实，用选择性 COX-2 抑制剂能有效治疗家族性腺瘤息肉病。动物研究、活体细胞培养试验和近来人体研究都表明 COX-2 与癌基因的克隆有关，选择性 COX-2 抑制剂有抗肿瘤的作用。

使用 NS-398（一种选择性 COX-2 抑制剂）可以明显地抑制 BE 上皮细胞的增生，在活检标本的细胞培养中使用 NS-398（50 μmol，6 天）后，食管上皮细胞增生约减少 50%，COX-2 的活性被完全抑制，NS-398 对于表达 COX-2 的 HCA-7 的癌细胞克隆有抑制作用，而对不表达 COX-2 的 HCT-15 人癌细胞克隆没有作用。COX-2 的终产物 PGE2 水平可代表 COX-2 的活性，研究中发现 PGE2 反过来抑制 NS-398 在 BE 上皮细胞增生中的作用。由此看来，COX-2 与 BE 上皮细胞的增生及 BE 上皮肿瘤形成过程有关。但选择性 COX-2 抑制剂不能促进 BE 上皮细胞的凋亡，这可能与 COX-2 在 BE 形成肿瘤的早期阶段对细胞增生比凋亡具有更重要的影响有关。此外，在细胞培养中还发现，食管成纤维细胞的 COX-2 的活性显著高于食管上皮细胞。洛德（Lord）等检测 BE 中的 14 例肠上皮化生、10 例异型增生、14 例腺癌的端粒酶活性，发现端粒酶逆转录酶蛋白（hTERT）表达随 BE 各期的进展而显著增高，与 32 例食管正常鳞状上皮组织比较有显著性差异，显示端粒酶的激活是 BE 和食管腺癌发生的早期事件。通过对食管黏膜非典型性增生病变的患者进行追踪检测端粒酶活性的表达情况，有利于食管腺癌的早期临床诊断。

四、代谢性标志物

（一）肿瘤丙酮酸激酶型 M2

增殖性和肿瘤细胞均表达糖分解同工酶丙酮酸激酶型 M2（M2-PK）。在肿瘤细胞中，

M2-PK 通常以二聚体形式存在，导致糖分解磷酸化代谢物积聚，从而使肿瘤细胞侵入氧和糖浓度较低的区域。英国的一项研究观察了肿瘤 M2-PK 在 BE 化生 — 异型增生 — 腺癌发展过程中的表达情况，并评价了肿瘤 M2-PK 对食管肿瘤的预后价值。共研究了 190 份标本，包括 I7 份反流性食管炎、37 份 BE、21 份高度异型增生、112 份腺癌和 3 份对照肿瘤样本。用抗肿瘤 M2-PK 抗体对标本进行免疫组化染色，结果显示肿瘤 M2-PK 在所有标本中均有表达，在化生 — 异型增生 — 腺癌发展过程中胞质内 M2-PK 表达增强。所有腺癌标本显示有 100% 的染色，因此肿瘤 M2-PK 不是一种有价值的预后标志物。该研究表明，肿瘤 M2-PK 不是 BE 相关食管腺癌的特异性标志物，但可能是在化生 — 异型增生 — 腺癌发展过程中转化型和增殖型克隆的一种重要标志物。

（二）血管内皮生长因子

血管内皮生长因子（VEGF）是一种特异的血管生成因子，与人类多种肿瘤生长和转移有关。实体肿瘤的生长和代谢需要持续的血管生长，如果肿瘤没有新生的血管供应，在其直径为 1 ～ 2 mm 时，即停止生长。VEGF 属于血小板生长因子（PDGF）家族，是血管生成的主要调控因子，与人类多种肿瘤生长和转移有关，不仅可促进内皮细胞移动，有利于血管生成，诱导血管通透性增加，而且有利于肿瘤细胞脱落进入血管，诱导肿瘤血管形成，从而促进肿瘤的生长和繁殖，或向邻近纤维蛋白和结缔组织基质扩散，为肿瘤的浸润转移创造条件。研究发现，在食管腺癌中 VEGF 蛋白呈高表达，并与癌细胞的分化程度、肿瘤的浸润程度及病理学分期相关，即随着分化程度降低、浸润程度加深，病理学分期越晚，VEGF 蛋白表达越高。说明 VEGF 蛋白在食管腺癌的表达，促进了肿瘤的浸润生长及转移。VEGF 和 Ki-67 从血管生成和增殖活性两个不同的侧面反映了肿瘤细胞的生长能力。

五、细胞核增殖抗原 Ki-67

细胞核增殖抗原 Ki-67 是一种与细胞增殖密切相关的核内蛋白，因其只表达于增殖细胞的各期中，静止期细胞阴性，而被作为评价细胞生长分数的指标，广泛应用于临床及基础研究。食管腺癌尽管临床表现与食管鳞癌类似，但与食管鳞癌相比，其具有转移早、恶性程度高、可向胸部淋巴结及腹部淋巴结转移等生物学特性。Ki-67 是目前临床上反映肿瘤增殖水平的较好指标之一。

有学者研究发现，在食管腺癌中 Ki-67 蛋白呈高表达，且 Ki-67 蛋白表达与癌细胞的分化程度及病理学分期相关，即随着分化程度降低，Ki-67 的表达升高；病理学分期越晚，则 Ki-67 蛋白表达越高。说明 Ki-67 蛋白在食管腺癌的表达与肿瘤的生物学行为密切相关。

PCNA 和 Ki-67 抗原二者均为调节细胞周期且存在于细胞核内的蛋白，其表达与细胞的增生周期有关，PCNA 为 DNA 聚合酶 δ 的附属蛋白，在正常细胞中与细胞周期蛋白、CDK 及 p21 组成复合物调节细胞由 G1 期向 S 期过渡，而 Ki-67 则在 G1/S 及 G2/M 转换期都可检测到变化，为 BE 和异型增生、食管腺癌时细胞增生的有用指标。

六、其他潜在生物标志物

（一）SPARC

SPARC 是一种具有多种功能的小分子酸性糖蛋白，多种细胞均可分泌，尤其是增殖明显的细胞。SPARC 与细胞外基质相互作用表现出多种生物学活性，其中最主要的是抑制增殖和抗黏附。布拉德肖（Bradshaw）等用 RT-PCR 方法研究其在 BE 的癌变过程中的表达水平，证实 SPARC 的 mRNA 表达上调在 BE 发展为食管腺癌过程中是一个早期事件，由此表明 SPARC 与肿瘤发生有密切关系，而且在肿瘤早期就已起作用，SPARC 的高表达可能是临床上在检测腺癌时的一个潜在生物标志物。

（二）视黄酸受体

视黄酸（RA）在调节分化、发育、代谢、形态形成及体内平衡等方面有着重要作用，其作用的发挥主要由视黄酸受体（RAR）介导。Lord 等研究发现 RAR 的 mRNA 表达在 BE 非典型性增生组织中有显著差异，其中 RAR-α 表达明显增高，而 RAR-γ 表达降低，结果表示，其 RAR 的 mRNA 水平的检测是 BE 癌变的一个有用的生物标志物。

（三）BMP-4 和 CDX2

骨形态发生蛋白 -4（BMP-4）是转化生长因子 -β 超家族成员，最初是作为骨诱导因子被发现的，能诱导血管周围的未分化间质细胞向骨和软骨细胞分化，从而引起新骨形成。BMP-4 具有广泛的作用，如诱导成骨、维持胚胎正常发育、诱导干细胞分化等，是 BE 上皮的标记性蛋白，可调节 CDX2 表达及促进肠化生。米兰诺（Milano）等研究发现 BMP-4 在 BE 的发病机制中很重要，BMP-4 与 BE 上皮的分化和起源有关，相对于正常食管黏膜，BMP-4 在食管炎与 BE 黏膜中的表达明显上调，并可以诱导正常食管鳞状上皮细胞的细胞角蛋白表达发生变化。周钢、房殿春、孙永刚等培养原代食管鳞状上皮细胞，采用不同 pH 酸处理细胞、RT-PCR、实时荧光定量 PCR 与蛋白印迹分析方法，测定 BMP-4、细胞内第二信使 Smad-1 表达的变化，然后对其进行相关性分析，发现强酸刺激可明显增强食管鳞状上皮细胞表达 BMP-4、Smad-4，从而认为酸可能通过促进 BMP-4 及 BMP 信号通路相关蛋白表达而参与 BE 的发生。仇建伟、钱俊波、刘宏斌等对 132 例 BE 标本回顾性分为无异型增生组（40 例）、BE 低度异型增生（LGD）组（50 例）、BE 高度异型增生（HGD）组（26 例）及食管腺癌组（16 例），采用免疫组织化学 SP 法染色测定 BMP-4、Cyclin D1 水平，结果显示 BMP-4 和 Cyclin D1 在 4 组中阳性率分别为 15.0%、20.0%、50.0%、87.5% 和 12.5%、34.0%、61.5%、93.8%。BMP-4

和 Cyclin D1 在 4 组的表达水平逐步递增，差异有统计学意义，从而得出结论，BMP-4 和 Cyclin D1 可能参与 BE 恶性转化过程。

尾侧型同源转录因子（CDX）是人体肠道中特异表达的核转录因子，在肠黏膜上皮细胞的发育及保持其形态、结构特征中起着重要作用，其中 CDX1 和 CDX2 在成年人肠黏膜中表达 BE 的特征是食管炎远端鳞状上皮被肠化的柱状上皮替代。目前认为，食管腺癌的发生经历了反流性食管炎—BE—异型增生—腺癌的过程，而 BE 被认为是食管腺癌的癌前病变。近年来，BE 食管的发病率有明显升高，CDX2 异位表达可诱导肠上皮化生，其在食管黏膜中异位表达与 BE 发生关系密切。CDX1 和 CDX2 作为转录因子，在肠上皮早期分化和维持肠上皮细胞表达中有重要的作用。国外研究推测 CDX 蛋白通过与不同肠源性基因启动子结合激活转录过程，从而启动其表达。与不伴有 BE 的胃食管反流病患者相比，BE 患者的食管中有更高浓度的胆汁酸，其对 BE 的发生有重要作用。李慧等用免疫组织化学和实时定量 PCR 的方法检测 BE、反流性食管炎食管标本中 CDX 表达，并检测胆汁酸对人食管癌细胞株 Eca-109 的 CDX2 的 mRNA 表达水平的变化。结果显示，在 BE 和反流性食管炎中 CDX2 表达上调，说明 CDX2 表达是 BE 发生过程中的重要起始事件，胆汁酸，尤其是脱氧胆酸在体外可以刺激 CDX2 的表达，在 BE 发生过程中发挥重要作用。陈磊、房殿春、杨仕明等采用高清晰内镜观察 BE 及非 BE 的胃食管反流病患者的齿状线附近黏膜的小凹及微细血管形态变化，并采用免疫组化方法检测 CDX2 蛋白的表达。结果显示 48 例 BE 中，40 例可观察到食管下段的栅状血管末端有不同程度的下移，而 60 例非 BE 的胃食管反流病患者均未发现有血管下移现象；放大内镜下 BE 黏膜可分为绒毛型、条纹型和点状型，绒毛型肠上皮化生（肠化）检出率显著高于条纹型及点状型（$P < 0.01$）；CDX2 蛋白不但在肠化的杯状细胞中表达，而且在 BE 和非 BE 的柱状上皮中亦有表达，绒毛状上皮 CDX2 表达的阳性率显著高于条纹状（$P < 0.01$）和点状上皮（$P < 0.05$）。得出结论认为 CDX2 蛋白是一种具有较高敏感性的肠上皮特异标志物，有助于判断早期肠化的发生，对 BE 的早期诊断可能有重要价值。

七、DNA 含量异常

DNA 含量即 DNA 倍性，正常细胞为二倍体，而当细胞内出现多倍体或非整倍体（DNA 含量异常）时，即细胞增生异常或恶变的表现。DNA 倍性可用流式细胞仪检测，计算机辅助图像分析病理切片亦可用来检出非整倍体的细胞，其可根据核的大小和染色程度算出 DNA 含量，并同时直接观察细胞核的形态，从而鉴别 BE 与异型增生或肿瘤细胞。Montgomery 等发现 20 例食管腺癌 DNA 含量全部为非整倍体，10 例 BE 中有 2 例为非整倍体 DNA，而反流性食管炎无一例为非整倍体 DNA。Reid 等的研究显示，无并发症的反流性食管炎患者的食管黏膜倍性正常，良性的化生 BE 黏膜即可见 DNA 含量异常，而癌前性 BE 化生上皮此种改变常见得多，非整倍体性或 G2 期四倍体组分的升高是恶性变的独立危险因素。推测 BE 恶变是指 BE 中单个的异常祖细胞发生克隆扩张，使同样非整倍体性的细胞占据黏膜的大部分。

八、染色体异常

非整倍体为含大量染色体的 DNA 含量总体异常，而许多研究发现一些 BE 及食管腺癌有个别染色体变化，包括 Y 染色体缺失或呈三倍体变化，以及 7 号和 11 号染色体易位。另有文献报道，BE 起源的腺癌及其周围的良性化生上皮中均可见 8 号染色体过多、17 号染色体缺失及 Y 染色体缺失，说明有些染色体异常发生于 BE 癌变早期。Blount 等对食管高度异型增生或腺癌或二者均有的组织标本共 29 例通过 DNA 含量流式细胞仪分析，发现 21 例（72%）具有 2 倍或多于 2 倍染色体非整倍体变化，其中 14 例显示 17p 和 5q 多形性，通过 PCR 方法分析这 14 例标本中染色体 17p 和 5q 与 p53 基因和 APC 基因相关的基因序列，结果显示 14 例中有 7 例全部非整倍体细胞均有 17p 的等位基因缺失，但仅有部分 5q 等位基因缺失。其余 7 例患者中，非整倍体细胞发现 17p 的等位基因缺失，或 17p 和 5q 的等位基因一起缺失。

通过对食管腺癌的活体标本连续研究，发现非整倍体细胞 100% 有 17p 等位基因的缺失，而仅有 58% 的 5q 等位基因缺失。食管高度异型增生组织中非整倍体细胞 93% 有 17p 等位基因缺失，43% 有 5q 等位基因缺失。从而推论，在 BE 到异型增生再到早期食管腺癌的过程中，17p 等位基因的缺失总是先于 5q 等位基因的缺失，恰好与结肠癌的顺序相反。

九、杂合性丢失

特殊基因座位高频率的杂合性丢失（LOH）常暗示其位点或附近的肿瘤抑制基因的失活。研究证实，LOH 常发生在 17p、9p、5q、13q 和 18q，分别涉及 p53 基因、p16 基因、结肠腺瘤性息肉病基因（APC）、视网膜母细胞瘤（Rb）基因和结直肠癌缺失基因（DCC）等。BE 化生发展研究发现有 60% 高度异型增生患者 LOH 发生在 17p，而 95% 食管腺癌患者的 p53 基因 LOH 失活。萨比亚（Sarbia）等研究发现 Rb 基因 LOH 在高度异型增生组织和食管腺癌组织中的发生率分别为 8.3% 和 18.5%，而在 BE 化生上皮及低度异型增生上皮中未见其缺失，表明 Rb 基因 LOH 在 BE 从化生到癌变过程中是发生较晚的事件。Reid 等用内镜活组织检查 325 例 BE 患者，发现 17p（p53）LOH 在无异型增生 BE 发生率为 6%，而在高度异型增生食管中发生率高达 57%，提示伴有 17p（p53）LOH 的患者发生食管腺癌的危险性增高。多兰（Dolan）等用 PCR 方法发现 APC、DCC 和 p53 抑癌基因位点的 LOH 在 BE 发展为腺癌之前就已出现，是一种潜在的生物标志物。

随着基因的探测、重组及相关技术的突破性进展，BE 及相关癌症研究方面将不再成为限制性因素。独特的分子学变化可以作为对 BE 患者进行评估的潜在有力证据。

第六节 Barrett 食管病理诊断技术方法

Barrett 食管（BE）目前定义为内镜检查时远端食管异常黏膜活检处存在肠上皮化生。虽然 BE 是食管腺癌的前驱阶段，但是一定数量的患者仅限于有胃食管交界附近的肠化生。因此，病理学家应该清楚胃食管交界区活检样本不同阶段的黏膜改变过程，避免 BE 的过度诊断。就诊断方法而言，黏膜活检的病理诊断和异型增生程度仍然是对癌变潜在危险的评估，是可以广泛使用的最可靠方法。然而，胃食管反流患者活检标本中重叠的炎症改变是诊断异型增生的难题，而且异型增生的分类存在很多观察者间的差异性，因此出现了包括免疫组化研究、一些基因和染色体异常的分子学检测等较新的技术。虽然目前大多数还未广泛应用于 BE 患者的常规检查，但也是有效的潜在辅助手段。

一、组织病理学检查

BE 是远端食管的鳞状上皮被腺上皮替代的结果。美国胃肠病学会对 BE 的定义：①远端食管上皮的改变，内镜下可识别的柱状黏膜。②病理形态学上见肠上皮化生（杯状细胞）。但在实际情况中，病理学家可能在评估活检样本时面对很多诊断难题，特别是由于很多 BE 患者也存在持续的胃食管反流病，可导致远端食管腺上皮可逆性改变，甚至疑似异型增生。因此，首先需要解决 BE、肠化生的诊断标准、如何区分胃贲门，以及判读异型增生过程中可能遇到的难题。

（一）BE 组织学

BE 通常呈不规则舌状，橘红色的光滑黏膜，而不是替代整个食管环周的鳞状上皮，所以一些分类标准使用环周和长度确定黏膜受累范围。根据化生受累黏膜的范围，BE 分为长节段（大于 3 cm）、短节段（1～3 cm）、超短节段（小于 1 cm）。异型增生和癌变的危险度随着 BE 长度的增加而增加。

BE 患者的鳞-柱交接部活检显示含中性黏蛋白的柱状上皮（贲门型），散在杯状细胞。由于存在充满黏液的空泡、胞质肿胀、挤压胞核、压迫相邻细胞的外侧缘，可借此识别杯状细胞，其分布密度随 BE 长度相应地增加。BE 的腺体不规则分布于黏膜内，细胞有丝分裂活性增加，但是这些特点通常在腔面不甚明显。在隐窝和表面上皮还可能发现吸收细胞和内分泌细胞。

除了贲门型上皮和杯状细胞，在慢性反流疾病患者的胃食管交界样本中可能发现很多其他类型的黏膜腺体，包含泌酸黏膜的组织碎片取材于近端胃，比如食管裂孔疝，而不是食管的化生，因此不能被认为是 BE。也可能碰到一些活检样本由腺体形成圆形的小叶组成，包含深嗜酸性胞质细胞，有酶原颗粒的存在。这一发现是可变的，被定义为胰腺化生或胰腺异位，但是可能代表正常胰腺的先天变异体，而不是反流相关的化生。

一些食管活检样本混合了位于基底部的鳞状细胞和充满酸性黏蛋白的浅表散在的腺上皮细胞。这种多层上皮可能代表了腔表面或黏膜层内的黏液腺。多层上皮与胃食管反流及其并发的肠化生密切相关，还包括随后活检样本肠化生的发展。格利克曼（Glickman）等评估了 17 位患者活检样本中的多层上皮，发现多层上皮的腺细胞表达中性黏蛋白、唾液黏蛋白和硫黏蛋白（与 BE 相比分别为 88%、100%、71%、100%、100%、76%）。他们还注意到多层上皮的腺细胞经常表达 CDX2 和 MUC2，这与食管中存在的杯状细胞相似。因此，有数据提示多层上皮是食管肠化生的前身，也是胃食管反流病的组织学标记，虽然目前活检样本中还没有关于多层上皮病理记录的确切介绍。

最新的研究数据提示，远端食管的非杯腺上皮（不含杯状细胞）可能存在恶性转化的危险。盖恩比（Gatenby）等评估随访了临床 934 位患者，包括 322 例肠化生和 612 例远端食管非杯柱状上皮化生，发现就异型增生和（或）癌变发生率而言，2 组并无差别（19.8%，15.2%）。另一研究中，有学者研究了 141 位患者远端早期食管癌癌旁黏膜的组织学特征，发现 57% 的患者缺乏肠化生，而且多数肿瘤（70%）发生于贲门型或胃底型黏膜。根据这些数据，一些专家推测 BE 的诊断无须要求杯状细胞的存在。越来越多的研究者更愿意相信根据肠化生的有无，远端食管化生黏膜的两种类型（含杯状细胞和不含杯状细胞贲门型黏膜）都应该被认为代表了柱状被覆食管。事实上，英国和日本的 BE 诊断标准都不需要食管活检中有杯状细胞。

（二）肠上皮化生染色诊断

肠上皮化生根据形态和化生特点可分为完全肠化和不完全肠化。虽然不完全肠化，特别是Ⅲ型肠化（特殊肠化生型）比完全肠化预示更高的癌变风险，大多数病理学家通常不在日常判读中对肠化生再进行细分，但在临床研究中，正逐步应用一些染色方法。

1. 蛋白组织化学

很长时间以来，黏蛋白组织化学都被用于确认真正的杯状细胞。目前有多种方法用于食管肠化生的分类，主要依据肠化上皮与正常小肠上皮的相似性来区分肠化的完全程度。具有与正常小肠上皮特征相同的肠化生为完全型或Ⅰ型肠化。Ⅱ型肠化是指柱状中间细胞分泌中性黏蛋白（类似于正常胃小凹细胞分泌的黏蛋白）和酸性唾液黏蛋白。Ⅲ型肠化是指柱状中间细胞主要分泌酸性硫黏蛋白。如果为不完全肠化，那么黏液分泌细胞中含有可被高铁二胺化合物染色的结肠型硫黏蛋白。BE 特殊肠化生几乎全部是Ⅲ型。因此 BE 通常因含硫黏蛋白而被高铁二胺染色，取自胃食管连接处的活检标本如检测到含硫黏蛋白，则说明其有癌变倾向，但这个方法存在的问题是不能区分标本来自食管还是胃。因此，硫黏蛋白染色对确定短节段 BE 的价值十分有限。笔者曾对 BE、贲门部和胃窦部肠上皮化生做比较观察，采用 AB/PAS 和 AB/HID 染色，证实 BE 的Ⅲ型肠化发生率显著高于贲门部和胃窦黏膜肠化。

更新的染色方法是阿尔辛蓝 / 过碘酸希夫（AB/PAS）染色，胃小凹上皮的纯中性黏蛋白被染成红色，而中 / 酸性黏蛋白混合物被染成红紫色，杯状细胞的酸性黏蛋白被 PAS 染成蓝色。PAS 染色在一些病例中能区分伪杯状细胞（肿胀的小凹上皮细胞）和真正的杯状细胞。而高铁二胺－阿尔辛蓝染色能区分硫黏蛋白和唾液黏蛋白，唾液黏蛋白显蓝色，硫黏蛋白为黑色。在 BE 中，杯状细胞包括硫黏蛋白和唾液黏蛋白，所以高铁二胺－阿尔辛蓝染色是否能诊断肠化生还不是很清楚。

胃食管反流病患者中损伤的小凹上皮也存在过度的黏蛋白堆积，这些细胞被称为伪杯状细胞，广泛存在于黏膜中，其所含黏蛋白几乎全部中性，小部分嗜酸性，与相邻未损伤的小凹上皮相似。有学者发现了食管活检中的伪杯状细胞，阿尔辛蓝染色弱阳性，与异型增生逐渐增加的危险度无关。美国胃肠病学会芝加哥工作组认为，在大多数情况下，苏木精－伊红染色切片能够确认肠化生，因此 AB/PAS 染色对于组织学诊断不是必需的。只有在有选择的病例中，当杯状细胞罕见或伪杯状细胞明显存在时，AB/PAS 染色才有助于确定肠化生。

此外，酸性黏蛋白还通常存在于黏膜深层和黏膜腺体，并可能有蓝色脱色后扩张的细胞质。但与杯状细胞不同的是，杯状细胞通常分散在贲门型上皮中，而腺体中含酸性黏蛋白的细胞基本上遍及黏膜腺体。包含碱性黏蛋白的深层腺细胞缺乏细胞质的膨胀，在形态学上更接近贲门型上皮细胞。

2. 亚甲基蓝染色

亚甲基蓝染色法是一种重要的染色法，用于活跃吸收上皮组织（如小肠、结肠上皮），它能够突出细微的黏膜改变。这种方法不能使非吸收上皮（如鳞状上皮和胃黏膜）着色，但是可使吸收性化生上皮（如胃的肠化生上皮）染色阳性。日本的研究者最早使用这一技术，提高了早期胃癌的诊断率。

BE 是肠化生的柱状黏膜替代了食管远端组织鳞状上皮。肠化生的上皮细胞分为三型：①胃底型。②贲门型。③特殊肠化生型。第三型与食管及胃食管交界处的腺癌关系最为密切。此型表面有绒毛和隐窝，杯状细胞和黏液分泌型柱状细胞是其特征。其与胃的不全肠化生上皮相似，所以可以应用亚甲基蓝染色法对特殊肠化生型上皮进行选择性染色。

无上皮异型增生的 BE 上皮亚甲基蓝染色可以是局限的，也可以是弥散的（75% 的 BE 黏膜染色呈蓝色）。因为柱状黏膜大多由柱状上皮组成，所以几乎所有的 LSBE 患者都出现染色弥散。相对地，由于伴随肠化生的胃型上皮异型增生的存在，SSBE 则呈现染色局限。

实验性研究表明，亚甲基蓝染色对诊断 BE 柱状上皮具有高度的特异性和敏感性。其无毒，影响因素少，但是染色后患者可能会出现蓝色的尿液和大便。像其他组织学染色一样，假阳性可能见于浸润和溃疡所致的非特异性染色。因此，亚甲基蓝染色最好在食管炎症治愈后进行。

有研究对 52 名患者进行检测，证实亚甲基蓝染色对于诊断 SSBE、LSBE 及局限性 BE 具有高度准确性。相对于每 2 cm 的 BE 上皮四象限随机活检来说，亚甲基蓝染色后定向活检可以大大提高局限性 BE 和 LSBE 柱状上皮的检出率。在 3 ～ 6 cm 长的 BE 患者中，采用亚甲基蓝染色后定向活检和随机活检柱状上皮的平均检出率分别是 87.8％和48.2％（P=0.002）。对于超过 6 cm 的 LSBE 患者，两种方法的检出率也有显著的差异，分别为 90.9％和 73.3％（P=0.000 1），差别较 3 ～ 6 cm 患者为低。

3. 细胞角蛋白组织化学

一些学者指出细胞角蛋白（CK）中 CK7/CK20 的免疫结构有助于区分 BE 肠化生和胃上皮化生。BE 肠化生显示，CK7 染色在小凹的表面和深部呈阳性染色，而 CK20 染色仅在浅表呈带状染色。胃上皮化生中没有发现这一规律。参考 Ormsby 等的方法，笔者发现可将 CK7/CK20 分为 BE、胃、其他三种模式：BE 模式表现为 CK7 浅表上皮及深部化生上皮强而弥漫阳性 /CK20 浅表上皮弱阳性；胃模式表现为 CK7 阴性 /CK20 浅表及深部腺体强阳性或 CK7 弱斑片状阳性 /CK20 中等程度斑片状阳性；不符合上述情况者归入其他模式。笔者观察 28 例伴有肠化的长节段 BE 中 23 例（82.1％）为 BE 模式，3 例（10.71％）为胃模式，2 例（7.14％）为其他模式；30 例伴有肠化的短节段 BE 中 23 例（76.66％）为 BE 模式，3 例（10.0％）为胃模式，4 例（13.33％）为其他模式；26 例贲门部肠化中 16 例（61.54％）为胃模式，6 例（23.05％）为 BE 模式，4 例（15.38％）为其他模式；34 例胃窦肠化中 24 例（70.59％）为胃模式，6 例（17.65％）为 BE 模式，4 例（11.76％）为其他模式。

4. 免疫组化染色

有些研究描述了 CDX2、DAS-1、MUC1、MUC2 和 villin 区分 BE 肠化生和胃上皮化生的应用。远端食管中的杯状和非杯状腺（贲门型）上皮细胞显示肠分化的免疫组化证据，并表达 CDX2、MUC2 和 villin。

单克隆抗体（mAb）DAS-1 可与 BE 上皮发生特异性的反应，敏感性高，但它不与正常的食管（包括食管炎）、胃或小肠上皮发生反应。根据 mAb DAS-1 是抗结肠表位且不与全部小肠上皮反应的特性，可以推测它只与不完全型或结肠型肠化生上皮发生反应。大约 25％的胃上皮肠化生可与 mAb DAS-1 反应，且这些化生上皮的 1/4 为不完全型肠化生。胃上皮肠化生可发展为腺癌，大约 95％由胃上皮肠化生发展成的胃腺癌患者可检测到 mAb DAS-1 反应阳性。将近 1/3 的来自食管的连接型或贲门型化生上皮可与 mAb DAS-1 反应，但是不与胃贲门上皮反应，且大约 40% 的胃食管交界的贲门型化生黏膜也呈抗体反应阳性。所以，贲门型黏膜是真正的化生上皮，是肠化生形成的一个中间形式。一例内镜活检确定的食管贲门型上皮，与 mAb DAS-1 反应阳性，并发展为肠化生上皮。将杯状细胞特异性抗体染色，可以在光学显微镜下观察到 mAb DAS-1 与早期杯状细胞发生的反应，而取自贲门部的活检黏膜不与 mAb DAS-1 反应。对 150 个胃贲门和食管末端的活检标本进行检测，结果只有 14 个标本显示 mAb DAS-1 反应阳性，在 14 个阳性标本中，9 个可与 mAb DAS-1 反应的标本取自食管末端的贲门型 / 连接型上皮。

将标本进行阿尔辛蓝染色，发现几乎所有的贲门型 / 连接型上皮组织中均有蓝刷样的阿尔辛蓝染色阳性，表示组织中含有酸性黏蛋白。mAb DAS-1 与结肠蛋白反应，而不与肠上皮细胞或杯状细胞反应。除了结肠上皮或 BE 上皮以外，mAb DAS-1 不与其他任何部位的消化道上皮组织发生反应。由此可以看出，阿尔辛蓝染色阳性与抗体 mAb DAS-1 反应阳性说明的不是同一个问题，mAb DAS-1 鉴别肠化生的特异性要强于阿尔辛蓝染色。

二、BE 中的异型增生

用于 BE 异型增生的分类标准绝大部分自结肠腺瘤和炎症性肠病相关结肠异型增生的较早经验迁移而来。BE 相关异型增生使用 2 层分级系统（低度和高度），而不是类似于轻度、中度、重度异型增生及原位腺癌等的描述性名词。未发生异型增生的 BE 表明表面成熟，所以更深腺体中的细胞可能包含变大的细胞核，但是在黏膜表面，胞质积聚。腺体均匀分布于固有层，通常表现出轻度拥挤。可能也有明显的散在的有丝分裂象、核增大、核膜不规则化和染色过度，但这些非典型特征通常程度很轻。

大多数 BE 相关腺体异型增生表现出黏膜腺体密度总体增加，缺乏表面成熟，这与结直肠腺瘤相似。同样数量的非典型细胞存在于深层腺体中，可在腺腔表面发现，同非异型增生上皮边界清楚。

低度异型增生显示微小的腺体结构异常和轻到中度的细胞非典型性，新生上皮细胞成群分布，包含伸长的细胞核，可过度着色，细胞膜不规则。可轻易识别有丝分裂象，特别是在深层腺体，但是细胞保持自身的极性，细胞核仍然接近基底膜。

高度异型增生通常显示腺体结构异常和严重的细胞非典型性。异常的结构特征包括腺体聚集、分支，呈绒毛状或筛状生长，还有囊状膨胀的隐窝。高度异型增生上皮细胞显示彻底丢失细胞极性，所以细胞核与基底膜的关系被破坏。胞核典型变大，呈有切迹的卵形或者不规则突出的核仁。典型和非典型有丝分裂象是容易在腺体的任何水平检测到的，与腺腔表面一样。一些病例的高度异型增生显示微乳头状的生长规律和（或）包含大小、形状、密度不一的腺体。这些"非腺瘤样"异型增生的病例中，新生细胞被推测可能是立方形或多边形，含微嗜酸性胞质，泡状核，核仁突出，与胃小凹的异型增生相似。

有证据显示，异型增生在缺乏明显的表面成熟时，可在深层腺体中检出。结合黏膜表面无异型增生的上皮的特征，Lomo 等检测了 15 例 BE 患者，发现这些患者存在局限于深层腺体的异型增生的细胞学特征，其中 8 例在隐窝上皮表现低度异型增生的细胞学特征，7 例在同样部位存在高度异型增生特征。另一研究发现 13 例"隐窝异型增生"患者有低度异型增生（2 例）、高度异型增生（8 例）和黏膜内腺癌（3 例）。

BE 患者黏膜活检的正确分类面临很多挑战。无异型增生或低度异型增生的患者应该进行内镜筛查，在 BE 的整个长度每四个象限每隔 1 ～ 2 cm 取活检，可 1 ～ 3 年后复查，但是低度异型增生或者活检结果"异型增生可疑"的患者，应时常复查，且加强黏膜活检。高度异型增生的诊断需要更频繁的检查，且进行一系列治疗，包括光动力疗法、射频消融、激光消融或氩气止血治疗。

第七节　Barrett 食管相关腺癌病理学诊断

虽然新技术的兴起为临床早期诊断 Barrett 食管（BE）相关食管腺癌及癌前病变起到了推动作用，但目前还尚无随机、前瞻性、大样本的系统研究证明这些新兴技术能替代组织病理学检查。

一、BE 相关食管腺癌的组织病理学概论

（一）组织学定义

BE 相关食管腺癌的病理诊断依赖组织学证据：若腺癌组织完全位于 BE 化生上皮中，则可确诊 BE 相关食管腺癌；若腺癌组织与 BE 化生上皮连接而非被完全环绕，则诊断为不确定性 BE 相关食管腺癌。

（二）大体分型

食管腺癌大体分型与食管鳞癌相似，可分为早期和中晚期两大类。早期食管癌是指原位癌（上皮内癌）和早期浸润癌。后者癌组织侵入黏膜下层，但尚未侵及肌层。

1. 早期食管癌大体标本可分为四种类型

①隐伏型：在新鲜标本可见病变处黏膜色泽较正常深，表现为轻度充血斑或黏膜皱襞增粗，镜下均为原位癌。②糜烂型：病变处黏膜轻度糜烂充血，糜烂处色泽较深，稍

下陷，其形状大小不一，呈地图状，与周围黏膜分界清楚。除个别病例有纤维素性假膜覆盖外，多数糜烂面较清洁，镜下原位癌和早期浸润癌各占一半。③斑块型：黏膜稍肿胀隆起，食管黏膜皱襞增粗、紊乱与中断，黏膜表面粗糙，呈现粗细不等的颗粒与银屑病样表现。④乳头型：肿瘤呈明显结节状隆起，呈乳头状或覃伞状向食管腔内突出。表面黏膜大多光滑，偶有糜烂。镜下大多是早期浸润癌。

2. 中晚期食管癌大体分型

①髓质型（巨块型）：癌体积大，多已侵犯食管壁的全层，致管壁明显增厚，累及食管周径之大部或全周，癌上下缘呈坡状隆起，表面常有深浅不一的溃疡，肿瘤切面灰白，如脑髓样。此型多见，恶性程度高。②覃伞型：瘤体为卵圆形，呈蘑菇样向食管腔内突起，隆起边缘部分与周围食管黏膜境界清楚。瘤体表面多有浅溃疡，底凹凸不平，常覆盖一层褐色炎性渗出物。③溃疡型：瘤体表面有较深溃疡，形态大小不一，溃疡一般深入肌层，有的甚至侵入食管周围纤维组织，因此此型易发生穿孔。④缩窄型：瘤体形成明显的环形狭窄，累及食管全周，瘤体与正常组织分界不清，表面糜烂，近侧食管腔显著扩张。另有少数食管癌标本，呈息肉样突向食管腔内。

（三）组织学表现

在组织学表现上，BE 相关食管腺癌与胃及肠道来源腺癌没有明显差异，癌细胞呈明显异型性，表现为细胞质较少、细胞核较大、核浆比例增多、核染色深、排列紊乱。在某些腺癌组织中可见分化良好的鳞状上皮细胞，细胞质丰富，核小，无异型性，甚至可以见到细胞间桥或角化物质。在组织学上，食管腺癌可分为乳头状腺癌、管状腺癌、印戒细胞癌和未分化癌等几种类型。此外，BE 相关食管腺癌组织中还可见内分泌细胞、帕内特细胞等。大于 50% 的肿瘤成分由黏液细胞构成的黏液腺癌也可偶见。食管腺癌根据细胞的分化程度可分为高、中、低分化三级，高分化的癌组织排列成腺管状或乳头状，中分化的癌组织排列成腺管状或条索状，低分化的癌组织排列成条索状或片块状，无明显的腺管结构，腺鳞癌病理学表现为腺上皮与鳞状细胞均呈异型性，两种细胞互有移行。

（四）组织学来源

BE 由来的腺癌大多出现在靠近食管胃连接处，腺癌周围的异型增生病灶非常多见，而且也可以见到腺癌的多中心发育。在 BE 相关食管腺癌的切除标本中，异型增生的检出率为 70%～100%。而随访研究显示，异型增生是 BE 相关食管腺癌发生的先兆，是癌前病变，其与发生程度及范围有关。Reid 等报道，高度异型增生若为弥漫性或多灶性，其癌变概率达 59%；而若为局灶性，其癌变概率为 31%。

肠上皮化生作为 BE 相关食管腺癌的癌前病变，目前尚存争议。有多篇报道显示，BE 相关食管腺癌发生与肠化生上皮密切相关。如罗尔（Ruol）等报道，超过 95% 的 BE 相关食管腺癌可于癌旁组织中发现肠化生上皮（杯状细胞）。2005 年，中华医学会重庆会议形成了我国《Barrett 食管诊治共识（草案）》，其中也明确指出 BE 伴肠上皮化生者属于食管腺癌的癌前病变。然而，新近的研究显示，肠上皮化生可能并非食管腺癌发生的危险因素，如 2007 年，英国学者凯尔蒂（Kelty）等报道了一项对 700 多例 BE 患者进行为期 12 年的随访结果，显示有肠化生与无肠化生者食管腺癌发生率没有明显差异。

（五）鉴别诊断

发生于食管胃连接处的腺癌可源于 BE 或者胃贲门黏膜及食管贲门腺等。由于此区域腺癌难以判定其组织来源，因而有学者建议将之统称为"食管胃交界部腺癌"。但在临床上，由于不同类型腺癌的淋巴转移模式有所不同，因此有必要进一步分型。

如前所述，根据发生部位，西沃特（Siewert）等将发生于胃食管连接处的腺癌分为三型：Ⅰ型，远端食管腺癌；Ⅱ型，贲门腺癌；Ⅲ型，贲门下胃癌。

明确食管胃连接处对 BE 及相关腺癌的诊断具有重要意义。目前，多将胃皱襞近侧端作为食管胃连接处的解剖位置。约 30% 的食管胃连接处活检组织标本单纯依靠病理诊断可以确认其取材位置，但剩下的 70% 病例单纯依靠病理难以判断其组织来源（是远端食管还是近端胃贲门），这时就需内镜医生提供取材的精确位置，即明确取材是位于食管胃连接处之上还是之下。据此，病理医生可判定所查柱状上皮是 BE 上皮还是单纯胃贲门柱状上皮，并确诊 BE 相关食管腺癌。

食管贲门腺位于食管黏膜固有层中，为分支管状腺体，其分泌物类似胃上皮细胞所分泌的黏液。食管贲门腺的数量个体差异较大，有时可以完全缺如。目前有多个报道显示远端食管腺癌可起源于食管贲门腺，其上往往被覆正常鳞状上皮。在食管胃连接处，柱状上皮上覆鳞状上皮并不罕见，但其长度一般不超过 12 mm。下层中也分布着一些分泌黏液的小型黏液腺，称为食管本腺，目前也有少数几例起源于食管本腺的腺癌报道。

二、高度异型增生诊断存在的争议

高度异型增生与 BE 相关食管腺癌发生密切相关已无可争议。然而，高度异型增生与早期癌的鉴别诊断有时比较困难。2005 年，在中华医学会重庆会议形成的我国《Barrett 食管诊治共识（草案）》中，高度异型增生病理诊断依据的标准是"腺体结构发生改变，可有分支出现，呈绒毛状伸向黏膜表面。细胞核浓染，并超过细胞大小的 1/2。可见不规则分层，有丝分裂多见，杯状细胞和柱状细胞通常缺失，黏液产生缺失或减少，这种异常可延伸至黏膜表面"。然而，经过几年的临床实践，笔者发现，依据上述诊断标准，部分高分化食管黏膜内腺癌，甚至早期浸润癌也会被误诊为高度异型增生。高度异型增生与早期癌的鉴别一直是病理诊断中的难点，甚至在 2000 年 WHO 提出的消化系统肿瘤新分类原则中，病理诊断也有很大争议，然而有部分学者认为其已完全达到诊断浸润性腺癌的标准。

Montgomery 等的报道显示，因确诊高度异型增生而行食管切除术的 BE 病例，术后切除标本中高达 50% 已存在腺癌，而浸润性腺癌的检出率也可达 13%。因此，有病理学者提出是否还有必要诊断高度异型增生。在我国及多数西方国家，高度异型增生是指未见基质浸润者，若异型增生细胞已穿透黏膜基底层侵及黏膜固有层，称为浸润性黏膜内腺癌；在日本，高度异型增生均被诊断为黏膜内腺癌，无论其是否伴有基质浸润。此外，也有研究显示，高度异型增生组织基因型及恶性转化分子标志多数已经显现异常。

2000 年，WHO 提出了消化系统肿瘤新的分类原则，该分类原则在 2019 年经过了修订和完善，其中将高度异型增生与原位癌及黏膜内癌一起归入高级别上皮内瘤变。从临床医生的角度而言，无论高度异型增生是否具有早期癌的组织学证据，均建议立即行内镜下黏膜切除术或食管切除术。因此，诊断高度异型增生与黏膜内腺癌似也并无差异。

三、分子病理学研究

（一）通过基因芯片技术筛选食管腺癌相关基因

过去对肿瘤基因的研究往往针对单个或几个基因，这主要是因为免疫组化、DNA 印迹法、RNA 印迹法等杂交技术无法满足大规模、高通量的杂交要求。基因芯片技术是近年发展起来的前沿生物技术，是生命科学研究方法上的革命。基因芯片技术的出现，为大规模、高通量、快速研究食管腺癌相关基因提供了可能。其可在一次反应中进行信息的平行分析而受到众多研究者的瞩目，特别是在人类基因组计划研究工作中的应用，不仅极大地促进了该项工作的进行，也使芯片技术在短短几年间得到了长足的发展，并迅速在杂交测序以外的领域得到广泛的应用。目前采用基因芯片技术筛选出的食管腺癌相关基因主要有以下几种。

1. Claudin-3 基因

密封蛋白（Claudin）是构成紧密连接的骨架蛋白，有 24 个异构体，参与维持细胞的屏障功能，决定细胞旁物质选择渗透性和细胞极化等重要生理功能。近年发现 Claudin 膜蛋白家族是构成紧密连接最重要的结构蛋白，新近又发现包括消化系统在内，Claudin 蛋白在多种上皮组织肿瘤表达明显异常。通过基因芯片技术发现，Claudin-3 在食管腺癌黏膜中表达明显增高。笔者的研究也发现食管腺癌的 Claudin-3 的 mRNA 特异性增高，与周围正常组织相比，其在食管腺癌的表达水平上调 4.9 倍，提示 Claudin-3 与食管腺癌的发生和发展密切相关，可以作为诊断食管腺癌新的标志物，其与食管腺癌的分化程度、生物学行为、转移、预后及术后复发的关系，值得进一步研究。

2. 细胞色素 P450

人类细胞色素 P450（CYP）酶在药物和环境化学物质的代谢中起关键作用，可代谢性地活化致癌原为致癌物。CYP 酶家族主要由 CYP1、CYP2 和 CYP3 亚家族组成，多数基因为多态性，由基因缺失、突变等造成酶活性的缺失、减低或增加。笔者通过芯片技术证实在食管腺癌组织中，CYP2E1 与 CYP2C8 的表达水平出现了几乎 5 倍以上的下调，推测在食管腺癌发生和发展过程中，CYP 相关基因表达下调或失活，导致致癌原的活化，从而促进肿瘤的发生和发展。GYP 酶家族相关基因表达下调及 CYP2 亚家族基因多态性可能涉及食管腺癌的发生和发展的过程，但确切机制仍有待进一步研究。

3. 基质金属蛋白酶

基质金属蛋白酶（MMPs）是一类依赖金属离子锌（Zn）并以细胞外基质（ECM）组分作为水解底物的蛋白水解酶，可降解血管壁基底膜的 ECM 成分，尤其对胶原蛋白和弹力蛋白具有很强的溶解破坏作用。在正常情况下，MMPs 与其特异性的组织抑制剂（TIMPs）的平衡状态对于细胞外基质结构的维持具有重要意义。肿瘤的侵袭性是目前的研究热点和难点之一，也是肿瘤治疗中的难点之一。MMPs 是一种蛋白水解酶，能够破坏基底膜和结缔组织，这类酶在肿瘤的侵袭过程中起着重要的作用。研究发现 MMP-2、MMP-7、MMP-9 和 MMP-12 在食管腺癌组织中出现了几乎 10 倍以上的上调。这些侵袭性因子表达的上调与转移的关系研究，有可能成为评价食管腺癌预后的重要指标。

4. 癌胚抗原相关细胞黏附分子

癌胚抗原相关细胞黏附分子（CEA-CAM）属于癌胚抗原基因家族，是一类免疫球蛋白超家族黏附分子，与肿瘤发生关系密切的是 CEA-CAM1、CEA-CAM5、CEA-CAM6、CEA-CAM7 四种糖蛋白。笔者采用芯片技术证实食管腺癌组织中 CEA-CAM1、CEA-CAM4 基因明显下调，其对食管腺癌转移的抑制作用及机制有待进一步研究。

通过基因芯片除了可以对已知的基因进行筛查外，还有可能发现一些特异表达的新基因，这些新基因的发现，不但有助于更全面地了解食管腺癌发生和发展的机理，而且可能为食管腺癌的诊断和治疗提供新的途径。

（二）食管腺癌的基因不稳研究

基因不稳在肿瘤的发生中起重要作用。这种基因不稳可分为两种不同的形式，即染色体不稳，亦称肿瘤抑制途径，以及微卫星不稳定性（MSI），也称为 MSI 途径。在前者，由于染色体的不稳，染色体大片段丢失、易位和重排，导致了大量的异倍体细胞；而在后者，由于错配修复基因突变，单核苷酸水平突变率增加，导致广泛的 MSI。

1. 染色体不稳 - 抑癌基因缺失

抑癌基因的失活方式包括突变、缺失、易位、重排、扩增和低表达、甲基化状态改变等。不同组织来源的癌涉及的基因群也不尽相同，涉及食管腺癌的抑癌基因主要有 p53、Rb、APC、MCC、DCC 和 p16 基因等。

食管腺癌 p53 基因突变率为 30%～50%，突变阴性组食管腺癌 5 年生存率明显高于突变阳性组。有研究提示，p53 突变较少发生于食管腺癌组织，但大部分病例存在 p53 蛋白异常表达，提示 p53 基因突变并非导致 p53 蛋白异常表达的原因。Rb 基因 LOH 在高度异型增生和腺癌信息个体的检出率分别为 8.3％和 18.5％，pRb 蛋白表达丢失与 Rb 基因的 LOH 有关。部分食管腺癌存在 APC 和 MCC 基因 LOH 及 APC 蛋白的表达丢失。另有研究发现，食管腺癌 p53、p16 和 APC 基因的 LOH 分别高达 90％、89％和 60％，但很少有这些基因的突变。拉娅（Raja）等检测 37 例食管腺癌的 6 种肿瘤抑制基因 Mxi1、hOGG1、p53、MTS1、DCC 和 APC 的 LOH 变化。结果发现，以上基因的改变频率分别为 22％、34％、46％、57％、63％和 64％，并提示化生、低度异型增生和高度异型增生的发生与基因改变密切相关。p16 基因在细胞周期中的反馈调节作用主要通过两条功能通路来完成，其一为 $p16^{INK4a}$/Cyclin D/pRb 途径，另一条为 $p14^{ARF}$/MDM2/p53 途径。通过分析食管腺癌 $p14^{ARF}$ 和 $p16^{INK4a}$ 发现，大部分癌前病变组织存在 INK4a-ARF 改变，$p16^{INK4a}$ 甲基化似乎是食管腺癌进展的最常见变化。应用比较基因组杂交研究食管和胃底腺癌多个染色体变化，发现食管腺癌染色体 14q31～14q32.1 的缺失率显著高于胃底癌，不能分类的"纯结合部"的腺癌介于二者之间，提示这些肿瘤部分可能属于胃底癌，而其他可能属于短节段 BE 相关食管腺癌。

2. 细胞核 DNA 微卫星不稳定性

通过检测食管鳞状细胞癌和腺癌组织 39 个微卫星重复序列微卫星不稳定性，发现仅个别肿瘤存在单个位点微卫星不稳，提示 DNA 错配修复基因缺陷在食管腺癌的发生中并不起重要作用。有研究根据食管腺癌微卫星不稳位点的数量分为微卫星稳定（无微卫星不稳）、低频率微卫星不稳（1～5 个位点不稳）和高频率微卫星不稳（多于 5 个位点）3 组，结果发现 67％的肿瘤存在低频率微卫星不稳，未检出有高频率微卫星不稳者，认为低频率微卫星不稳可潜在增加细胞对突变的易感性。MSI 与 DNA 错配修复基因 hMSH2 和 hMLH1 异常有关，通过检测食管腺癌错配修复基因 MLH1 和 MSH2 蛋白的表达，发现食管腺癌少有 MSH2 和 MLH1 表达缺失，提示只有极少部分食管腺癌通过错配修复基因缺陷发病。

3. 线粒体 DNA 微卫星不稳定性

线粒体是迄今发现的人类细胞核外唯一具有自己的基因组，且能不依赖核 DNA（nDNA）进行复制、转录和翻译的细胞器，被称为"人类第 25 号染色体"。米亚佐诺（Miyazono）等检测 20 例 BE 和食管腺癌细胞线粒体 DNA（mtDNA）D-Loop 区突变，8 例（40％）检出突变。8 例突变中有 6 例仅在肿瘤中发现突变，1 例不但肿瘤发现突变，且在 BE 上皮中亦发现突变，另有 1 例仅在 BE 上皮中检出突变，突变与临床病理分期无关。研究结果支持氧化损伤可能是诱发食管腺癌的重要机制，mtDNA 突变有可能成为 BE 上皮具有恶性潜能的标志。

综上所述，在食管腺癌发生过程中，肿瘤抑制途径，包括某些抑癌基因的 LOH 和表达缺失起主导作用，而微卫星不稳途径起次要作用。多数抑癌基因的LOH和表达缺失是由其启动子区的甲基化异常所致，而非由基因突变引起。研究在食管癌变过程中的基因不稳定性，对于揭示其癌变机制有重要意义。

（三）食管腺癌DNA甲基化异常

DNA甲基化是人类基因组最常发生的一种表观遗传学事件。DNA甲基化是指在DNA甲基转移酶催化下，以S-腺苷甲硫氨酸为甲基供体，将甲基转移到特定碱基上的过程，主要发生在G/C含量丰富的CpG二核苷酸位点（CPG岛），CpG岛通常位于基因的5'端启动子区，也可延伸至基因的外显子区，CpG岛对基因的表达起着调控作用。目前比较常用的检测手段为甲基化特异性PCR（MSP），它是先用亚硫酸铵盐处理，使得没被甲基化的胞嘧啶脱去氨基变成尿嘧啶，甲基化的胞嘧啶不发生变化，从而可以通过检测启动子区不同的核苷酸序列来辨别是否发生了甲基化。DNA甲基化异常可能是导致肿瘤抑癌基因失活，从而引起肿瘤发生发展的重要原因。研究表明，在食管腺癌组织中有很多基因表现为高甲基化，如抑癌基因Reprimo、SFRP、AKAP12、p16、APC、CDKN2A和RUNX3等启动子区的甲基化，上述基因的甲基化导致基因表达的沉默，从而丧失抑癌基因的功能，使得食管腺癌发生与发展。文献报告食管腺癌其他异常甲基化的基因还有谷胱甘肽过氧化物酶基因、Tachykinin-1（TAC1）基因和Eyes Absent4 Genes（EYA4）基因等。

研究发现，p16启动子区高甲基化在组织学正常区域的检出率为43%，BE上皮为77%，食管腺癌为85%，但p16的mRNA水平与甲基化状态无关，不支持p16高甲基化与其表达降低有关。正常食管鳞状上皮无CDKN2A启动子区甲高基化，而食管腺癌高甲基化的检出率为82%，癌前病变检出率为30%，结果提示CDKN2A启动子区甲基化是p16基因失活的重要机制。伊兹（Eads）等分析了食管腺癌APC、E-cadherin（CDH1）、雌激素受体α（ESR1）和CDKN2A基因甲基化状态，结果提示APC和CDKN2A甲基化与BE有关。Sarbia等研究食管腺癌、贲门腺癌、胃腺癌中APC、p16^{INK4a}和p14^{ARF}的甲基化状态，发现三者APC基因高甲基化的检出率分别为78%、32%和84%，p16基因分别为54%、36%和10%，食管腺癌未发现有p14^{ARF}高甲基化者，贲门癌和胃癌的检出率分别为2%和10%。各肿瘤p16蛋白表达完全缺失者为45%，表达完全缺失与p16高甲基化密切相关。结果提示，p16和APC高甲基化在食管腺癌、贲门腺癌和胃腺癌均非常常见。食管腺癌EYA4高甲基化的检出率为83%，BE上皮为77%，而正常食管上皮和胃黏膜仅为3%。非甲基化癌细胞EYA4的mRNA表达显著高于甲基化癌细胞，通过5-氮杂-2'-脱氧胞苷（5-Aza-2'-deoxycytidine）去甲基化，可以增加甲基化癌细胞mRNA表达，而对非甲基化癌细胞则无明显影响，提示食管腺癌变过程中EYA4启动子区甲基化非常常见，是影响EYA4表达的重要机制。

恶性肿瘤 DNA 甲基化异常具有鲜明特性，亦即肿瘤特异性、基因和组织特异性及可逆性。因此，DNA 甲基化检测可用来作为一种新的分子病理标志物，用于食管腺癌临床病理诊断、病情监测及疗效评价。

（四）食管腺癌微 RNA 研究

微 RNA（microRNA）作为一种新的基因表达调控因子，与以往的各类小 RNA 及蛋白质酶相比，无论是在产生机制还是作用机制上，都有其独到的特点。绝大多数人类的 microRNA 位于编码蛋白质或非编码蛋白质 mRNA 的内含子区域，还有一部分 microRNA 位于基因组的转录本（transcript）之间。在细胞核内，编码 microRNA 的基因转录成 pri-microRNA，pri-microRNA 在一种 Drosha RNase 的作用下，剪切为 60 ～ 70 nt 具有茎环结构的 microRNA 前体（pre-miRNA）。microRNA 在 RanGTP/Exportin-5 蛋白的作用下，从核内转运到胞质中，随后在胞质 RNAse III Dicer 酶的作用下，被剪切成具有 5' 端磷酸基和 3' 端 2 nt 突出的 21 ～ 25 nt 长度的双链 microRNA。microRNA 的生物学作用是通过序列特异结合机制沉默单个或多个靶基因。目前的研究表明，microRNA 分子通过两种不同机制调节蛋白的表达：当 microRNA 和编码蛋白质的 mRNA 几乎完全配对时，microRNA 诱导 mRNA 降解，这种 microRNA 介导的基因沉默机制在植物中比较普遍；当 microRNA 和编码蛋白质的 mRNA 不完全配对时，其通过不完全的碱基配对结合 mRNA 的 3'UTR，在转录水平上抑制基因翻译。这种 microRNA 介导的基因沉默机制在绝大多数哺乳动物中比较普遍。

根据已知的 microRNA 分子和计算机预测，人类基因组大约编码 1 000 个左右的 microRNA 分子，目前已被证实的达 500 多种。microRNA 通过与靶基因的 3'UTR 区域碱基配对，抑制 mRNA 的翻译，从而在转录后沉默基因，并通过细胞内复杂网络状调控体系，对生物体的发育、分化、增殖、凋亡、免疫调控等生理活动进行精确调节。目前，大量的研究证实，microRNA 不仅参与器官发育等生理过程，在肿瘤的发生和发展中可能也起着非常重要的作用。

不同的肿瘤组织中有着特异的 microRNA 表达谱，相同的 microRNA 在不同肿瘤组织中的表达水平也不尽相同，说明其作用机制的复杂性。食管腺癌 microRNA 的研究仅见个别报道。法贝儿（Feber）等首先研究了食管癌 microRNA 的表达，发现食管腺癌和鳞癌 miR-203 与 miR-205 表达均明显下调，而 miR-21 表达则明显上调。此外，笔者认为 microRNA 表达检测不但可将正常组织和肿瘤组织区别开来，还可预测 BE 患者病情的转归，作为 BE 患者早期治疗、高危预警的指标。另有研究应用 microRNA 芯片技术分析了 BE、异型增生和食管腺癌的 470 种 microRNA 表达，发现高度异型增生和食管腺癌 microRNA 表达与正常组织有明显不同，单纯 BE、低度异型增生与正常组织相比，则无显著差别。杨（Yang）等筛选了 7 种与低度异型增生发展为食管腺癌有关的

microRNA，结果提示 microRNA 参与了食管腺癌的发生与发展，可以作为早期诊断、化学预防和治疗的靶位。多中心研究表明，食管腺癌 miR-21、miR-223、miR-192 和 miR-194 表达上调，而 miR-203 表达下调；而在鳞癌中，miR-21 表达上调，miR-375 表达下调。与食管鳞癌相比，miR-194 和 miR-375 只在腺癌中表达增高。miR-375 表达下调与食管腺癌预后不良密切相关，可以作为预后判断的生物学标志。最近研究表明，食管腺癌 miR-196a 表达增高具有促进肿瘤细胞生长和抗凋亡作用，为 BE 进展的潜在标志物。

从细胞生物学角度来看，机体的生长发育过程与细胞增殖、分化和死亡密切相关，而细胞增殖、分化和死亡的异常又在肿瘤的发生、发展和转移中起重要作用。microRNA 在机体生长发育、细胞增殖、分化、凋亡及基因调控中的作用，引发了人们对肿瘤 microRNA 研究的兴趣。原癌 microRNA 组学这一崭新概念的提出，开辟了将 microRNA 应用于肿瘤细胞研究的新篇章。目前，虽然对 microRNA 的研究已取得很大进展，但从现在的研究结果看，还存在一些问题有待解决，如 microRNA 是直接参与肿瘤生成，还是仅是肿瘤组织中一种有差异的受调节物？其自身的表达和功能受到哪些因素的调控？如何精确预测 microRNA 及其靶基因？microRNA 与靶基因相互作用过程中所参与的其他基因和酶类有哪些变化？另外，在不同的肿瘤组织中，同一种 microRNA 表达可以完全相反，其中的原因有待进一步的探索。由于 microRNA 序列较短，并且家族成员之间序列具有相似性，这为研究它的表达谱增添了困难。另外，与靶 mRNA 结合不完全互补性也为其靶基因的鉴定增加了困难。相信这些问题的解决将有助于阐明 microRNA 在食管腺癌发生和发展中的作用，并为其在临床诊断和治疗中的应用提供新的依据。

第七章　食管癌的病理诊断

第一节　食管癌的病理学

一、食管癌的部位分布

食管癌是由下咽部到食管胃结合部之间的食管上皮发生的恶性肿瘤。以往病理临床上将食管分为上、中、下 3 段，上段自食管入口至主动脉弓上缘平面；中段自主动脉弓上缘平面至下肺静脉干下缘平面；下段自下肺静脉干下缘平面至贲门口。1987 年，国际抗癌联盟（UICC）对食管癌的分段进行了修改：从食管入口至胸骨柄上缘平面为颈段，其下为胸段；胸段食管再分为上、中、下 3 段，自胸骨柄上缘至气管隆嵴为胸上段食管，气管分叉平面至贲门口平面的中点以上为中段，以下为下段（包括腹段食管）。此分段方法以气管分叉和贲门口为标志，具有标记明确、各段长度分割均匀、胸内各段与预后相关性显著等优点，更适应临床治疗和评估周围组织器官侵犯的需要，已在临床上普遍应用。

关于食管癌的发生部位，我国与国外统计的分布情况无明显差异。国内统计显示：食管中段最多，占 52.69%～63.33%；下段次之，占 24.95%～38.92%；上段最少，占 2.80%～14.00%。波斯特韦特（Postlethwait）和西利（Sealy）统计美国 14 181 例食管癌，中段 7 299 例，占 51.5%；下段 4 708 例，占 33.2%；上段 2 174 例，占 15.3%。挂川统计日本 4 621 例食管癌结果显示，颈段 264 例，上胸段 483 例，中胸段 2 778 例，下胸段 1 096 例，分别占 5.7%、10.4%、60.1% 和 23.7%。近年来，西方国家食管腺癌的发生率显著上升，食管鳞癌无明显变化，其中腺癌主要发生在下段。我国仍以食管鳞癌多见，腺癌较罕见。

二、食管癌的组织学发生

食管癌的组织学发生是在多因素参与下，由食管上皮异常增生所致的多步骤、多阶段、渐进性演变过程。食管上皮异常增生是食管癌发生的客观基础，其异常增生的形态可表现为基底细胞过度增生、食管黏膜上皮的中 - 重度不典型增生（亦称间变）和原位癌，以上病变称为食管上皮内肿瘤（EIN），是食管癌的癌前病变范畴。普遍认为食管癌的发生和发展绝大多数呈现多阶段、进行性的演变模式，该模式一般表现为正常黏膜上皮 — 黏膜上皮单纯性增生 — 轻度不典型增生 — 中度不典型增生 — 重度不典型增生 — 原位癌 —

浸润癌。其中，单纯性增生仅表现为黏膜上皮增生和黏膜增厚，但上皮细胞异型性不明显；轻度不典型增生时，黏膜层的下 1/3 被异型增生的细胞所取代；中度不典型增生时，异型增生的细胞占据上皮层的下 1/3 ～ 2/3；当异型增生的细胞波及上皮全层的 2/3 以上，但未波及全层时，则称为重度不典型增生；原位癌则表现为食管黏膜全层均为异型增生的细胞所取代，但未侵犯基底膜。早期食管癌病理研究发现，绝大多数病例癌旁上皮细胞呈不典型增生，癌与非癌上皮有明显的移行过渡现象。在食管癌高发区，前瞻性观察发现：食管上皮从重度不典型增生到癌变早期，大约需要 5 年时间；从早期癌变发展到晚期食管癌还需要 3 ～ 5 年。在此十年间，食管上皮细胞呈现各种病理学改变。一般认为，食管黏膜的中 - 重度不典型增生及原位癌可视为食管癌的癌前病变，而轻度不典型增生病变，绝大多数均可通过阻断性治疗而逆转为自然消退，最终发展为浸润癌者极为罕见。

食管癌的发展在病理上可以分为以下几个阶段。

（1）上皮内癌或原位癌：黏膜全层为异型增生的癌细胞所取代，但基底膜完整。

（2）黏膜内癌或最早期浸润癌：原位癌的少数细胞已侵入或累及黏膜固有层，但未穿透黏膜肌层，浸润范围很小。

（3）黏膜下癌或早期浸润癌：癌细胞已穿透黏膜肌层进入黏膜下层，但未累及肌层，亦无淋巴转移。

（4）中晚期食管癌：癌细胞已穿透食管黏膜下层，浸润肌层或食管全层甚至周围组织，有不同程度的淋巴结转移。

三、食管癌的临床病理分期

（一）中国食管癌临床病理分期

1976 年全国食管癌工作会议制定的临床病理分期标准见表 7-1。该分级标准以病变长度、病变范围及转移情况将食管癌分为早、中、晚 3 期，早期食管癌包括 0 期和 Ⅰ 期；中期包括 Ⅱ 期和Ⅲ期；晚期即Ⅳ期。我国的食管癌临床病理分期简单明了，对食管癌治疗方案的选择及治疗效果的评定具有重要意义，曾被广泛采用。

表 7-1　食管癌的临床病理分期

分期		病变长度	病变范围	转移情况
早期	0	不规定	限于黏膜层	无转移
	Ⅰ	＜ 3 cm	侵入黏膜下层	无转移
中期	Ⅱ	3 ～ 5 cm	侵入部分肌层	无转移
	Ⅲ	＞ 5 cm	浸透肌层或外层	局部淋巴结转移
晚期	Ⅳ	＞ 5 cm	浸透肌层或外层	远处淋巴结或器官转移

（二）国际抗癌联盟的病理分期

国际抗癌联盟（UICC）建立了一套有助于制订治疗计划、判定预后、评价治疗并易于信息交流的分期标准：TNM 系统。该系统针对恶性肿瘤设立了 2 种分期方法，一种是治疗前的临床分期，又称 TNM（或 CTNM）分期；另一种是手术后的病理分期，又称 PNM 分期。TNM 分期中，T 为原发肿瘤的范围，N 为区域淋巴结转移情况，M 为远处转移情况，病理分期加上组织病理学分级（G）。

四、食管癌的大体病理类型

（一）早期食管癌的特点

早期食管癌病灶很小，多数局限于食管黏膜内，未见明显肿块，仅见黏膜红肿、隆起、凹陷、糜烂和颗粒样斑块形成。

1. 绝大多数癌灶很小

个别病例在切除的新鲜标本上肉眼几乎发现不了明显的病变，只有在以甲醛固定或涂布碘液后，才可发现微小的病变。

2. 从患者的临床资料分析发现

41～50 岁为早期食管癌的发病高峰年龄（51.1%），比中晚期食管癌发病年龄早。

（二）早期食管癌的大体病理分型及形态

根据裘宋良等的研究，将早期食管癌的大体形态分为隐伏型、糜烂型、斑块型及乳头状型 4 个类型。

1. 隐伏型

在新鲜标本上，黏膜表面除病变部位略显粗糙，局部色泽较红外，无隆起和凹陷等明显异常。标本经固定液固定后，病变部位多呈灰白色，可见轻微的黏膜下陷或皱襞紊乱。此型早期癌病变范围几乎全部在 1 cm 以内，肉眼很难察觉。如在新鲜标本上涂布碘液，根据着色情况，则较易发现病变所在。

2. 糜烂型

癌变处食管黏膜轻度糜烂或略凹陷，其糜烂面大小形态不一，边缘不规则呈地图状，糜烂处多为微细的颗粒状，且色泽相对较深，与周围正常黏膜分界清楚，除少数病例糜烂面表层有纤维性炎症渗出物覆盖外，绝大多数糜烂面较为清洁。在外科手术切除的早期食管癌标本中，此型较为常见。

3. 斑块型

癌变处食管黏膜局限性隆起，色泽较为灰暗，呈灰白色斑块状。病变两端的食管黏膜纵行皱襞中断，两侧的横行皱襞变粗、紊乱或中断。癌灶局部表面粗糙，为粗细不等的颗粒状，呈现银屑病样外观。该型的病变范围大小不一，少数病例可波及食管全周。病变处黏膜与两端正常黏膜分界清楚而形成节段状病变。在范围较大的斑块型病灶中，可伴有一些小的浅表糜烂。切面质地致密，厚度在 3 mm 以上。

4. 乳头状型

癌灶呈明显的外生结节状隆起，体积较小，多呈乳头状或蕈伞状突入管腔，基底有一窄蒂或宽蒂，肿瘤直径为 1 ～ 3 cm，边缘与周围正常黏膜分界清楚。在部分病例，隆起的小肿块表面可伴有轻度糜烂，并有灰污色纤维素性炎症渗出物覆盖。切面灰白色，质地均匀。这一类型在早期食管癌中较少见。

以上早期食管癌的大体病理形态中以斑块型及糜烂型较常见，乳头状型和隐伏型较少见。其发生部位与中晚期食管癌相同，以食管中段最多，下段次之，上段最少见。

（三）中晚期食管癌的大体病理分型及形态

1958 年，吴英恺教授等人对我国 100 例食管癌的大体形态进行观察研究，将中晚期食管癌分为髓质型、蕈伞型、溃疡型及缩窄型 4 种基本类型。迄今为止，这种分型标准仍为我国广大临床及病理医生所采用。在新出版的《病理学》教材中，仍将中晚期食管癌的大体类型分为这 4 种。

1. 髓质型

髓质型为食管癌的常见类型，约占中晚期食管癌的 40％。肉眼观察，其主要特征为癌组织多已侵犯食管全层，向食管腔及食管壁扩展，使病变区食管壁显著增厚，管腔明显变窄。腔内突出的肿块边缘多呈坡状隆起，表面常伴有深浅不一的溃疡。癌组织累及病变区食管的全周径或周径的绝大部分，大约有一半病例超过 5 cm。肿物切面多呈灰白色，质地相对较软，状似脑髓，故名髓质型。

2. 溃疡型

溃疡型为食管癌最常见的大体类型，约占全部食管癌的 43.3％。肿物为较深的溃疡状，溃疡外形不整齐，周边呈不规则隆起，底部凹凸不平，一般达深肌层，瘤体多数仅占食管周径的一部分。切面上，病变处食管壁结构消失，溃疡边缘为灰白色癌组织，溃疡表面常见坏死组织及灰污色渗出物覆盖。

在食管中，由于炎症或化学物质侵蚀等，亦可形成浅表的良性溃疡，在形态上与溃疡型食管癌的恶性溃疡明显不同，二者的主要鉴别见表 7-2。

表 7-2　食管良、恶性溃疡的大体形态鉴别

	良性溃疡	恶性溃疡（溃疡型食管癌）
外形	边缘不整齐，整体呈平坦状	外形不整齐，呈皿状或火山口状
大小	溃疡直径一般小于 2 cm	溃疡直径常大于 2 cm
边缘	不隆起	边缘高耸、隆起
底部	溃疡底部平坦	底部凹凸不平，伴坏死及渗出物附着

3. 缩窄型

缩窄型少见。大体形态为癌组织向食管壁内弥漫浸润，向食管腔内突出不明显，多累及病变处的食管全周，使病变区食管质地变硬呈明显的节段性环形狭窄或漏斗状梗阻，肿瘤长度一般较短，多在 2 ～ 3 cm。肿瘤切面结构致密，富含增生结缔组织。由于癌组织在食管壁内呈向心性收缩，故常引起狭窄段以上食管腔显著扩张。

4. 蕈伞型

蕈伞型罕见。肿块为蕈伞状或蘑菇状向食管腔内突出，瘤体多为卵圆形扁平状，其边缘隆起或外翻，少数病例肿块表面见浅表坏死及溃疡。切面可见肿瘤已浸润食管壁深层。

上述食管癌分型的特点在某些晚期病例中不明显，难以分型。另外，有少数食管癌呈圆形或卵圆形向食管腔内突出，常有较宽的基底与食管壁相连，故有学者认为这是食管癌的另一类型 —— 腔内型。

根据我国病理材料分析显示，各型中晚期食管癌中髓质型最多，占 56.7%～ 58.5%；蕈伞型次之，占 17.0%～ 18.4%；溃疡型又次之，占 11.0%～ 13.2%；缩窄型最少，占 8.5%～ 9.5%，其他类型占 2.9%～ 5.0%。

五、食管癌的组织学类型

（一）早期食管癌的组织学形态及类型

1. 早期食管癌的类型

早期食管癌病变较局限，范围较小，未累及肌层，亦无淋巴结转移，根据其病变特点，一般分为以下 3 种类型。

（1）原位癌或上皮内癌：表现为黏膜上皮的全层癌变，但未穿透基底膜。当原位癌沿基底膜波及相邻的腺体时，称为原位癌累及腺体。因原位癌仅局限于黏膜上皮层内，故亦称为上皮内癌。

（2）黏膜内癌（最早期浸润癌）：原位癌的癌细胞小灶状地穿透基底膜，侵入或累及黏膜固有层或部分达到黏膜肌层，但未累及黏膜下层，病变常很小，肉眼观察难以肯定。

（3）黏膜下癌（早期浸润癌）：癌细胞穿透黏膜肌层，侵入黏膜下层，但未累及肌层，亦无脉管侵犯，此种类型癌组织往往相对较大，累及范围相对较广泛，癌周常有不同程度的炎性反应。

2. 早期食管癌的组织学特点

在对早期食管癌手术切除标本的切片观察发现，早期食管癌的组织学常有以下两个特点。

（1）多数病例癌灶周围的癌旁黏膜常出现中 - 重度不典型增生或原位癌病变，这就从组织学角度证实了食管癌多阶段、进行性演变的发生和发展模式。

（2）对早期食管癌切除样品的多部位和多点取材，偶可发现在远离癌灶的貌似正常黏膜的区域，其组织学检查有原位癌或中-重度不典型增生病变存在。这就从形态学上证实了食管癌具有多点发生的特点。

（二）中、晚期食管癌的组织学形态及类型

中、晚期食管癌是指癌细胞已穿透食管黏膜下层，浸润肌层、食管全层或周围组织，有不同程度的淋巴结转移。根据食管癌的组织学特点分为以下几种类型：鳞状细胞癌（简称"鳞癌"）、腺癌（包括单纯性腺癌、腺鳞癌、腺棘癌、腺样囊性癌及黏液表皮样癌等）、未分化癌（包括大细胞未分化癌和小细胞未分化癌，后者有时为燕麦细胞型）和癌肉瘤。其中，鳞癌最多见，占90%左右，腺癌次之，约占7%，其他类型较少见。根据肿瘤的病理形态对肿瘤进行病理分级，可表明肿瘤的恶性程度，为临床治疗及预后提供依据。目前常用的肿瘤分级方法是根据肿瘤细胞和组织的分化程度、异型程度、核分裂象多少及肿瘤的类型等将食管鳞状细胞癌分为Ⅰ级、Ⅱ级、Ⅲ级、Ⅳ级（又称高分化鳞癌、中分化鳞癌、低分化性鳞癌、未分化鳞癌）4级；食管腺癌分为高分化腺癌、中分化腺癌、低分化腺癌和未分化腺癌4级。

1. 食管鳞状细胞癌

（1）食管鳞状细胞癌的组织学发生及一般特征：食管鳞癌是由食管鳞状上皮黏膜在致癌因素作用下，由上皮细胞发生突变导致异常增生而形成的恶性肿瘤。近年来，张三申等发现了一种新的食管鳞癌的罕见类型，该型的特点是食管腔面被覆正常的鳞状上皮黏膜，但黏膜下发现肿块，切片组织学为典型的食管鳞癌。通过多点取材及连续切片证实，该鳞癌起源于食管腺体。其是由食管腺体鳞化、不典型增生而导致的。我们将此种罕见的鳞癌称为食管黏膜下鳞癌。通过对27例食管黏膜下鳞癌的临床病理分析发现，该型鳞癌的临床症状较轻，但淋巴结及肺转移率较高，预后相对较差。

食管鳞癌的组织学特征与其他部位的鳞癌相同，总体形态表现如下：多数癌组织实质、间质分界清楚，具有不同程度的异型性；在分化较好的鳞癌组织中，癌巢周边保存有基底细胞样的形态及排列，癌巢中央可见均质红染的呈同心圆状排列的角化珠；部分癌细胞间尚可见细胞间桥。

（2）食管鳞癌的组织学分级：肿瘤组织在形态和功能上常可表现出与来源正常组织的某些相似之处，一般将这种相似性称为肿瘤的分化。如果肿瘤的形态和功能比较接近于来源的正常组织，即相似性很高，表明该肿瘤为高分化或分化好的肿瘤；相反，如某肿瘤与来源组织的相似性很小，则称为低分化或分化差的肿瘤；如果某一肿瘤与来源组织缺乏相似性，则称为未分化肿瘤。

与肿瘤的分化相反，肿瘤的细胞形态及组织结构与相应的正常组织相比，常有不同程度的差异，病理学上称为肿瘤的异型性。如果某肿瘤的异型性较小，其分化程度就较好，恶性程度相对较低；相反，如果某肿瘤的异型性越大，则肿瘤的分化程度就

越差，其恶性程度就越高。当某些恶性肿瘤分化极差，异型性特别明显时，称之为间变性肿瘤，该类肿瘤具有极高的恶性生物学行为。

肿瘤的异型性表现为结构异型性和细胞异型性两个方面。肿瘤的结构异型性表现为肿瘤组织在空间排列上的紊乱性及其与相应正常组织结构上的差异。肿瘤的细胞异型性则表现为瘤细胞体积增大，细胞大小形态不一，瘤细胞核大、浓染及核浆比增加，核仁增大，核分裂象增多，可出现巨核、双核、多核或异形核等。在恶性肿瘤，还可见到不对称性核分裂及多极核分裂等病理性核分裂象。为了确定恶性肿瘤的恶性程度，病理学依据肿瘤的分化程度和异型性，可对恶性肿瘤进行组织学分级，这种组织学分级对临床医生确定治疗方案及对患者预后的评估，均有十分重要的价值。

有关食管鳞癌的组织学分级，病理工作者以往曾采用Border4级分类法。该分类法是依据癌组织内异型细胞所占比例进行分级：异型细胞小于25%为Ⅰ级，25%～50%为Ⅱ级，51%～75%为Ⅲ级，大于75%为Ⅳ级。由于该分级标准不易掌握，常受人为因素干扰，现已放弃。目前，国内及WHO对浸润性食管鳞癌均采用以下的4级分类法。

Ⅰ级：又称高分化鳞癌。该型癌细胞体积较大，分化相对较好，呈多角形或卵圆形，胞质较多，多形性不明显，核分裂象少见，细胞间桥常见，并在癌巢内可见角化珠形成或单个红染的角化细胞，在癌巢周边常可见形体较小的基底型细胞。

Ⅱ级：又称中分化鳞癌。该型最多见，约占食管鳞癌的2/3。其组织学特点是癌细胞多呈圆形、卵圆形或多角形，多形性比较明显，核分裂象较常见，癌细胞角化相对不明显，角化珠形成亦相对较少。

Ⅲ级：又称低分化鳞癌。该型主要由基底型细胞组成，癌细胞体积较小，胞质较少，大部分为梭形或不规则形，核分裂象常见，多呈散在或片状排列，无角化或角化珠形成。

Ⅳ级：又称未分化鳞癌。癌细胞形体小，呈圆形、卵圆形或不规则形，胞质少，多形性明显，核分裂象多，多呈弥散性排列。光镜下常缺乏鳞癌的特征性形态，易与恶性淋巴瘤相混淆，但在免疫组化或电镜下可证实为分化很差的鳞癌。

2. 食管腺癌

食管腺癌包括单纯性腺癌、腺鳞癌、腺棘癌、腺样囊性癌及黏液表皮样癌等，其中单纯性腺癌最常见，后几种类型较罕见，因此通常所讲的食管腺癌一般是指单纯性腺癌。

（1）食管腺癌的组织学发生：原发性食管腺癌是一种具有腺性分化的食管恶性上皮性肿瘤，主要起源于食管下1/3的Barrett黏膜。食管上段的异位胃黏膜、黏膜腺体和黏膜下腺体也可发展为食管腺癌，但较为罕见。

在我国，原发性食管腺癌较少见，根据手术切除标本的组织学检查及尸检材料分析，国内食管腺癌的发生率为3.8%～8.8%。但在西方发达国家，食管腺癌的发病率相对较高，且有逐年增高的趋势。从20世纪70年代早期到20世纪80年代晚期，美国和一些欧洲国家的食管腺癌的发病率增加了 2 倍之多，且仍保持每年 5％～ 10％的递增趋势。20 世纪 90 年代中期，美国和一些欧洲国家的食管腺癌发生率估计为每年 1/10 万～ 4/10 万，已达到或超过该地区食管鳞癌的发生率。在我国及非洲、亚洲其他国家，食管腺癌虽亦有增高趋势，但远不如美国及欧洲一些国家。从流行病学观察发现，食管腺癌发病男性显著高于女性，男女之比为 7 ：1；白色人种的发病率高；65 岁以上的高龄人群发生率明显高于其他人群。

食管腺癌的发生虽与烟草、肥胖、酒精等因素有一定关系，但 Barrett 食管是食管远端腺癌最主要也是唯一的癌前病变。Barrett 食管是指食管下段的鳞状上皮黏膜在反流性食管炎或其他损伤刺激下，局部的鳞状上皮被柱状上皮所取代。WHO 将这种化生归属于食管黏膜的肠上皮化生范畴。化生的 Barrett 上皮包含杯状细胞和柱状细胞两种细胞成分，化生上皮的表面平坦或呈绒毛状，此与胃的不完全型肠上皮化生（Ⅱ型或Ⅲ型）相同。极少数情况下可见到灶状完全型肠上皮化生（Ⅰ型）。最近的研究提示，化生的柱状上皮源于食管腺中固有的多潜能细胞。在化生的基础上，当柱状上皮呈现进展性的不典型增生且逐渐加重时，可导致食管腺癌的发生。

（2）食管腺癌的组织学及分级：根据食管腺癌的分化程度及癌组织的异型性大小，食管腺癌可分为以下 4 种组织学分级。

①高分化腺癌：癌实质多呈典型的腺管状或乳头状结构，分化相对较好，异型性不甚明显。

②中分化腺癌：癌组织虽呈腺管状或乳头状排列，但分化较差，且异型性十分明显。

③低分化腺癌：癌组织多呈实性巢团状或片块状，癌细胞分化很差，异型性非常明显，癌组织内仅见少许腺管状结构。

④未分化腺癌：癌细胞相对较小，大小形态不一，呈弥散性排列，无腺管状结构，癌组织异型性特别明显。

在部分食管腺癌中，可见较多的印戒细胞，呈散在性分布，称为食管印戒细胞癌。偶见鳞状细胞癌与腺癌合并发生在同一个癌中，称为腺鳞癌。少数食管腺癌组织中掺杂有分化很好的鳞状上皮成分，即腺癌鳞化，称为食管腺棘癌。

3. 食管未分化癌

食管未分化癌较少见，但恶性程度高，包括大细胞未分化癌和小细胞未分化癌，后者有时为燕麦细胞型。其中，小细胞未分化癌的组织学特性与其他部位的小细胞癌相同，常在癌组织中发现鳞癌和腺癌成分并存。同时，多数食管小细胞癌与肺的小细胞癌相似，表现出向神经内分泌组织的分化，提示小细胞未分化癌具有向不同方向分化的潜能。

4. 癌肉瘤

癌肉瘤是一种同时含有恶变的上皮组织与间叶组织来源的恶性肿瘤。镜下可见两种主要肿瘤成分，其一为上皮组织来源的癌组织，多分布于瘤体的表面或基底部及其附近，多数为分化较好的鳞癌，少数为未分化癌、基底细胞癌或囊性腺样癌等。间叶组织来源的肉瘤组织中瘤细胞常呈梭形，细胞大小不等，异型性明显，瘤巨细胞常见。

六、食管癌的播散和转移

肿瘤的播散包括肿瘤细胞的侵袭、肿瘤的局部浸润及肿瘤的远处转移三方面。肿瘤播散是恶性肿瘤的生物学特征之一，影响肿瘤的治疗和预后。恶性肿瘤的播散一般按照侵袭、浸润和转移的顺序进行，肿瘤转移的前提是肿瘤细胞对周围间质的侵袭和在周围间质中的浸润性生长。

肿瘤的侵袭是指恶性肿瘤细胞离开肿瘤原发部位，突破肿瘤细胞基底膜向周围组织生长，是肿瘤细胞和周围间质相互作用及机体整体调节的结果，是肿瘤播散的第一步。肿瘤细胞的侵袭作用也表现在对淋巴管、血管等屏障的侵袭。

肿瘤的浸润是指肿瘤细胞在组织间隙中分布并增生繁殖，是恶性实体瘤的生长特征之一，是肿瘤侵袭的后果，也是肿瘤转移的前奏。恶性肿瘤通过浸润这种方式构成肿瘤在局部的蔓延。同时，肿瘤细胞可进一步侵袭局部淋巴管、小血管，或脱落进入体腔形成肿瘤转移。

肿瘤的转移是指恶性肿瘤细胞离开其原发部位，通过各种途径到达与原发部位相隔一定距离的不连续组织继续增生生长，形成组织学结构相同的肿瘤的过程。原有的肿瘤称为"原发瘤"，新形成的肿瘤称为"继发瘤"或"转移瘤"。

食管癌的播散、转移与癌组织的分化程度和组织学类型密切相关。癌组织分化越差，其播散、转移频率就越高。就组织类型而言，癌细胞播散、转移发生的频率是未分化癌高于鳞状细胞癌和腺癌，腺癌高于鳞状细胞癌。食管癌的播散、转移常见以下几种形式。

（一）食管壁内播散

食管癌癌旁上皮的底层细胞癌变，是癌瘤的播散方式之一。食管壁内的淋巴引流主要沿纵行方向进行，上 2/3 的引流方向主要向头端，下 1/3 向尾端。在正常情况下，食管黏膜层、黏膜下层和肌层富含毛细淋巴管网，淋巴毛细管之间有密切的交通，形成致密的淋巴管网。而肌层内的淋巴毛细管细而少，互相连接成间隙较宽的网，与黏膜下淋巴管网相交通。当癌细胞浸润食管黏膜下层淋巴管后，可沿食管固有膜或黏膜下层淋巴管浸润播散。向上播散的距离比向下播散的大，常见超过主病灶 5～6 cm 者，有文献报道向上播散超过主病灶 10～13 cm 者，其向下播散不超过 5 cm。同时，癌细胞沿食管黏膜向下播散并非连续性，在黏膜下形成的癌灶可以是跳跃式的。黏膜下有癌浸润播散时，食管黏膜呈苍白色结节状，一般肉眼不易辨认，只有显微镜检才能证实。因此，手术时切除适当长度的食管是十分重要的，切除长度不足常可导致吻合口附近或吻合口处食管癌局部复发。

（二）直接扩散

直接扩散发生最早且最多的途径是沿食管长轴及周径的黏膜向黏膜下层扩散，其扩散范围通常距离癌组织主体 1 cm 以上，超过 5 cm 的扩散范围也不少见。大多数黏膜下扩散在肉眼无明显异常，只有显微镜镜检才能证实，故手术或放疗范围包括癌组织上下 5 cm 以上的肉眼检查无异常发现的食管组织。食管为肌性器官，扩张度较好，梗阻症状出现较晚，多数食管癌患者发现时已为中、晚期，确诊时已有肌层受累，但其肌层的病变范围比黏膜下层小。由于食管无浆膜层，因此若肌层受累，癌组织向纵深发展，病变穿透肌层后，很容易穿过疏松的食管外膜而与食管周围组织或器官粘连，并浸润相邻的器官。根据食管癌发生的部位，最常侵犯的脏器不尽相同。上段食管癌可侵入喉部、气管、颈部软组织及甲状腺；中段食管癌可侵犯支气管、胸导管、奇静脉、胸主动脉，甚至肺门、肺组织和胸椎也可受累，从而导致多种严重并发症而加速患者死亡，如食管－支气管瘘、食管－主动脉瘘等；下段食管癌常可累及肺下静脉、心包、膈肌或累及贲门。食管癌尸体解剖资料显示，肿瘤侵犯气管达 32%，侵及支气管为 11%，侵犯主动脉达 18%，累及心包为 13%。当肿瘤直接浸润纵隔、肺门、支气管、主动脉等重要脏器时，患者常伴有纵隔炎症，并出现腰背疼痛等症状，此时肿瘤的切除率明显降低。

（三）淋巴结转移

淋巴结转移是食管癌常见的转移方式，其侵袭淋巴结的步骤包括在周围间隙中浸润生长的食管癌细胞与毛细淋巴管内皮细胞粘连，穿过内皮细胞间的临时裂隙，在淋巴管内存活并被转运到达淋巴结后，在淋巴结边缘窦停留增生，进而粘连并穿过窦内皮细胞和基底膜，进入淋巴结实质内生长。

食管癌的淋巴结转移一般首先发生于黏膜下淋巴管，后经肌层到达与肿瘤部位相应的淋巴结，其转移部位与肿瘤的发生部位和淋巴引流的方向密切相关。上段食管癌一般侵犯相应部位的食管旁、喉后、颈深和锁骨上淋巴结，亦可向下逆行转移至腹腔淋巴结。体检时可在胸锁乳突肌下端与前斜角肌交汇处触及肿大淋巴结。而当转移淋巴结压迫喉返神经时，患者可出现声音嘶哑等症状。中段食管癌常转移到相应部位的食管旁、肺门、支气管分叉和气管隆突下等处淋巴结，亦可向上侵犯颈部淋巴结，向下累及贲门周围及胃左动脉旁淋巴结。下段食管癌常转移至相应部位的食管旁、贲门旁、胃左动脉旁及腹腔等淋巴结，偶可转移至上纵隔及颈部淋巴结。无论上、中、下段食管癌，除向上转移至锁骨上淋巴结外，均可逆行转移至腹腔淋巴结。手术切除食管癌标本中约 40% 的患者发现淋巴结转移。尸检材料报道，淋巴结转移率可在近 80%。食管癌常见淋巴结转移依次为纵隔淋巴结、腹部淋巴结及颈部淋巴结。此外，尚有约 1/4 食管癌患者的淋巴结转移是跳跃式的，即肿瘤部位局部淋巴结阴性，而远隔部位淋巴结却出现转移。

（四）血道转移

血道转移是指在周围间质中浸润的食管癌细胞穿过血管内皮细胞间隙，在血管内形成癌栓，不断进入血液循环的肿瘤细胞经血流到达另一组织后，在后者毛细血管内停留，再与毛细血管内皮细胞粘连，穿过血管壁，粘连侵袭基底膜，进入周围间隙继续增生，此时基质中的血管长入肿瘤组织，形成转移性肿瘤。在大多数情况下，肿瘤细胞多沿正常血流进入器官，由于肝脏和肺组织分别是人体门静脉血和腔静脉血回流的终点站，因此肝脏和肺组织是肿瘤转移的常见部位。血道转移多在被转移的器官中形成多个体积大致相同的球形结节，此结节常在器官的边缘部位生长，当位于器官被膜下的转移瘤因中心部位缺血坏死而塌陷时，形成凹陷，称为"脐凹"。"脐凹"是转移瘤的特征之一。

血道转移也可由淋巴结转移发展而来，淋巴结中的转移瘤可通过穿透淋巴结内的小血管壁进入小血管发生血道转移；也可通过淋巴结内存在的淋巴管和小静脉的交通发生；另外，肿瘤细胞可经胸导管淋巴回流进入血液循环发生血道转移，因此食管癌血道转移的发生常晚于淋巴结转移。

食管癌的血道转移一般发生较晚，多属晚期病例。虽然食管癌黏膜下层有丰富的管壁静脉丛，且食管外周及附近均有大静脉，但血道转移的发生率仍低于淋巴结转移。在食管癌局部并发症死亡患者中，约1/3病例尸检时未见血道转移。在1 535例食管癌尸检报告中，有38%病例既无淋巴转移，又无血道转移。血道转移的常见部位依次为肝脏、肺与胸膜、骨、肾脏、大网膜与腹膜、肾上腺等。山下（Yamashita）等分析了1 161例食管癌尸检资料，结果显示肺转移459例（39.5%），肝转移328例（28.3%），气管转移137例（11.8%），胃转移122例（10.5%），肾上腺转移115例（9.9%），其中，同时伴有肺转移和肝转移的病例为224例，占19.8%。

肿瘤的转移是一个令人关注的事实，每位食管癌患者的转移途径不同、表现各异，处理也不尽相同，掌握肿瘤的转移规律，对临床实践具有很大的帮助。

第二节 食管癌的细胞病理学诊断

一、概述

细胞病理学是以组织学为基础，研究组织碎片、细胞群团、单个细胞的形态和结构，以及细胞间比邻关系并探讨组织来源的一门科学。它是从病变处直接采集脱落细胞，涂片、染色后经显微镜观察，查找癌细胞或其他病变细胞，进而明确疾病诊断的方法。细胞病理学包括两大部分：脱落细胞学和针吸细胞学（或称小针穿细胞学）。肿瘤的细胞病理学诊断具有简便、安全、准确、迅速和经济等特点，患者较易接受，是目前开展食管癌预防普查的主要诊断方法之一。随着对细胞学认识的加深、新技术的应用和临床诊治的需要，细胞病理学还可用来了解食管癌的放射治疗反应，以及食管癌癌前病变及其演变过程的前瞻性研究等。细胞学检查应由病理医生来诊断，并与组织病理学对照比较，能有效提高确诊率。

细胞病理学诊断的阳性率较高,国内统计数据显示,应用食管拉网脱落细胞学检查法,食管癌的阳性率达93%。对于食管癌,细胞病理学诊断结合 X 射线或 CT 检查等,可以作为确诊的依据。由于细胞病理学检查一般取材方便,对患者无损伤或影响轻微,所需设备简易,操作、制片和检验过程快速,因此适合基层医疗单位应用,也较易为患者所接受,便于推广和反复检查。

细胞病理学检查同样存在一定的局限性。首先，其诊断时需要寻找组织碎片、细胞群、细胞团或单个细胞的形态结构及彼此关系作为依据。虽然细胞未经脱水、包埋及切片的处理，细胞结构清晰可辨，但由于观察不到组织结构关系，病理医生在诊断上可能会产生片面性和局限性。尽管近年来我国相关医疗团体多次召开学术会议进行讨论和交流，学术水平有了很大的提高，但细胞病理学诊断的阳性诊断率仍欠满意。其次，对于较早期的食管癌患者，尽管拉网细胞学检查阳性，但影像学诊断不能显示肿瘤的位置，因难以定位而影响治疗，有时仍需做纤维内镜检查进一步定位。

正确地采集到肿瘤细胞是正确诊断的先决条件，也是提高确诊率的关键。食管细胞采取器的发明与使用，使食管癌的细胞诊断和高发区的预防普查得以实现。近年来，随着纤维内镜的广泛应用，直视下对食管病变进行细胞学涂片成为可能。

二、食管细胞采取器脱落细胞学检查法

食管细胞采取器脱落细胞学检查法又称食管拉网脱落细胞学检查法，该方法取样简便、安全，患者痛苦较小，所需设备相对简单，可多次重复检查，其准确率在90%以上。该技术不仅是确诊病变性质的重要方法，也是我国医务工作者在高发区为发现早期食管癌病例而开展的一种有效方法。20 世纪 50 年代后期，沈琼教授等应用自己创建的双腔带网气囊食管脱落细胞采取器，先后在林县、鹤壁等食管癌高发区现场进行了大面积筛查，1962—1965 年在高发区普查的结果显示，采用食管细胞采取器对中晚期食管癌的确诊率高达98.1%。应用该技术除了可有效地确诊中晚期食管癌患者外，在对高发区现场 35 岁以上人群的普查中，还发现了一些无明显症状的早期食管癌及上皮重度不典型增生的癌前病变患者。该技术当时曾在国内广泛推广，并得到国际同道的赞誉，于 1978 年获全国科学大会成果奖。

（一）食管细胞采取器

食管细胞采取器包括单腔管带网气囊食管细胞采取器和双腔管带网气囊食管细胞采取器，其结构分别如下。

1. 单腔管带网气囊食管细胞采取器

单腔管带网气囊食管细胞采取器由塑料管、乳胶气囊及线网组成，塑料管长为70 cm，直径为0.2 cm，管壁厚而结实，不易盘绕，有利于进网时迅速推进，较易通过贲门。乳胶气囊长为5 cm，直径为2 cm，线网及气囊之装置同上，塑料管近端接上一胶管以便与注射器连接。此装置的优点是通过咽喉顺利，缺点是管较硬，易损伤咽部黏膜。

2. 双腔管带网气囊食管细胞采取器

双腔管带网气囊食管细胞采取器由塑料橡胶管、气囊及线网组成，有一主管为双腔，一腔通气，一腔抽吸，其近端各自与通气管及抽吸管连接。主管长为65 cm，直径为0.25 cm，每隔5 cm有刻度。气囊由乳胶制成，梭形，长约为5 cm，横径为2.5 cm，两端口恰可套于管上，用丝线缠紧使之不漏气。线网用细棉线织成，套在气囊外面，充气或抽吸时，分管上接30 mL注射器。

（二）食管细胞采取器脱落细胞采集方法

（1）向受检者说明注意事项、检查意义和步骤，嘱其晨起不进食水，当日最好不吸烟，检查时消除紧张情绪，取得密切配合。

（2）受检者取端坐位，用清水漱口，如有活动性假牙，应先取下。

（3）检查者立于受检者右侧，将已消毒的细胞采取器再次充气检查，注意有无漏气及网套有无松脱，将带网气囊用温水沾湿。

（4）嘱受检者张口，将采取器的带网气囊端放置于受检者的咽腔，随着受检者的吞咽动作，检查者顺势将采取器徐徐送入。在带网气囊通过咽部进入食管后，受检者一般已无恶心感。当带网气囊到达贲门水平时，如患者有恶心感，可嘱用力吞咽，带网气囊可顺利通过贲门。

（5）当采取器进至距门齿45～55 cm处，囊端已达贲门后，由注射器注入空气20～25 mL，使远端气囊充盈，之后将采取器自下而上缓慢拉出，当回拉至贲门时，可有阻力感，调节气量让带网气囊通过后再度补气，使带网气囊与食管黏膜始终保持较紧密的接触，以检查者有摩擦感为宜。当回拉至距门齿约18 cm处，即颈段食管狭窄部时，立即将囊内空气抽出并迅速将带网气囊拉出。

（6）除去带网气囊表面附着的蛋清样痰液，抹动带网气囊涂片，使其四周和上下端的取出物均能涂在玻片上，涂片不宜太薄或太厚。如果网眼内带有小组织块，应取出做涂片或送病理检查。少数病例可在直接涂片后，将网上多余的摩擦物冲洗在15 mL生理盐水中，离心沉淀后可采集到更多脱落细胞。之后均匀涂片2～4张，经固定、染色后显微镜下观察，提出诊断意见。

三、食管镜刷片脱落细胞学检查法

随着科学技术的发展，纤维内镜因其管径纤细、柔软，操作相对简便且患者痛苦较小，在食管癌的诊断方面已取代了以往的不锈钢直管式食管镜，并广泛应用于临床。纤维内镜的最大优势是可直接观察到食管病变的形态，并可明确病变的部位。但是，在癌前病变或某些早期癌患者，由于其病变很小或不甚明显，仅凭肉眼所见钳取小块组织进行活检，有时可造成漏诊。所以，在活检之前最好同时做细胞学刷片检查，用尼龙刷在病变部直接刷取细胞或采用细塑料管冲洗后吸取洗涤液涂片，经固定、染色后显微镜下观察，提出诊断意见。由于刷片时涉及的范围较大，获取的细胞较多，故可使食管癌的确诊率明显提高。与前述的拉网细胞学检查相比，因为是在病变局部刷片，故刷片的背景相对清晰，炎症细胞较少，更易于显微镜检查及确诊。

四、食管脱落细胞学诊断和分级

（一）细胞学诊断内容

细胞学诊断一般包括三方面内容。

1. 采集或送验标本所见

食管细胞采取器所收集的标本，应说明工具的大小、型号、进入的长度和带网气囊上有无血丝等。

2. 显微镜下所见

如有恶性肿瘤细胞，应尽可能确定类型，发现可疑癌细胞，应通过会诊或复查后定性，尽量减少发出"发现可疑癌细胞"的报告。

3. 其他

对无法确诊的病例，必要时可建议定期复查或再重复检查，也可提供进一步诊治的参考意见。

（二）细胞学诊断的分级

由于细胞学工作者诊断标准不同和各系统、部位细胞的特殊性，常用的分级法有以下4种。

1. 三级法

阳性：找到肯定的癌细胞。

可疑：难以确诊的异型细胞，但不能肯定为高度异型细胞或癌细胞。

阴性：正常或炎症变性细胞。

2. 四级法

阳性：找到肯定的癌细胞。

癌疑：涂片内异型细胞的形态基本上符合癌细胞的标准，但由于数量过少或形态不十分典型，还难以完全排除重度间变细胞。

间变：涂片中找到间变细胞。

阴性：正常或炎症变性细胞。

3. 五级法

国内外广泛应用，为帕帕尼科拉乌（Papanicolaou）所创用。

Ⅰ级：无异型或不正常细胞。

Ⅱ级：细胞学有异型，但无恶性证据。

Ⅲ级：细胞学疑为恶性，但不能确定。

Ⅳ级：细胞学高度怀疑为恶性。

Ⅴ级：细胞学确定为恶性。

4. 根据病理形态特点，将食管脱落细胞学分为五级

Ⅰ级：正常细胞。涂片中多为中层细胞，核的结构清晰，核的正常大小以中层细胞为准，浅层细胞占 10%～15%，其核固缩，体积小，结构不清。

Ⅱ级：轻度增生。轻度增生相当于组织的单纯性增生，涂片中轻度增生的中层上皮细胞的核大于正常同层细胞的 2 倍以上。核染色质稍增多，核膜增厚不显，在胞核增大达不到 2 倍时，则划为正常。

Ⅲ级：重度增生。重度增生通常亦分为两组，重增一组显示细胞核增大，相当于正常细胞的 2 倍以上，核染色质增多，但仍为细颗粒状，核仁明显；重增二组显示柱状上皮的细胞核为正常上皮的 3 倍以上，核染色质稍粗，柱状上皮往往成堆。

Ⅳ级：近癌。近癌细胞核大于正常中层细胞核的 5 倍或更多。核染色质呈粗颗粒状，但大小分布均一，核膜增厚但较规则，胞质较宽，相当于组织学的重度不典型增生。

Ⅴ级：表浅癌。涂片中有典型的癌细胞，其核的直径大于细胞直径的 1/3，核染色质呈粗颗粒状，大小形态不一，分布不均匀，核膜增厚，且厚薄不一。

WHO 认为，对任何有争议的病例，应设法采用组织学确诊，不完善标本应加以说明，阴性结果绝不能解释为没有肿瘤。

五、食管细胞学诊断的价值

上述两种细胞学诊断方法，尽管其方法较为简便，患者痛苦较小，且可多次重复检查，又可用于高发区大面积筛查，但是由于获取的仅是散在的单个细胞，不能观察到病变的组织结构，在遇到细胞数量太少或非典型及难以定性的细胞时，难以做出肯定性的诊断。此时，病理医生常以"涂片发现可疑癌细胞"或仅做出形态学描述性诊断。另外，由于涂片范围较大，如阅片人未能全面仔细观察，偶可造成漏诊。其次，由于是对涂片/刷片中的单个细胞做出诊断，故阅片人的水平或经验亦可影响诊断的结果。

鉴于以上情况，细胞学检查与后述的活体组织检查相比，有以下两个不足之处：①可能会出现假阳性或假阴性结果。②不能确定肿瘤的分级及浸润范围。因此，对于食管细胞学检查阳性的病例，在治疗前应在病变局部取材进一步活检证实细胞学诊断。

第三节　食管癌的组织病理学诊断

一、组织病理学检验的一般程序

（一）标本的验收

接收标本时应首先核对送验标本与病理申请单是否相符，检查固定液是否足够，如果标本过大，应先观察，切开后进行固定。

（二）肉眼观察

检查前应先核对标本号、姓名、标本名称等与申请单是否相符，仔细阅读病理申请单上的病史和临床诊断。观察活检组织时，应注意肿瘤大小、形状、颜色、质地和数量等。

（三）选取组织块

选材必须以有代表性和有诊断价值为原则，有时需做间隔 2 mm 的平行切面，以免漏掉微小病灶。

（四）显微镜检查

首先核对病理号与切片数、包埋块数与记录单是否相符，详细阅读申请单上各项内容，然后再仔细阅片。阅片时要做到全面、细致，显微镜下所见与肉眼诊断和临床情况相结合。遇到不能确诊或疑难病例时，应送上级医生进行复查，必要时需反复取材，或根据特殊染色和免疫组织化学检查做出最终报告。

（五）病理诊断报道

病理科医生应实事求是，根据病理材料客观做出诊断，做到既不诊断过头，也不诊断不足，并且避免漏诊，一般采用以下 5 种级别。

（1）明确的诊断。

（2）有保留的诊断，诊断病名前，冠以"考虑"或"可能"字样。

（3）可疑的诊断，冠以"疑为"或"高度可疑"字样。

（4）送检标本缺乏典型的特异性病变者，可写"符合临床诊断"。

（5）根据送检材料，既不能肯定，也不能否定，则可写明"不能排除"。

二、常用的病理学检查方法

（一）常规石蜡切片

石蜡切片是病理学中最常用的制片方法，在所有送验标本中，80%～90%的病理检查应用常规石蜡切片，故称常规切片。各种病理标本固定后，经取材、脱水、浸蜡、包埋、切片和染色等，一般24小时即可完成全部制片过程，3天左右可做出病理诊断。石蜡切片的优点是取材可以广泛而全面，制片质量比较稳定，阅片相对习惯，临床应用最广。其适用于钳取、切取和切除标本等的检查。

（二）快速石蜡切片

快速石蜡切片是将上述常规制片过程简化，并在加温下快速进行。取材组织可达1.0 cm×1.0 cm，一般约30分钟即可做出诊断报道，确诊率为90.4%～97.9%，误诊率为0.7%～3.5%，延迟诊断或不能确诊率为1.4%～6.1%，我国一般要求快速切片的正确率为95%～98%，并随医院等级不同而有不同的要求。此法的病理形态与常规切片相似，可适用于各种标本的快速诊断，尤其是软组织肿瘤或宫颈锥形切除标本。此法的不足之处是取材略小，制片质量有时不易掌握。

（三）冰冻切片

冰冻切片适用于基层医院或术中会诊时，对手术治疗有极大的帮助和指导意义。主要有以下方法。

1. 氯乙烷法

氯乙烷法设备简单，但容易受到周围环境气温的影响。

2. 二氧化碳法

此法已逐渐淘汰，目前已很少应用。

3. 半导体法

半导体法具有取材较大、制片较快和比二氧化碳法容易掌握的优点，但易受到周围环境气温的影响，已逐渐被恒冷切片机法代替。

4. 恒冷切片机法

恒冷切片机是目前最先进的冷冻切片机，但价格昂贵。恒冷切片机的切片过程均在恒冷箱内进行，温度可以根据需要调节。单个组织块15～30分钟可发出报告，制片质量稳定、良好，与石蜡切片相似，并可用于组织化学和免疫组织化学的制片。

冰冻切片主要用于术中病理会诊，它关系到手术台上的下一个步骤，影响患者的健康甚至生命安全，因此诊断力求正确、迅速和可靠。当前的冰冻切片一般指征如下：①确定病变是否为肿瘤，用于未经组织病理学证实的病例；如属肿瘤，应判断肿瘤为良性、恶性或介于二者之间的交界性。②了解肿瘤的播散情况，特别是邻近器官、组织或淋巴结有无浸润或转移；明确手术切缘情况，有无肿瘤累及，手术范围是否合适。③帮助识别手术中某些意外，以及确定可疑的微小组织，如甲状旁腺、输卵管、输精管或交感神经节等。但由于快速病理诊断时取材不能过多，且时间紧迫、技术要求很高，故其确诊率较常规切片为低，有一定的误诊率和延迟诊断率。对于骨组织的快速诊断，因常取小块组织送检，后果又涉及肢体的截除与保留，必须特别强调临床表现、X 射线、CT、MRI 诊断、手术所见和病理形态进行综合分析，手术医生应选取软的肿瘤组织切片。

（四）印片和刮片

此法一般属应急措施，可与其他方法联合使用。在没有条件进行快速制片、冰冻切片时，可根据具体检查取可疑组织做印片或刮片。将印片或刮片经固定及染色后，根据细胞学形态做出快速诊断。此法确诊率要低于冰冻组织学切片。

三、申请病理检查时应注意的问题

（1）取材部位要正确，如溃疡性病变、病变与正常组织交界处，对肿瘤要避免坏死区或继发感染处。

（2）标本要及时固定，避免自溶。

（3）申请单要认真填写。

（4）特殊和疑难病例要先联系。

四、食管癌组织的常规病理学诊断

常规病理诊断要详细了解患者的病史，包括年龄、性别、病程、症状，以及肿瘤的部位、大小、形状、硬度、化验检查和 X 射线所见，仔细检查大体标本，全面、细致地观察切片病变，分析各种病变的性质，抓住病变特征做出诊断。常规病理诊断包括活体组织病理学检查和术后大体标本病理学检查。

（一）活体组织病理学检查

活体组织学检查（简称"活检"）是采用局部切除、钳取或搔刮等方法，从患者活体获取部分病变组织进行病理检查，明确病变性质的方法，是目前对肿瘤及其他疾病定性诊断最常用且十分有效的方法。食管癌活检一般是在内镜下通过活检钳切取或钳取部分病变组织，经组织切片、染色及显微镜观察明确病变性质，为以后的治疗提供客观依据。对晚期食管癌疑有浅表淋巴结转移者，应对可疑结节同时活检或行穿刺细胞学检查，明确肿瘤是否扩散。

如前所述，所有活体组织检查标本毫无例外地均应送病理做常规石蜡切片检查，如本院无病理科（室），应及时送上级医院病理科检验，当地无病理检验单位，则送外地做出病理诊断，绝对不允许把标本丢弃，以致延误病情而影响诊治。

1. 食管癌活检的意义及应用价值

活检在确诊食管癌、明确其组织类型等方面是一种十分重要且非常有效的技术手段。其意义在于以下几方面。

（1）由于获取的为新鲜活体组织，能基本保存病变的组织结构，可准确而及时地做出正确诊断，为以后的临床治疗方案设计及预后评估提供客观依据。

（2）在放疗、化疗过程中，定期活检可对其疗效进行评估，以决定是否修正治疗方案。

（3）在手术过程中，对某些患者还可做冷冻快速病理检查，该检查一般在 20～30 分钟即可做出诊断。通过这项检查，可明确手术残端有无癌浸润或局部淋巴结有无癌转移，对手术方式的选择有指导意义。

（4）对所获取的病变组织还可开展一些新技术，如免疫组化、电镜、原位杂交及其他分子生物学检查，不仅对患者的治疗及预后评估有所帮助，而且还可对食管癌进行更深入的研究。

2. 食管癌活检的注意事项

如欲通过活检获得准确而客观的定性诊断，需要临床医生和病理医生密切配合，才能取得满意的效果。作为临床医生，在切取病变组织送验时，应注意以下事项。

（1）切取组织不可过于表浅，特别是溃疡型食管癌或癌组织表面坏死严重时，如取材太浅，可能送验的组织多为坏死组织或纤维素性炎症渗出物，常给病理确诊带来困难。

（2）取材时，应尽量避免钳夹过重，因为人为的过重钳夹可导致组织的人为挤压，受挤压组织制出的切片，严重影响病变组织的形态及结构，使病理医生难以做出正确的诊断。

（3）取组织后，应立即以固定液固定，否则可引起细胞的人为变性，影响组织学观察。常用的固定液是 10%甲醛，如欲进一步做免疫组化染色等研究，最好以 10%中性缓冲甲醛或 5%多聚甲醛溶液固定。

（4）如为早期食管癌或病变不甚明显，在内镜下取材前应同时做食管刷片，以提高诊断率。

（5）对某些早期病例，必要时可多点取材，因为食管癌常有多点发生的特点。

（6）对一些早期癌患者，因病变太小，内镜下不易分辨，可在食管黏膜局部以碘液或甲苯胺蓝进行染色，根据颜色的变化在可疑部位取材，可提高早期浅表癌的诊断率。

（二）术后大体标本组织病理学检查

通过细胞学或活检确诊为食管癌的患者，有相当一部分行手术治疗。对手术切除的大体标本，必须在术后做进一步的病理检查。

1. 病理诊断报告的形式

食管癌切除标本的组织病理学诊断报告，应包括肿瘤的部位、大体类型、大小（长×宽×高）、组织学类型、浸润范围、切缘情况，以及血管、淋巴管和神经有无浸润、淋巴结转移情况等。

2. 术后大体标本病理学检查的意义

（1）通过对切除标本两端切缘的切片组织学检查，可明确两切缘有无癌浸润或残留癌，可为术后的治疗方案设计提供依据。

（2）通过对癌灶的组织学观察，可明确食管癌的组织学类型、组织学分级、癌组织浸润深度、脉管浸润及局部淋巴结有无癌转移等。这不仅对术后继续治疗的方案设计十分重要，而且可为患者的预后评估提供客观依据。

（3）对术前做过放疗或化疗的患者，可依据癌组织的形态学变化推断术前放疗、化疗的效果。

（4）通过对大标本的多处取材，可明确是否有多点发生癌灶。

3. 食管大体标本病理学检查的注意事项

（1）切除的食管大体标本应及时用固定液固定（固定液同前），以防止组织的变性、腐败。

（2）术中欲剪开食管观察病变形态时，需先用手触摸癌灶的位置，然后沿癌灶的对侧面纵行剪开食管，最好平铺后放入固定液内，防止标本卷曲。

（3）最好在切除食管的一端打以线结标记，并在申请单上标明为何端，以便病理医生准确报告残端的改变。

（4）对术中发现可疑有癌转移的淋巴结，最好亦以线结标记，以提醒病理医生取材时注意。

（5）病理取材时，应首先在食管的两残端水平分别取材，以便切片镜检时证实残端有无癌组织浸润。

（6）病理取材时，应沿癌灶中央部自上而下纵行切开食管标本，并分别在癌灶、癌旁及远端黏膜不同部位取材制片，以全面观察癌灶、癌旁及正常黏膜的组织学形态，特别要注意观察癌的组织学类型、分化程度、组织学分级及浸润深度。

（7）应全面、仔细地检查食管周围组织中的淋巴结，凡肉眼发现或用手触摸到的可疑结节，均应分别取材制片，以便切片镜检证实有无淋巴结癌转移及转移淋巴结的数量。

第四节　病理学诊断的新技术

应用活体组织和脱落细胞学检查等常用病理学检查方法，大多数肿瘤能获得明确诊断，但尚有8%～10%患者，尤其是分化差的肿瘤或涉及该肿瘤的组织来源和功能状态时，难以确诊。随着现代科学技术的发展，近二十年来，许多新技术已应用于病理检查，这些新技术包括免疫荧光和免疫组织化学、电子显微镜（电镜）检查、免疫电子显微镜、自动图像分析技术、流式细胞仪、细胞遗传学技术和原位分子杂交技术等。这些新技术的应用，无疑大大促进了肿瘤病理诊断和研究水平的提高，而且对肿瘤的组织来源、功能状态、发病机制的探讨，以及为肿瘤患者预后判断等提供了大量极有用的信息，为临床制定最佳治疗方案提供依据。

一、免疫组织化学检查

免疫组织化学是近二十多年来迅速发展起来的一门新技术，它已被广泛运用于肿瘤病理学诊断。免疫酶标记的基本原理是利用抗原与抗体的特异性结合反应来检测组织中的未知抗原或抗体，主要是通过检测肿瘤相关抗原（肿瘤分化抗原和肿瘤胚胎抗原），判断肿瘤的组织起源、功能分类，协助肿瘤的病理诊断和鉴别诊断，指导临床治疗等。目前常用的染色方法有PAP法、SP法、LSAB法及ABC法。利用免疫组织化学方法已经可以对许多常规方法难以判断其来源的肿瘤加以鉴别。

（一）食管肿瘤中相关抗体的测定

检测肿瘤中的相关抗体，有助于了解肿瘤的组织起源。中间丝是细胞骨架的组成部分，其直径平均为10 nm，在微管和微丝之间。中间丝有5类，即神经元纤维、胶质细胞原纤维酸性蛋白、结蛋白、波形蛋白和角蛋白。它们各有生物化学和免疫学特性，并分别存在于神经细胞、神经胶质细胞、横纹肌和平滑肌、间叶组织和上皮细胞来源的肿瘤细胞中，故具有相对的特异性，通过检测肿瘤细胞中间丝的种类，协助诊断食管肿瘤细胞的来源。

食管小细胞未分化癌与小细胞恶性淋巴瘤或肉瘤的鉴别可应用白细胞共同抗原（LCA）、角蛋白、上皮膜抗原、结蛋白、神经元特异性烯醇化酶和S-100等抗原的检测明确诊断。利用癌胚抗原广泛见于消化道、卵巢、子宫、乳腺和膀胱等脏器的肿瘤细胞中，虽然其表达具有非特异性，但在一定条件下仍有鉴别作用。目前能用于肿瘤辅助诊断和鉴别诊断的抗体已不胜枚举。由于经验的积累，过去认为在诊断某些肿瘤上具有特异性的抗体也不是那样特异了，因此在判断结果时必须紧密地结合形态学和临床改变。

（二）肿瘤中病毒抗原的检测

通过检测病毒抗原来研究肿瘤病因与发病机制是近年来受到人们重视的课题，通过对食管鳞状细胞癌组织中乳头状瘤病毒的检测，探讨乳头状瘤病毒与食管鳞状细胞癌发生发展的关系，以提高食管癌的早期诊断率。

（三）癌基因与抑癌基因的检测

在肿瘤的发生和发展过程中，往往有多种癌基因的突变、扩增、重排和过量表达，而抑癌基因的变异表现为基因的缺失和点突变。食管癌组织中常伴有多种癌基因与抑癌基因的结构和表达异常。研究表明，60.0%的食管癌组织有 p53 基因的蛋白表达，食管增生黏膜及原位癌中的阳性表达率波动在 42.9%～66.7%。p53 的阳性表达与食管癌的分化程度有关，其阳性表达不仅与浸润转移有关，而且具有明显的异质性。p16 在食管正常黏膜、食管不典型增生黏膜和食管癌组织中的阳性表达依次降低，且随着组织分化程度的降低，其阳性表达率呈下降趋势。在食管癌旁黏膜，随着食管病变加重，nm23 的表达呈下降趋势；在食管鳞癌组织中，癌组织分化越差，nm23 的表达越低；在有淋巴结转移的食管癌病例中，nm23 表达率明显降低。通过检测癌基因与抑癌基因表达的改变，对食管癌的预防、早期诊断、肿瘤的浸润转移和患者预后的预测，均具有一定的帮助。

二、电子显微镜检查

不同组织起源的肿瘤具有各自的超微结构特征，可根据电镜观察肿瘤超微结构鉴别肿瘤的组织学类型，其中以细胞质中的细胞器与分泌颗粒的结构、数量及分布情况等具有重大的意义。细胞核的结构与肿瘤类型关系较少，但有助于判断良、恶性。同时，电镜在确定肿瘤细胞的分化程度、鉴别肿瘤的类型和组织发生上可起重要作用。例如：鉴别分化差的癌及肉瘤；区分各种恶性小圆细胞肿瘤，如神经母细胞瘤、尤文肉瘤、胚胎性横纹肌肉瘤、恶性淋巴瘤及未分化小细胞癌等。

（一）细胞器

肿瘤细胞具有不同的粗面内质网，肝细胞癌、肾上腺皮质肿瘤及浆细胞肉瘤等粗面内质网最为丰富；微丝常见于鳞状细胞癌，同时在鳞状细胞癌的细胞质内可见散在分布的、由张力微丝组成的张力原纤维；肌原性肿瘤中瘤细胞内可见肌微丝；微管常见于胶质细胞瘤、室管膜瘤和神经母细胞瘤；晶体可见于腺泡状软组织肉瘤和睾丸间质细胞瘤等。

（二）分泌颗粒

起源于产生黏液的上皮性肿瘤，均可见到黏液颗粒或黏液泡；腺泡细胞癌可含有酶原颗粒；胺前体摄取和脱羧（APUD）细胞肿瘤（类癌、胰岛细胞瘤、嗜铬细胞瘤、垂体腺瘤和甲状腺髓样癌等）均可分泌不同的 APUD 颗粒；无色素恶性黑色素瘤中可见不同期的黑色素小体。

（三）细胞表面结构

起源于腺上皮的肿瘤细胞表面游离缘常可见到多个微绒毛；室管膜瘤细胞表面可见明显纤毛；上皮组织来源的肿瘤细胞（尤其是鳞状细胞癌）团块周围常见基板包绕，其瘤细胞间均可见桥粒。

（四）细胞核

恶性肿瘤细胞核异型明显，核浆比例增大，核仁及染色质明显，核膜常有皱褶。

迄今为止，尚未发现可以诊断良性肿瘤和恶性肿瘤的特异性的超微结构改变。因此，要鉴别是否为肿瘤和肿瘤的良恶性仍主要靠光镜观察。但电镜对疑难肿瘤的诊断、鉴别和探讨肿瘤组织发生等有一定的帮助。对分化差的恶性肿瘤可借助于电镜和（或）免疫组织化学辅助分类分型或确诊。

三、流式细胞术

流式细胞术（FCM）是近年来发展起来的一种快速定量分析细胞的新技术，它是应用单细胞悬液的窄缝扫描技术，其测试速度快，数据精确，目前已广泛用于肿瘤研究，特别是应用于瘤细胞 DNA 含量的检测，但其无组织形态结构的信息。许多资料表明，实体恶性肿瘤的 DNA 倍体大多为非整倍体或多倍体，所有良性病变都是二倍体。检测异常 DNA 含量不但可作为恶性肿瘤的标志之一，而且可反映肿瘤的恶性程度及生物学行为。

流式细胞术的操作过程包括单细胞悬液制备、荧光染色和检测，通常应用新鲜标本制备，近年来已建立了石蜡包埋组织块制作技术，并应用于回顾性分析。

流式细胞术应用于常见恶性肿瘤的检测结果可随肿瘤的类型和不同的标本（新鲜组织、石蜡包埋组织）而有所差异，异倍体的检出率一般为 57%～78%，但良性病变亦可检出异倍体，因而目前尚不能成为临床常规的实验室检测项目，并据此解决临床重要问题是不明智的，但对研究肿瘤的恶性程度和对肿瘤患者的预后判断具有一定的临床意义。

四、图像分析技术

病理形态学的观察基本上是定性的，缺乏精确且更为客观的定量标准。图像分析技术的出现弥补了这个缺点。随着电子计算机技术的发展，形态定量技术已从二维空间向三维空间发展。

在肿瘤病理方面，图像分析主要应用于核形态参数的测定（区别癌前病变和癌，区别肿瘤的良恶性，肿瘤的组织病理分级及判断预后等）、DNA 倍体的测定及显色反应（如免疫组织化学）的定量等方面。

（一）食管癌的形态定量学研究

在开展食管细胞学研究的过程中，项芸岩等采用显微镜测微尺对食管正常上皮、增生上皮及癌细胞的细胞核进行定量检测，并对不同级别的增生细胞给予量化。之后，张云汉等采用计算机纹理分析技术，对人食管不典型增生及原位癌受检图像建立了 3 种灰色分层关系矩阵，同时计算了 8 种纹理测度。结果发现，重度不典型增生和原位癌的纹理图像有明显差别，利用该技术采用双盲法检测，其正判率可在90％以上。这表明，计算机纹理分析技术可正确判别食管正常黏膜、重度不典型性增生及原位癌的结构性差异，对食管癌的早期诊断有重要的实用价值。

（二）自动图像分析

自动图像分析可采用病理切片测定，有取材方便、数量大、定位准确和病史资料完整等特点，并可与常规染色切片对照，用于前瞻性研究和回顾性分析，为病理诊断提供客观正确指标。目前主要用于形态定量研究和细胞核DNA含量测定。

（三）核面积及核DNA含量测定

测定细胞核面积与DNA含量，以便直接、客观地反映细胞增殖过程中核酸代谢情况，是作为判断细胞增殖能力的重要生物学指标。

一般在上皮性肿瘤中，从正常上皮、癌前病变到癌变，细胞核面积有逐渐增大的趋势，有时在各组间可以有良好的分离，可用于鉴别肿瘤的良恶性；同时，随着病变的逐渐加重，细胞DNA含量亦逐渐增加，分布范围相应增宽，并出现高异倍体。

五、分子生物学技术

近二十余年来，分子生物学在肿瘤研究领域掀起了一场革命。重组DNA技术、核酸分子杂交技术、聚合酶链反应（PCR）及DNA测序等新技术在肿瘤的基因分析和基因诊断上已经开始应用。

例如，对恶性淋巴瘤，利用DNA印迹杂交技术和PCR方法，可以对样本淋巴组织中是否存在单克隆性的增生做出判断，从而协助形态学诊断。这些技术还被用于肿瘤的病因和发病学研究。

六、远程病理学

远程病理学是指在一定距离进行诊断、教学和研究等病理尸检的科学。近年来，随着远程通信技术的发展，已经能够通过电话线、国际互联网或卫星等快速传递图像。远程病理会诊时，由申请会诊单位将病理、大体标本和显微镜下的图像等传输到会诊单位进行异地会诊和讨论。

远程病理学的应用范围有疑难病例会诊、术中病理会诊和细胞病理会诊等，具有快速获得专家的诊断咨询意见、减少患者及其家属的长途奔波等优点，但收费标准较高，并需提前和会诊单位预约。

七、影响病理学诊断的因素

正确和及时的病理诊断需要临床工作者与病理工作者良好的合作。影响肿瘤病理诊断正确性的因素很多，如前所述，诊断质量明显地取决于取材部位、肿瘤组织是否存活及临床医生的取材技术；病理方面的主要问题是制片质量欠佳或偶然发生的污染，以及细胞和组织形态学的局限性和相对性。

病理诊断目前是肿瘤的最后诊断，主要依靠光镜下观察切片或涂片的组织结构、细胞形态和染色特点，结合临床和其他检查结果。病理形态千变万化，同一肿瘤可出现不同的形态，此已成为区分亚型的依据；不同肿瘤也可有相似的形态变化，导致鉴别诊断困难，有时甚至难以区分瘤样病变或恶性肿瘤，须借助于电镜、免疫组织化学技术、自动图像分析和流式细胞分析等新技术。

第五节　食管癌的内镜诊断

一、早期食管癌的内镜诊断

（一）早期食管癌的定义

基于癌侵及深度和有无淋巴结转移两项基本原则，根据 1976 年全国食管癌工作会议制定的标准，早期食管癌为大小在 3 cm 以下，范围仅限于黏膜或黏膜下层的病变，其中凡黏膜层的原位癌称为 0 期，只侵及黏膜下层者称为 I 期，此标准与 1987 年国际抗癌联盟的 TNM 分期标准一致，目前国内仍沿用此标准。但鉴于近年食管癌外科的发展，在广泛淋巴结清扫的外科切除标本上发现，黏膜下浸润癌有 18%～45% 的病例已有淋巴结转移，侵及固有层的黏膜内癌中有淋巴结转移者在 2%～8%，仅侵及黏膜上皮的原位癌则未发现淋巴结转移。因此，黏膜癌的术后 5 年生存率可达 100%，而黏膜下浸润癌只有 50%～60%。由此可见，早期食管癌的定义还有待进一步完善。

（二）早期食管癌的内镜表现

日本食管疾病学会根据表浅型（0 型）食管癌的内镜下征象分为表浅隆起型（0-I型）、表浅平坦型（0-II型）和表浅凹陷型（0-III型）3 种。表浅平坦型又分为轻度隆起型（0-IIa型）、平坦型（0-IIb型）、轻度凹陷型（0-IIc型）3 个亚型。表浅型根据癌组织浸润深度分为以下类型：上皮内癌和（或）黏膜内癌仅浸润固有膜表层为 M1，癌组织浸润固有膜中层为 M2，癌组织浸润固有膜深层或黏膜肌层为 M3，癌组织浸润黏膜下层上 1/3 为 sM1，浸润黏膜下层中 1/3 为 sM2，浸润黏膜下层下 1/3 为 sM3。

国内认为，早期食管癌内镜下有 4 种表现。

1. 隐伏型

食管黏膜局部充血，色泽潮红，黏膜小血管模糊不清，触之易出血。

2.糜烂型

黏膜局部性糜烂，并轻微凹陷，呈灰白色，表面遮盖纤维素假膜，糜烂区可呈点片状分布，界线清晰，边缘不整，状如地图。

3.斑块型

病灶部位较正常黏膜略隆起，表面粗糙不平呈颗粒状，或呈大小不等的颗粒状，或密集如橘皮状，色泽潮红，在较大的斑块病变的表面有浅层糜烂。

4.息肉型

癌肿呈息肉状或小蕈伞型，向腔内突起，有时带短蒂，大部分瘤体表面光滑，间有点片糜烂，也有的呈菜花样。

以上各型以糜烂型与斑块型较为多见，但仅凭肉眼所见不能确诊，必须经涂片或活检病理证实才能最后诊断。

（三）内镜检查

内镜对早期食管癌的发现、诊断、定位及指导手术有极为重要的意义。内镜检查包括普通内镜常规观察及色素内镜、放大内镜、超声内镜、荧光内镜等实验室检查，但均为形态学鉴别，最后确诊仍需病理组织学证实。

1.常规内镜检查

内镜观察早期食管癌黏膜有3种特征性改变。

（1）黏膜局部颜色改变：有红区和白区两种表现。红区呈边界清楚的红色区域，黏膜稍粗糙、浑浊，少数呈边界不清楚的大片红色区域；白区即黏膜白斑，呈散在分布，大小不等、边界清楚、无光泽、较粗糙、稍隆起。

（2）黏膜增厚、混浊和血管结构紊乱：正常食管黏膜上皮呈半透明状，内镜下可清楚观察到黏膜下血管网，黏膜上皮增厚癌变时，不能透见血管网。

（3）黏膜形态多样性改变：多以混合表现出现，有糜烂、斑块、结节、粗糙、增厚及不规则等，其共同的特征是失去正常食管黏膜的结构和光泽，质地脆，易出血。常规内镜检查只能观察到食管黏膜的颜色、色泽、斑块、糜烂等表浅性改变，不能清楚地观察到食管黏膜的细微结构。

2.色素内镜（ChE）

色素内镜于1966年由日本学者山川（Yamakawa）创立，其方法是通过各种途径（口服、直接喷洒、注射）将色素（染料）导入内镜下要观察的黏膜，使病灶与正常黏膜颜色对比清晰，从而有助于病变的辨认及目的性活检。常用染色方法有Lugol碘染色法（其原理是富含糖原的上皮细胞遇碘后染成深蓝色，而癌变组织、不典型增生上皮细胞不着色或淡染）、甲苯胺蓝染色法（其原理是细胞核染色，肿瘤细胞由于富含大量的DNA而呈深蓝色，正常食管黏膜不着色）、双重染色法（甲苯胺蓝 -Lugol碘染色法）。喷洒染料后既能显示黏膜表面细小的凹凸改变，又能更好地显示病灶范围并帮助判断病变性质，使染色后病灶与正常黏膜组织之间有良好的对比性，便于内镜下活检取材病理组织学检查。此法快速准确、简单易行，现为食管癌高发区普查的常用手段。

3. 超声内镜（EUS）

超声内镜于 1980 年由美国的迪马格诺（Dimagno）和格林（Green）制成并应用于临床。超声内镜融合了内镜与超声技术，在操作过程中，不仅可以通过内镜直接观察腔内的形态改变，又可以通过安装在内镜远端的探头进行实时超声扫描，以获得管道层次的组织学特征及周围邻近脏器的超声图像，从而进行内镜与超声的双重诊断。由于黏膜内癌和黏膜下癌的脉管浸润率、淋巴结转移率及预后有较大差异，正确判断早期食管癌的浸润深度及脉管浸润、淋巴结转移情况具有重要的临床意义。早期食管癌的内镜超声图像表现为管壁增厚、层次紊乱、中断及分界。EUS 不仅能观察腔内病灶形态，还可以清晰地区分食管壁由内向外的各个层次，了解病变的确切位置和浸润深度，并能通过实时的图像及各种超声影像指标对周围结构及淋巴结情况进行评估，使分期准确率大幅度提高。

4. 放大内镜（ME）

放大内镜为常规内镜放大倍数的 35 ～ 170 倍，可同时进行常规内镜检查和进一步的放大观察。正常食管黏膜为鳞状上皮，没有腺体开口，在放大内镜观察时，可观察到黏膜及黏膜下血管纹理。利用这一特征，可通过观察肿瘤表面微血管结构变化来判断肿瘤的侵袭深度，M1 期只有上皮内乳头状毛细血管袢（IPCL）扩张，M2 期 IPCL 既有扩张又有延长，M3 期表现为 IPCL 变形和肿瘤血管混合存在，M4 期则完全被粗大的肿瘤血管替代，放大内镜分型与组织病理学的浸润深度分型的一致性高达 83.3%。使用放大内镜观察早期食管癌的微血管结构在判断肿瘤的浸润深度方面很有帮助。但因技术和设备要求高、费用高，无法推广普及。

5. 荧光内镜（FE）

生物组织内的化合物能发出特定的荧光信号，肿瘤组织（包括不典型增生组织）由于在发生及代谢方面的特殊性，而出现荧光谱的特殊变化，荧光内镜则采用荧光光谱法，以氢镉激光、氪激光为激发光源，由光纤探头中的部分光纤对所检测组织释放激光，而另外的光纤则对组织所产生的荧光进行检测，取得谱区的荧光，利用成像颜色的差异判别良、恶性组织。荧光内镜对于食管不典型增生及早期食管癌的诊断具有重要价值。

6. 磁共振内镜（MRE）

磁共振内镜为磁共振与内镜技术的结合体，可通过内镜从消化管道内部进行高质量的磁共振扫描。磁共振内镜可将食管壁清晰地分为 4 层：第一层高强度信号代表黏膜层；第二层低强度信号代表黏膜下层；第三层稍高强度信号代表固有肌层；第四层中等强度信号代表部分固有肌层和浆膜层。食管癌患者的内镜磁共振图像主要表现为食管壁结构层次的破坏，磁共振内镜有助于食管癌的临床分期。

7. 激光共聚焦显微内镜

激光共聚焦显微内镜是将激光共聚焦显微镜整合于传统电子内镜头端而成，进行共聚焦显微内镜检查时，需使用荧光对比剂，以使成像对比鲜明。目前在人体组织内可用的荧光对比剂有荧光素钠、盐酸吖啶黄、四环素和甲酚紫。对比剂可全身应用（荧光素钠或四环素），也可黏膜局部应用（盐酸吖啶黄或甲酚紫）。其中最常用的有 10%荧光素钠和 0.05%盐酸吖啶黄。激光共聚焦显微内镜是一项崭新的内镜技术，可得到放大1 000 倍的图像，并可对黏膜进行一定深度的断层扫描成像，实时显示组织细胞的显微结构，有助于内镜下做出组织学诊断并指导靶向活检，能在进行消化内镜检查的同时，对黏膜活细胞进行检查，被誉为"光学活检"。这一新技术为体内组织学研究提供了快速、可靠的诊断工具，使内镜的临床应用更为广阔。

（四）黏膜活检

高质量的活检可以提高早期食管癌检出率，特别是第一块组织活检尤为关键，部位取病灶中央，通过改变内镜角度、旋转镜身、吸引等，使活检钳成一定角度对准病灶，尽可能压紧以取得较深的组织，出血后可冲洗，后于原位定点深挖取材，阳性率较高，然后再对边缘取材，一般取 4 块组织即可。对活检阴性的患者必须短期内随访，以免漏诊。组织学检查表明食管癌是多中心性起源，食管黏膜有不同程度的癌变，提示内镜医生对小病灶要多点取材活检，以防漏诊，同时也提示微小癌灶残留有再发生癌的可能，尤其是斑点状癌。活检时要注意早期食管癌多点起源的特点。

二、进展期食管癌的内镜诊断

浸润到固有肌层以上者为进展期食管癌，进展期食管癌内镜检查时确诊率可达100%，表现为结节或菜花状肿块，质脆，易出血，表面糜烂、溃疡，管壁僵硬，管腔狭窄。日本食管疾病学会按博尔曼（Borrmann）分类标准分为 5 型。

（一）隆起型

隆起型又称肿块型，病灶向管腔内生长，基底部宽，呈息肉状或覃伞样隆起，病灶大于 3 cm，表面黏膜充血、糜烂。肿瘤周边黏膜正常。

（二）局限溃疡型

溃疡周边结节不平，充血及糜烂，溃疡底部污秽，病变小于食管腔的 1/2。

（三）浸润溃疡型

溃疡范围大，界线不清，大于食管腔的 1/2，溃疡底部污秽，周边黏膜浸润，僵硬蠕动差。

（四）弥漫浸润型

肿块向周边黏膜浸润，黏膜粗糙不平、僵硬，形成环状狭窄，内镜不能通过，高度狭窄时，盲目活检有穿孔危险，可用细胞刷进行细胞学检查。

（五）其他型

其他型是上述类型的复杂变化，或两型共存，或特殊形态，或肉眼不能分类。

参考文献

[1] 杨廷桐. 病理学 [M]. 上海：第二军医大学出版社，2005.

[2] 孙景洲. 病理学 [M]. 南京：东南大学出版社，2006.

[3] SCHNITT S J，COLLINS L C. 乳腺病理活检解读 [M]. 薛德彬，黄文斌，译. 北京：北京科学技术出版社，2014.

[4] CECILIA M，FENOGLIO-PREISER，NOFFSINGER A E，等. 胃肠病理学（第3版）[M]. 回允中，译. 北京：北京大学医学出版社，2011.

[5] 张军. Barrett 食管与腺癌 [M]. 北京：人民卫生出版社，2011.

[6] 高天文，孙建方. 现代皮肤组织病理学 [M]. 北京：人民卫生出版社，2001.

[7] 刘复生，孙耘田. 肿瘤病理诊断指南 [M]. 北京：中国协和医科大学出版社，2005.

[8] 吴秉铨，刘彦仿. 免疫组织化学病理诊断 [M]. 北京：北京科学技术出版社，2007.